Hématologie

Chez le même éditeur

Dans la collection Abrégés Connaissances et pratique

Cancérologie clinique, par N. Daly-Schveitzer. 2008, 3e édition, 456 pages.

Cardiologie, par le Collège National des enseignants de cardiologie et la Société Française de Cardiologie. 2010, 456 pages.

Dermatologie, par le CEDEF (Collège des enseignants en dermatologie de France). 2011, 5e édition, 464 pages.

Économie de la santé, par A. Beresniak, G. Duru. 2008, 6e édition, 224 pages.

Endocrinologie, diabétologie et maladies métaboliques, par le CEEDMM (Collège des enseignants d'endocrinologie, diabète et maladies métaboliques). 2011, 2e édition, 544 pages

Gynécologie – Obstétrique, par le CNGOF (Collège national des gynécologues et obstétriciens français). 2010, 2e édition, 536 pages.

Hépato-gastro-entérologie, par la CDU-HGE (Collégiale des universitaires en hépato-gastro-entérologie). 2009, 464 pages.

Immunologie générale, par P. Letonturier. 2007, 8e édition, 208 pages.

Médecine du travail, par P. Dyevre, D. Léger. 2003, 3e édition, 356 pages.

Médecine générale, par le CNGE (Collège national des généralistes enseignants). 2009, 488 pages.

Médecine interne, par B. Devulder, P.Y. Hatron, É. Hachulla. 2002, 480 pages.

Néphrologie et troubles hydroélectrolytiques, par A. Kanfer, O. Kourilsky, M.-N. Peraldi. 2001, 2e édition, 400 pages.

Neurologie, par le CEN (Collège des enseignants de neurologie). 2009, 2e édition, 560 pages.

Nutrition, par le Collège des enseignants de nutrition. 2011, 304 pages.

Ophtalmologie, par le COUF (Collège des ophtalmologistes universitaires de France). 2010, 280 pages.

ORL, par le Collège Français d'ORL et de chirurgie cervico-faciale. 2009, 304 pages.

Parasitoses et mycoses des régions tempérées et tropicales, par l'ANOFEL (Association française des enseignants de parasitologie et mycologie). 2010, 2e édition, 408 pages.

Pédiatrie, par A. Bourrillon, G Benoist. 2011, 5e édition, 652 pages.

Pharmacologie, par M. Moulin, A. Coquerel. 2002, 2e édition, 856 pages.

Pneumologie, par B. Housset. 2003, 2e édition, 504 pages.

Psychiatrie, par I. Gasman, J.-F. Allilaire, L. Karila, A. Pelissolo, N. Giraut. 2009, 2e édition, 464 pages.

Radiologie, par le CERF (Collège des enseignants de radiologie de France). 2010, 424 pages.

Réanimation et urgences, par le CNERM (Collège national des enseignants de réanimation médicale). 2009, 3e édition, 656 pages.

Rhumatologie, par le COFER (Collège français des enseignants en rhumatologie). 2011, 4e édition, 508 pages.

Santé publique, par M. Cazaban, J. Duffour, P. Fabbro-Peray. 2005, 5e édition, 256 Pages.

Sécurité sociale, par L. Daligand et coll. 2001, 5e édition, 224 pages.

Urologie, par B. Debré, D. Saïghi, M. Peyromaure. 2004, 216 pages.

Virologie humaine, par H.J.A. Fleury. 2009, 5e édition, 288 pages.

Hématologie

Sous l'égide de la
Société française d'hématologie

Coordonné par

Christian Binet et Marc Zandecki

ELSEVIER
MASSON

ISBN : 978-2-294-71223-4

Elsevier Masson SAS, 62, rue Camille-Desmoulins, 92442 Issy-les-Moulineaux cedex
www.elsevier-masson.fr

Liste des collaborateurs

p0010 Coordination de l'ouvrage

p0015 Christian Binet et Marc Zandecki

p0020 Avec la collaboration des Membres de la Commission de pédagogie de la Société française d'hématologie

p0025 Ont contribué à la réalisation de cet ouvrage :

p0030 **Nadine Ajzenberg**
p0035 **Georges Andreu**
p0040 **Francis Bauters**
p9010 **Carole Beaumont**
p0045 **Christian Binet**[1]
p0050 **Jean-Michel Boiron**[1]
p0055 **Dominique Bordessoule**[1]
p0060 **Annie Borel-Derlon**
p9015 **Nicole Casadevall**[1]
p0065 **Patricia Chavarin**
p0070 **Philippe Colombat**
p0240 **Marie-Christin Copin**
p0075 **François Dreyfus**[1]
p0080 **Patrick Fabrigli**
p0085 **Thierry Facon**[1]
p0090 **Pierre Fenaux**
p0095 **Anne-Marie Fischer**[1]
p0100 **Olivier Garraud**
p0105 **Bernard Grosbois**
p0110 **Yves Gruel**
p0115 **Marie-Claude Guinier**
p0120 **Denis Guyotat**[1]

Olivier Hérault p0125
Norbert Ifrah[1] p0130
Jean-Pierre Jouet p0135
Jean-Emmanuel Kahn p0140
Jean-Jacques Kiladjian p0145
Thierry Lamy p0150
Véronique Leblond[1] p0155
Jean-Jacques Lefrère p0160
Fanny Legrand p0165
Noël Milpied p0170
Pierre Emmanuel Morange p0175
Franck Morschhauser p0180
Philippe Nguyen p9165
Lionel Prin p0185
Sophie Raynaud[1] p0190
Hélène Rouard p0195
Jean-François Schved[1] p0200
Gérard Socié p0205
Marie-Dominique Tabone p0210
Xavier Troussard[1] p0215
William Vainchenker p0220
Jean-Luc Wautier p0225
Marc Zandecki[1] p0230

---

fn0010 1 Membres de la Commission de pédagogie de la Société française d'hématologie.

ISBN: 978-2-294-71223-4; PII: B978-2-294-71223-4.00034-6; Auteur: SFH; Document ID: 00034; Chapitre ID: c0170

Abréviations

β2-GPI	β2-glycoprotéine I
β2m	β2-microglobuline
2,3-DPG	2,3-diphosphoglycérate
ABPA	aspergillose bronchopulmonaire allergique
Ac	anticorps
ADP	adénosine di phosphate
Afssaps	Agence française pour la sécurité sanitaire des produits de santé
Ag	antigène
AGM	aorte-gonades-mésonephros
AHAI	anémie hémolytique auto-immune
AINS	anti-inflammatoire non stéroïdien
AMM	autorisation de mise sur le marché
AREB	anémie réfractaire avec excès de blastes
ARS	Agence régionale de santé
ARSI	anémie réfractaire sidéroblastique idiopathique
AT	antithrombine
ATRA	acide tout-transrétinoïque
ATU	autorisation temporaire d'utilisation
AVK	antivitamine K
BFU-E	*burst-forming unit erythroid*
BGN	bacille à Gram négatif
BOM	biopsie ostéomédullaire
CCMH	concentration corpusculaire moyenne en hémoglobine
CCP	concentré de complexe prothrombinique
CD	classe de différenciation
CFU-E	*colony-forming unit erythroid*
CFU-G	*colony-forming unit granulocyte*
CFU-GEMM	*colony-forming unit granulocyte-erythroid-megakaryocyte-monocyte*
CFU-GM	*colony-forming unit granulocyte-monocyte*
CFU-M	*colony-forming unit monocyte*
CGH	hybridation génomique comparative
CGR	concentré de globules rouges
CIVD	coagulation intravasculaire disséminée
CME	commission médicale d'établissement
CMV	cytomégalovirus
CP	concentré plaquettaire
CPA	concentré plaquettaire d'aphérèse
CPS	concentré plaquettaire standard
CRAB	hyperCalcémie, insuffisance Rénale, Anémie et atteinte osseuse (*Bone disease*)

CRH	coordonnateur régional d'hémovigilance
CSH	cellule souche hématopoïétique
CSTH	comité de sécurité transfusionnelle et d'hémovigilance
CTSA	Centre de transfusion sanguine des armées
DMT1	divalent metal transporter 1
DMU	dispositif médical à usage unique
DPG	2,3-diphosphoglycérate
DRASS	direction régionale des affaires sanitaires et sociales
DRESS	*drug reaction with eosinophilia and systemic symptoms*
DUV	dépôt d'urgence vitale
EBNA	*Epstein-Barr nuclear antigen*
EBV	virus Esptein-Barr
ECG	électrocardiogramme
ECP	*Eosinophil Cationic Protein*
EDN	*Eosinophil Derived Neurotoxin*
EDTA	acide éthylène diamine tétra acétique
EFS	Établissement français du sang
EIR	effet indésirable receveur
EPCR	*endothelial protein C receptor*
EPO	érythropoïétine
EPU	électrophorèse des protéines urinaires
ES	établissement de santé
ESB	encéphalopathie spongiforme bovine
ETS	établissement de transfusion sanguine
F4P	facteur 4 plaquettaire
FAB	franco-américano-britannique
FD	fiche de délivrance
FEIR	fiche d'effet indésirable receveur
FHR	facteur héréditaire de risque
FI	facteur intrinsèque
FIG	fiche d'incident grave
FISH	fluorescence in situ après hybridation
FLIPI	Follicular Lymphoma International Prognostic Index
FT	facteur tissulaire
FVIIa	facteur VII activé
G6PD	glucose-6-phosphate deshydrogénase
GBEA	guide de bonne exécution des analyses
G-CSF	*granulocyte-colony stimulating factor*
GM-CSF	*granulocyte-macrophage-colony stimulating factor*
GVH	réaction greffon contre hôte
HBPM	héparine de bas poids moléculaire
HE	hyperéosinophilie
HELLP	Hemolysis Elevated Liver [enzymes] Low Platelets
HES	hémalun éosine safranine

HLA	*Human Leukocyte Antigen*
HNF	héparine non fractionnée
HPA	*Human Platelet Antigen*
HPN	hémoglobinurie paroxystique nocturne
HRM	*high resolution melting*
IDE	infirmier(e) diplômé(e) d'État
Ig	immunoglobuline
IL	interleukine
INR	*international normalized ratio*
IPI	index pronostique international
IPSS	International Prognosis Scoring System
IRM	imagerie par résonance magnétique
ISI	index de sensibilité internationale
IVIG	immunoglobuline polyvalente intraveineuse
KL	*Kit ligand*
LA	leucémie aiguë
LAL	leucémie aiguë lymphoblastique
LAM	leucémie aiguë myéloïde
LBM	laboratoire de biologie médicale
LH	lymphome de Hodgkin
LLC	leucémie lymphoïde chronique
LMC	leucémie myéloïde chronique
LMMC	leucémie myélomonocytaire chronique
LNH	lymphome non hodgkinien
MBP	*Major Basic Protein*
MCPS	mélanges de concentrés plaquettaires standard
M-CSF	*macrophage-colony stimulating factor*
MDS	médicament dérivé du sang
MDS	myélodysplasie
MGG	coloration de May-Grünwald et Giemsa
MGUS	*monoclonal gammopathy of undetermined significance*
MM	myélome multiple
MNI	mononucléose infectieuse
MTEV	maladie thromboembolique veineuse
NARES	*non allergic rhinitis with eosinophilia*
NFS	numération formule sanguine
NK	*natural killer*
OAP	œdème aigu du poumon
OMS	Organisation mondiale de la santé
PAI	*plasminogen activator inhibitor*
PAS	pression artérielle systolique
PC	protéine C
PCa	protéine C activée
PCR	*polymerase chain reaction*

PDF	produits de dégradation de la fibrine
PFC	plasma frais congelé (plasma frais thérapeutique)
PK	pyruvate kinase
PN, PNN	polynucléaire neutrophile
PNE	polynucléaire éosinophile
POEMS	Polyneuropathie, Organomégalie, Endocrinopathie, protéine Monoclonale, lésions cutanées (*Skin*)
PS	protéine S
PSL	produit sanguin labile
PTAI	purpura thrombopénique auto-immun
PTI	purpura thrombopénique immunologique
PTT	purpura thrombocytopénique thrombotique
PVA	plasma viroatténué
PVA-BM	plasma viroatténué traité par le bleu de méthylène
PVA-SD	plasma viroatténué traité par solvant-détergent
RAI	recherche d'agglutinines irrégulières
RCP	résumé des caractéristiques de produits
RCP	réunion de concertation pluridisciplinaire
RFNH	réaction fébrile non hémolytique
sc	*single chain*
SCF	*stem cell factor*
SCSTH	sous-commission à la sécurité transfusionnelle hospitalière
SDF1	*stromal derived factor-1*
SHE	syndrome hyperéosinophilique
SHU	syndrome hémolytique et urémique
SMD	syndrome myélodysplasique
ST	sang total
TACO	*transfusion-associated circulatory overload*
TC I	transcobalamine I
TCA	temps de céphaline + activateur
TCK	temps de céphaline + kaolin
TCMH	teneur corpusculaire moyenne en hémoglobine
TDM	tomodensitométrie
TE	thrombocytémie essentielle
TEP-scan	tomographie par émission de positons
TFPI	*tissue factor pathway inhibitor*
THF	tétrahydrofolates
TIH	thrombopénie induite par l'héparine
TOP	temps d'occlusion plaquettaire
TP	taux de prothrombine
t-PA	*tissue plasminogen activator*
TPO	thrombopoïétine
TQ	temps de Quick
TRALI	*transfusion-related acute lung injury*
TS	temps de saignement

TVP	thrombose veineuse profonde
u-PA	*urokinase-type plasminogen activator*
UV	urgence vitale
VCA	*virus capsid antigen*
VGM	volume globulaire moyen
VGT	volume globulaire total
VIH	virus de l'immunodéficience humaine
vMCJ	variant de la maladie de Creutzfeldt-Jakob
VS	vitesse de sédimentation
VPT	volume plasmatique total
vWF	facteur Willebrand
XLP	*X-linked lymphoproliferative syndrome*

Avant-propos

La première édition de l'ouvrage *Hématologie* s'intègre dans la collection des Abrégés « Connaissances et pratiques » publiés aux éditions Elsevier-Masson, et destinés aux étudiants du 2e cycle dans le contexte de la préparation aux Épreuves classantes nationales (ECN). Il s'agit d'un ouvrage collectif, réalisé sous l'égide de la Société française d'hématologie.

Sa conception repose sur un historique et rend compte de l'étendue des domaines d'implication de l'hématologie. En effet, les ouvrages de type « Abrégés en hématologie » visaient à avoir une vue complète de la spécialité. Ceci n'est pas le but du présent ouvrage, qui vise à répondre au plus près au programme de l'ECN.

Il est divisé en trois parties : hématologie générale et hémato-oncologie, hémostase et enfin transfusion. Chaque partie est précédée d'un chapitre introductif permettant de mettre en perspective les différentes questions de l'ECN. Cet ouvrage ne peut donc ni être exhaustif, ni représenter l'ensemble des pathologies hématologiques, ce qui est inhérent à la structure de l'examen classant. Il doit cependant aider les étudiants à la fin de leurs études médicales en mettant à leur disposition ce qu'il est nécessaire de connaître en la matière, avec l'aval d'une large partie de la communauté hématologique hospitalo-universitaire qui a participé à la rédaction.

À l'évidence, s'agissant d'une première édition, des imprécisions pourront être relevées, et ce malgré l'attention conjuguée des membres du comité de lecture, de la commission pédagogique de la Société française d'hématologie et de l'équipe éditoriale Elsevier-Masson. Nous serions gré aux étudiants qui utiliseront ce manuel de nous faire part des imprécisions qu'ils auront pu découvrir dans cet ouvrage.

Nous vous souhaitons à tous bon courage pour la préparation de ce qui va être votre dernier examen du cursus des études médicales, vous ouvrant à la « vraie vie » de la médecine en secteur hospitalier, hospitalo-universitaire ou libéral.

Très cordialement vôtre,

Professeur Gérard Socié
Président de la Société française d'hématologie

Sommaire

Partie 1

Hématologie cellulaire / oncohématologie

Partie 2

Hémostase

Partie 3
Hémobiologie transfusion

Pratique

Dossiers cliniques

Pratique

QCM

Pratique

QROC

Partie 1

Hématologie cellulaire / oncohématologie

1

Introduction à l'hématologie

Le sang est une suspension cellulaire dont la couleur rouge est due à la présence très majoritaire de globules rouges ou hématies, riches en hémoglobine. Les cellules sont en suspension dans le plasma, un liquide complexe constitué d'eau, de sels minéraux et de molécules organiques. Après coagulation, le plasma dépourvu de fibrinogène constitue le sérum.

Le sang apparaît chez l'homme dès le 21e jour de l'embryogenèse, en même temps que les premiers vaisseaux. Il est produit dans l'AGM (aorte-gonades-mésonephros) et le sac vitellin (origine mésodermique). Entre le 2e et le 7e mois de la vie, le foie et la rate prennent la relève, et ce n'est que dans les deux derniers mois de la vie intra-utérine que la moelle osseuse devient le site prédominant de la formation du sang (figure 1.1). Après la naissance, la moelle est le site exclusif de production sanguine. Progressivement, au cours de l'enfance, le tissu hématopoïétique des os longs est remplacé par du tissu adipeux, avec pour conséquence chez l'adulte une localisation des trois quarts de la moelle osseuse hématopoïétique dans les os plats (bassin, sternum) et les vertèbres.

ANATOMIE DE LA MOELLE OSSEUSE

La moelle osseuse hématopoïétique fonctionne dans un espace contraint (cadre osseux), non extensible et très richement vascularisé. L'examen au microscope d'une biopsie ostéomédullaire (BOM) met en évidence les travées osseuses, des espaces adipeux et des amas de cellules hématopoïétiques entourant des sinus vasculaires. Les cellules hématopoïétiques établissent des relations étroites avec le microenvironnement médullaire et plus particulièrement avec la matrice protéique extracellulaire (fibronectine, laminine, collagènes…) et les cellules stromales, avec lesquelles elles interagissent via des molécules d'adhésion. Les cellules les plus immatures sont fixées aux cellules stromales au sein de niches hématopoïétiques, et leur maturation/différenciation favorise la libération dans le flux sanguin des cellules différenciées via la modification de l'expression des facteurs d'ancrage au microenvironnement (figure 1.2).

ANATOMIE DES ORGANES LYMPHOÏDES

Organes lymphoïdes centraux : moelle et thymus

La moelle comprend un tissu lymphoïde diffus, non folliculaire, en étroite interaction avec le microenvironnement médullaire.

Le thymus a une structure non folliculaire, avec des lobules comprenant une zone corticale, riche en thymocytes immatures ($CD3^+$ $CD4^+$ $CD8^+$), et une zone médullaire dans laquelle les thymocytes sont des lymphocytes T matures $CD3^+$ $CD4^+$ ou $CD3^+$ $CD8^+$. Ces

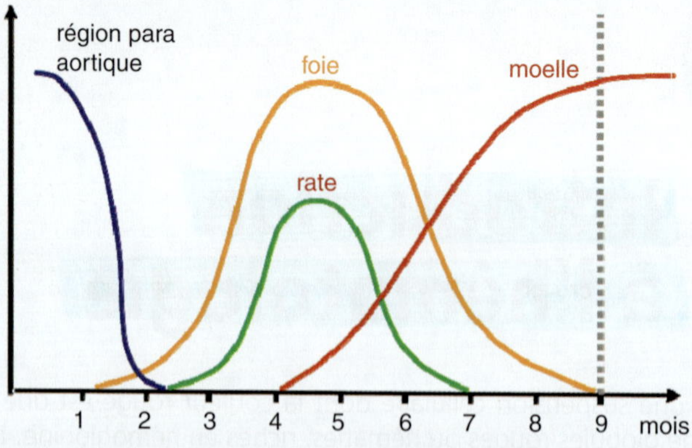

Figure 1.1. Localisation de l'hématopoïèse chez l'embryon et le fœtus.

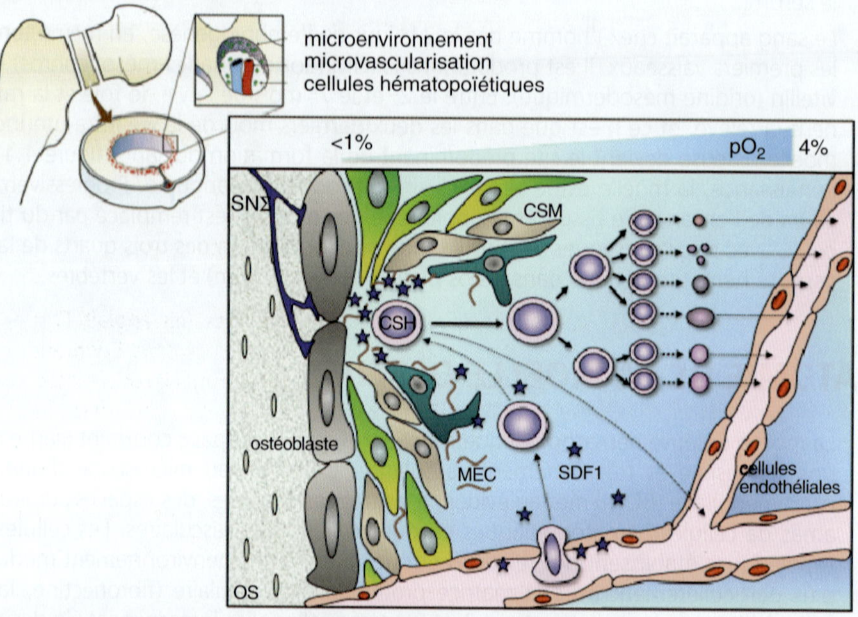

Fig. 1.2. Le microenvironnement médullaire et la niche hématopoïétique.
CSH cellule souche hématopoïétique ; CSM : cellule souche mésenchymateuse ; MEC : matrice extracellulaire ; SNΣ : système nerveux sympathique ; SDF1 : stromal derived factor 1.

cellules quittent ensuite le thymus par voie sanguine pour migrer vers les organes lymphoïdes périphériques (figure 1.3). Apparu dès la 6e semaine chez l'embryon, le thymus diminue progressivement après la naissance, involue à partir de la puberté et persiste à l'état de traces jusqu'à 60 ans environ.

Organes lymphoïdes périphériques

Ils comprennent les ganglions lymphatiques, la rate, les amygdales, le tissu lymphoïde associé aux muqueuses et le système lymphoïde cutané. On retrouve en outre des lymphocytes dans presque tous les organes (sauf le système nerveux central).

Sur le plan anatomique, il existe sous la capsule ganglionnaire un sinus dans la continuité des lymphatiques afférents. Sous le sinus, le parenchyme ganglionnaire comprend successivement, de l'extérieur vers le centre :

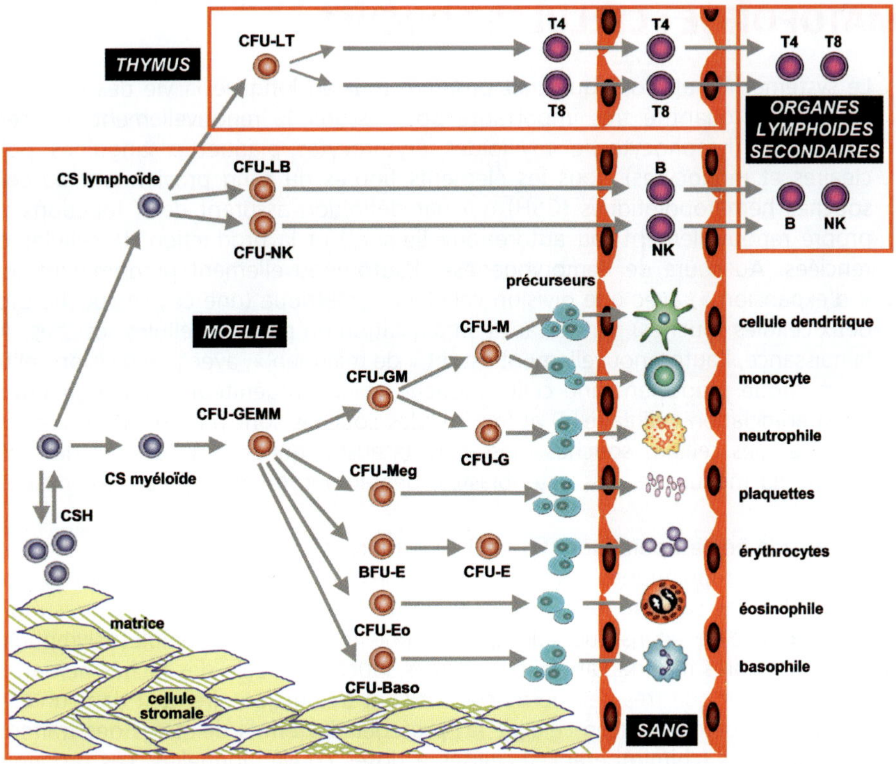

Fig. 1.3. **Cascade hématopoïétique. Les progéniteurs clonogéniques (en anglais CFU = Colony Forming Unit) sont principalement : la CFU – GEMM (Granulocytic Erythroid Megakaryocytic Monocytic), la CFU – GM, la CFU – G, la CFU – M, le progéniteur commun mégacaryocytaire et érythroblastique MEP, le BFU – E (Burst Forming Unit Erythroid), le BFU – Mk (mégacaryocytaire), et les CFU – Eo (éosinophile) et CFU – Baso (basophiles).**

- une zone corticale externe comprenant les follicules lymphoïdes (lymphocytes B) ;
- une zone paracorticale avec les lymphocytes T et les cellules dendritiques ;
- une zone médullaire pauvre en cellules.

Il existe deux types de follicules ganglionnaires :

- les follicules primaires (non stimulés) : lymphocytes B au repos et cellules dendritiques ;
- les follicules secondaires (après stimulation antigénique), qui comprennent trois zones, de la périphérie vers le centre :
  - le manteau, reste du follicule primaire ;
  - le centre germinatif, avec :
    - une zone sombre centroblastique (grandes cellules à noyau non clivé), siège de la prolifération lymphoïde et de la commutation isotypique ;
    - une zone claire centrocytique (petites cellules à noyau clivé), siège de la sélection des lymphocytes par l'antigène, puis de leur différenciation en lymphocytes B mémoires et en plasmocytes.

La rate est un organe hématopoïétique jusqu'au 9e mois de la vie intra-utérine. Elle comprend la pulpe rouge majoritaire, constituée de sinus veineux et des cordons de Billroth, et la pulpe blanche périartériolaire, constituée de manchons lymphoïdes (lymphocytes T) et de follicules lymphoïdes à leur périphérie. La zone marginale entourant les manchons lymphoïdes et les follicules est riche en lymphocytes et macrophages.

HÉMATOPOÏESE : CELLULES SOUCHES

Le système hématopoïétique doit produire tout au long de la vie des cellules spécialisées en quantité très importante pour assurer le renouvellement des cellules lymphoïdes (lymphocytes) et myéloïdes (érythrocytes, plaquettes sanguines, polynucléaires et monocytes). Tous les éléments figurés du sang proviennent de cellules souches hématopoïétiques (CSH) qui par définition assurent deux fonctions : leur propre renouvellement (ou autorenouvellement) et la production de cellules différenciées. Au cours de l'embryogenèse, l'autorenouvellement prédominant est dit « d'expansion », avec une division cellulaire symétrique (une cellule souche produit deux cellules souches) permettant l'amplification du pool de cellules souches. Après la naissance, l'autorenouvellement est dit « de maintien », avec une division cellulaire asymétrique produisant une cellule souche et un progéniteur qui s'engagera dans la différenciation cellulaire. D'autres cellules souches sont présentes dans la moelle osseuse : les cellules souches mésenchymateuses, qui sont à l'origine des cellules du stroma médullaire, des ostéoblastes, des adipocytes et des cellules musculaires lisses.

La cascade hématopoïétique (figure 1.3) comprends trois compartiments : les progéniteurs hématopoïétiques, les précurseurs et les cellules différenciées. Les CSH correspondent à une sous-population très minoritaire de progéniteurs immatures multipotents capable de reconstituer à long terme une hématopoïèse complète (lymphoïde et myéloïde) après myéloablation. Les cellules souches au sein des niches hématopoïétiques ne font que très peu de mitoses et sont très majoritairement dans un état de quiescence, permettant en cela de les protéger des effets délétères des traitements antimitotiques (chimiothérapies) utilisés à doses conventionnelles. Les progéniteurs expriment à leur surface la sialomucine CD34. Les cellules $CD34^+$ représentant environ 1 % des cellules mononucléées médullaires et l'absence d'expression de CD38 caractérise la fraction des progéniteurs les plus immatures (cellules $CD34^+$ $CD38^-$). La capacité d'autorenouvellement des progéniteurs diminue avec leur maturation (par exemple : cellule souche multipotente > cellule souche myéloïde > CFU-GEMM > CFU-GM > CFU-G). Les CSH présentent deux caractéristiques importantes mises à profit en thérapie cellulaire (greffe) : elles résistent à la congélation à −196 °C (azote liquide) et elles sont capables de migrer dans la circulation sanguine, ce qui permet de les collecter par cytaphérèse dans des voies veineuses périphériques (cellules souches périphériques).

Les progéniteurs ne sont pas identifiables morphologiquement et leur quantification nécessite des techniques spécialisées de culture cellulaire. Leurs noms (exemple : BFU-E [*burst-forming unit erythroid*]) correspondent aux caractéristiques morphologiques des colonies obtenues in vitro à partir de ces progéniteurs alors dits « clonogéniques » (capables de former des colonies). Ainsi, dans la lignée érythroïde, la colonie issue d'une BFU-E est formée de plusieurs amas cellulaires rougeâtres « éclatés » d'érythroblastes. Dans chaque lignée, les progéniteurs les plus matures (CFU-E, CFU-G, CFU-M, CFU-Meg...) se différencient en précurseurs, dont les caractéristiques morphologiques permettent l'identification dans la moelle (myélogramme) comme dans le sang en cas de myélémie ou d'érythroblastémie (frottis sanguin). Leurs noms correspondent aux caractéristiques morphologiques des cellules elles-mêmes et sont terminés par le suffixe -blaste (exemple : érythroblastes dans la lignée érythroïde), témoignant de leur caractère jeune ou immature morphologiquement (attention : le terme « blastes » utilisé seul désigne a priori des cellules malignes). Au terme de leur différenciation, les précurseurs deviennent des cellules matures spécialisées qui quittent le compartiment médullaire et rejoignent la circulation sanguine.

RÉGULATION DE L'HÉMATOPOÏÈSE

La production médullaire quotidienne atteint 200×10^9 érythrocytes, 100×10^9 plaquettes et 50×10^9 polynucléaires neutrophiles. Elle est très finement régulée pour permettre une adaptation de chaque lignée en fonction de ses besoins propres. Cette régulation très complexe fait intervenir principalement des facteurs cellulaires (interactions avec les cellules stromales) et moléculaires (facteurs de croissance hématopoïétiques). Les interactions avec les cellules du microenvironnement médullaire intéressent principalement les CSH au sein des niches hématopoïétiques, et les cellules différenciées qui quittent le compartiment médullaire par migration transendothéliale.

Les facteurs de croissance hématopoïétiques jouent un rôle central dans l'hématopoïèse et peuvent être regroupés en catégories.

Facteurs de différenciation terminale

Ils sont indispensables à la fabrication des cellules matures de chaque lignée, qui seront produites, et pour certaines d'entre elles stockées, dans la moelle avant de rejoindre le compartiment sanguin.

- L'érythropoïétine (EPO) pour la lignée érythroïde*
- La thrombopoïétine (TPO) pour la lignée mégacaryocytaire*
- Le *granulocyte-macrophage-colony stimulating factor* (GM-CSF) pour les lignées granuleuse et monocytaire.
- Le *granulocyte-colony stimulating factor* (G-CSF) pour la lignée granuleuse.
- Le *macrophage-colony stimulating factor* (M-CSF) pour la lignée monocytaire.
- L'interleukine 5 (IL5) pour la lignée éosinophile.
- Le *stem cell factor* ou *Kit ligand* (SCF ou KL) pour la lignée basophile.

Facteurs actifs en amont

Les mécanismes régulant les CSH sont très complexes et impliquent des facteurs de croissance comme le SCF, la TPO, le GM-CSF, et plusieurs interleukines comme l'IL3 et l'IL6. Ils sont notamment actifs sur le cycle cellulaire, les CSH étant très majoritairement quiescentes. D'autres molécules ont un rôle clé comme la chimiokine *stromal derived factor-1* (SDF1 ou CXCL12), dont la forte concentration au niveau des niches (figure 1.2) permet l'attraction des CSH exprimant à leur surface son récepteur CXCR4.

Chacune de ces molécules a un ou plusieurs récepteurs membranaires connus, comme par exemple c-Kit pour le SCF et c-mpl pour la TPO. Les progéniteurs expriment plusieurs de ces récepteurs en faible quantité et, au cours de la différenciation, leur expression sur les précurseurs se restreint et prédomine sur tel ou tel récepteur pour un facteur de croissance spécifique d'une lignée. Par exemple, dans la lignée érythroïde, le récepteur de l'EPO est très peu présent sur les BFU-E, augmente sur les CFU-E et est abondant sur les proérythroblastes et érythroblastes basophiles. La signalisation en aval de ces récepteurs permet l'activation de gènes clés du programme de différenciation cellulaire. Par exemple, la signalisation en aval du récepteur de l'EPO met en jeu la voie JAK/STAT (en particulier JAK2 et STAT5) qui active le gène *GATA1* codant pour un facteur de transcription essentiel dans la lignée érythroïde, notamment pour la production de spectrine, un élément du cytosquelette des érythrocytes.

* L'EPO est synthétisée essentiellement par le rein et la TPO essentiellement par le foie : elles assurent une régulation de type hormonal.

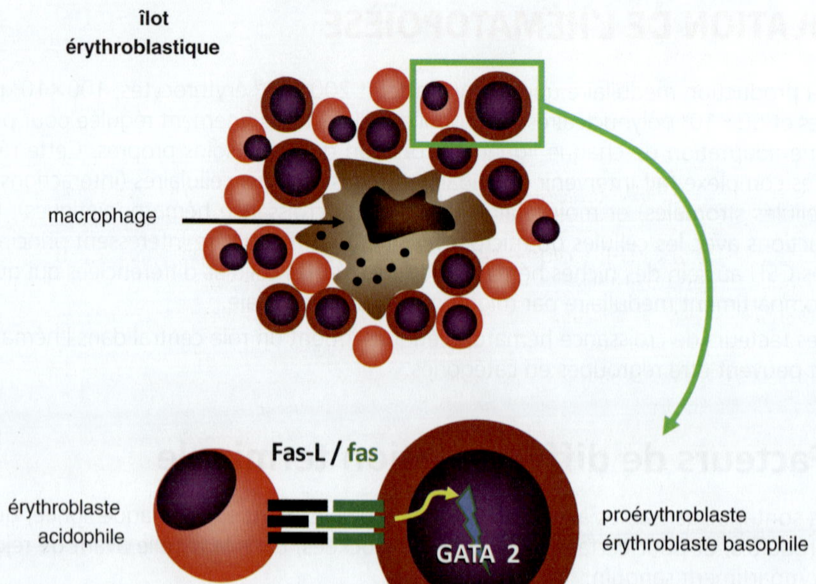

Fig. 1.4. Régulation cellulaire de l'érythropoïèse dans les îlots érythroblastiques.

Conjointement à ces facteurs cellulaires et moléculaires, l'hématopoïèse au sein de la moelle est aussi dépendante des paramètres physicochimiques. Par exemple, il existe un gradient d'oxygène dans la moelle entre le vaisseau sanguin (pO_2 = 4 %) et le fond des niches hématopoïétiques (pO_2 < 1 %) [figure1.2], et il est bien établi que les CSH fonctionnent de façon optimale en hypoxie chronique. De plus, l'organisation spatiale au sein de la moelle des différents acteurs cellulaires permet une régulation fine de la production des éléments matures. Ainsi, au sein des îlots érythroblastiques, les différents érythroblastes sont étroitement au contact les uns des autres autour d'une cellule pourvoyeuse de fer, le macrophage. Les proérythroblastes expriment à leur surface des récepteurs (Fas) pour des molécules capables de déclencher leur apoptose (Fas-ligand ou Fas-L). En présentant Fas-L aux proérythroblastes voisins, les érythroblastes matures vont déclencher leur mort cellulaire via l'interaction Fas/Fas-L, permettant ainsi de freiner l'érythropoïèse (figure 1.4).

PHYSIOLOGIE DES ÉLÉMENTS FIGURÉS DU SANG

Globules rouges, hématies ou érythrocytes

Les érythrocytes sont les cellules les plus abondantes de la circulation sanguine. La production quotidienne est de 200×10^9/j, et leur durée de vie est de 120 jours, au cours desquels ils effectuent un déplacement de près de 500 km dans la microcirculation. Ils ont pour fonction de transporter l'oxygène (O_2) des poumons vers les tissus, et d'évacuer le dioxyde de carbone (CO_2) en sens inverse. Au terme de l'érythropoïèse, les érythroblastes perdent leur noyau (énucléation) et deviennent des érythrocytes de forme biconcave, avec une grande capacité de déformation, pour circuler dans les capillaires.

Érythropoïèse

Après la CFU-GEMM (*colony-forming unit granulocyte-erythroid-megakaryocyte-monocyte*), les progéniteurs érythroïdes sont successivement la BFU-E (*burst-forming unit erythroid*) et la CFU-E (*colony-forming unit erythroid*). Les précurseurs sont successivement le proérythroblaste et les érythroblastes basophiles (I et II) polychromatophiles et acidophiles. Après énucléation, ce dernier type d'érythroblaste devient un réticulocyte (hématie jeune riche en ARN). Cette cascade érythroïde (figure 1.5) permet la production de 16 réticulocytes à partir d'un proérythroblaste. Comme dans toutes les lignées, chaque division s'accompagne d'une diminution de la taille de la cellule et du rapport nucléocytoplasmique ainsi que d'une condensation de la chromatine. De plus, le caractère acidophile (orangé) du cytoplasme traduit la fabrication d'hémoglobine. Les réticulocytes correspondent au cytoplasme des érythroblastes acidophiles après expulsion du noyau : ils demeurent dans la moelle osseuse 1 à 3 jours, et 1 à 2 jours dans le sang. Comme ils contiennent encore un peu d'ARN, ils peuvent être identifiés et comptés spécifiquement (coloration spéciale ou fluorescence détectée par un cytomètre en flux) : leur nombre permet d'apprécier la production médullaire en globules rouges (valeur normale : 20–100 G/L). Quelques hématies sortant de la moelle peuvent contenir un reliquat nucléaire (corps de Howell-Jolly) ou des grains de fer : on ne les observe pas à l'état normal car elles sont éliminées en quelques minutes par les macrophages spléniques lors de leur passage dans la rate. La présence de corps de Howell-Jolly visibles sur le frottis sanguin est constante en cas de splénectomie, ou fait suspecter une asplénie (le plus souvent fonctionnelle).

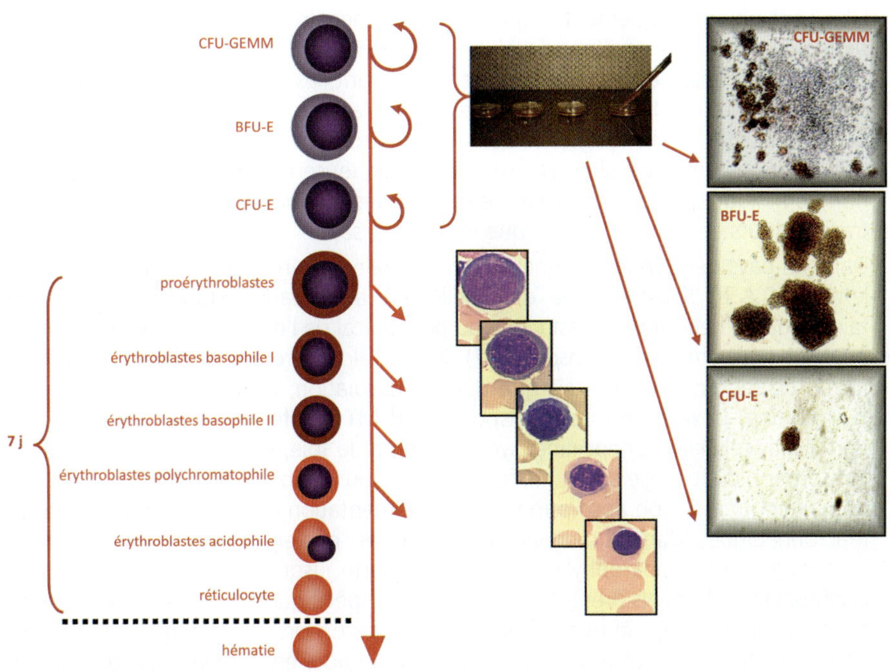

Fig. 1.5. **Érythropoïèse.**

L'érythropoïèse normale dure 7 jours. Cette durée peut être diminuée en cas de besoins augmentés. Ceci a plusieurs conséquences pratiques : après une hémorragie, par exemple, la moelle osseuse ne peut délivrer de nouvelles hématies qu'après un délai minimum de 3 jours. La réticulocytose sanguine reflète le fonctionnement médullaire et traduira le caractère régénératif ou non d'une anémie. L'EPO est le principal facteur de croissance hématopoïétique de l'érythropoïèse. Elle est principalement synthétisée par les cellules endothéliales péritubulaires du rein en réponse à une hypoxie tissulaire. L'érythropoïèse nécessite des vitamines B_9 (acide folique) et B_{12} ; indispensables pour la synthèse d'ADN, elles le seront donc aussi dans les autres lignées de l'hématopoïèse. Le fer est lui aussi nécessaire, mais exclusivement pour l'érythropoïèse (synthèse de l'hème). La vitamine B_6 est aussi nécessaire pour la synthèse de l'hème, mais ses besoins sont très limités. Compte tenu de ces éléments, une carence en vitamine B_9 ou B_{12} diminuant le nombre de mitoses induit une anémie macrocytaire qui peut être associée à une thrombopénie et/ou une leucopénie (pancytopénie), et la régénération après supplémentation vitaminique ne sera visible qu'après quelques jours (crise réticulocytaire). À l'inverse, une carence martiale diminuant la synthèse d'hémoglobine induit une anémie microcytaire sans autre cytopénie.

Métabolisme du fer

L'organisme contient 4 à 5 g de fer, 80 % sous forme héminique (hémoglobine, myoglobine, cytochromes, peroxydases et catalases) et 20 % sous forme non héminique (ferritine, transferrine, hémosidérine). Le fer est le facteur le plus important de l'érythropoïèse. Il est principalement réparti dans l'hémoglobine des hématies (10 ml de sang contiennent 5 mg de fer), et dans des réserves sous forme de ferritine, principalement dans les hépatocytes, les macrophages et les érythroblastes.

Les besoins quotidiens sont dictés par les pertes. Les pertes dans les urines, les fèces, la sueur, les phanères et la desquamation cellulaire sont très faibles, de l'ordre de 1 mg/j. Elles sont physiologiquement majorées par les menstruations (2–3 mg/j). Toute hémorragie provoque la perte d'hémoglobine et donc la perte de fer. Les apports alimentaires doivent compenser les pertes. Par ordre décroissant, les aliments riches en fer héminique sont le boudin noir, le foie de veau, les huîtres, la viande rouge ; ceux riches en fer non héminique sont le vin rouge, les céréales, le cacao, les lentilles et les épinards. Le fer héminique est absorbé directement par la muqueuse intestinale, contrairement au fer non héminique qui doit être libéré des complexes protéiques, être ionisé, rencontrer des transporteurs et enfin arriver sur une muqueuse saine.

Dans les pays développés, l'alimentation normale apporte 10 à 25 mg de fer dont seulement 10 à 20 % est absorbé, essentiellement au niveau du duodénum. Le fer alimentaire, réduit à l'état ferreux, est capté au pôle apical de l'entérocyte puis internalisé grâce à DMT1 (*divalent metal transporter 1*). Il peut alors être stocké dans l'entérocyte sous forme de ferritine ou être relargué dans la circulation, au pôle basolatéral, grâce à la ferroportine. L'expression des transporteurs (DMT1 et ferroportine) dépend des stocks de fer intracellulaire. L'hepcidine, synthétisée par le foie, est l'hormone de régulation de l'absorption du fer ; elle agit sur la ferroportine pour inhiber le transport du fer, entraînant une diminution de son absorption et une augmentation de sa rétention dans les cellules macrophagiques. Dans le sang circulant, le fer est pris en charge au niveau sanguin par la transferrine (ou sidérophyline) qui le transporte jusqu'aux utilisateurs principaux, les érythroblastes, lesquels présentent un récepteur spécifique à la transferrine (le fer sérique n'est jamais libre dans le plasma). Il existe ensuite un circuit « presque » fermé entre les érythroblastes et les cellules macrophagiques : le *pool* érythroblastique consomme 25 à 30 mg de fer par jour pour la production des hématies, qui, au terme de leur vie, sont phagocytées par des macrophages qui remettent ce fer à disposition des érythroblastes, avec toutefois une perte de 1 à 3 mg/j qui doit être compensée par les apports alimentaires (figure 1.6).

Plus les besoins sont grands, plus la transferrine livre rapidement le fer, et plus elle est donc désaturée, élevant ainsi le taux d'absorption qui est au tiers de sa capacité à l'état physiologique. Ce phénomène est accru par une augmentation de la production de transferrine dans les carences martiales sévères. De plus, la synthèse de l'hepcidine diminue lorsque les besoins en fer augmentent. Il y a cependant, au niveau du pôle apical des cellules intestinales, peu de régulation de l'absorption, et celle-ci est limitée à 5–10 mg/j maximum.

Les réserves macrophagiques de fer dans le foie, la rate et la moelle osseuse sont de 600 mg chez la femme à 1200 mg chez l'homme, soit un tiers du fer présent dans les hématies. On en distingue deux types : une rapidement disponible, la ferritine, qui comprend jusqu'à 4000 atomes de fer, et une plus lentement disponible, l'hémosidérine (gros grains dans le cytoplasme des macrophages et des érythroblastes, mis en évidence avec la réaction cytochimique de Perls).

Les besoins en fer sont augmentés au cours de la grossesse, atteignant 8 à 10 mg/j, compensés par une augmentation de l'absorption intestinale et l'utilisation des réserves. Néanmoins, des grossesses répétées et rapprochées peuvent induire une carence martiale. Les besoins sont aussi augmentés chez le nourrisson (l'apport alimentaire lacté est pratiquement nul), ainsi que chez l'adolescent.

L'exploration clinique du métabolisme martial repose sur le dosage du *fer sérique* (11 μmol/L [femme] ou 12,5 μmol/L [homme] à 34 μmol/L), le dosage de la transferrine ou de la *capacité totale de fixation* (ou de saturation) de la transferrine (60 à 75 μmol/L), ou le dosage de la *ferritine*. D'autres explorations (métabolisme du ^{59}Fe, absorption digestive du fer) sont d'indications exceptionnelles.

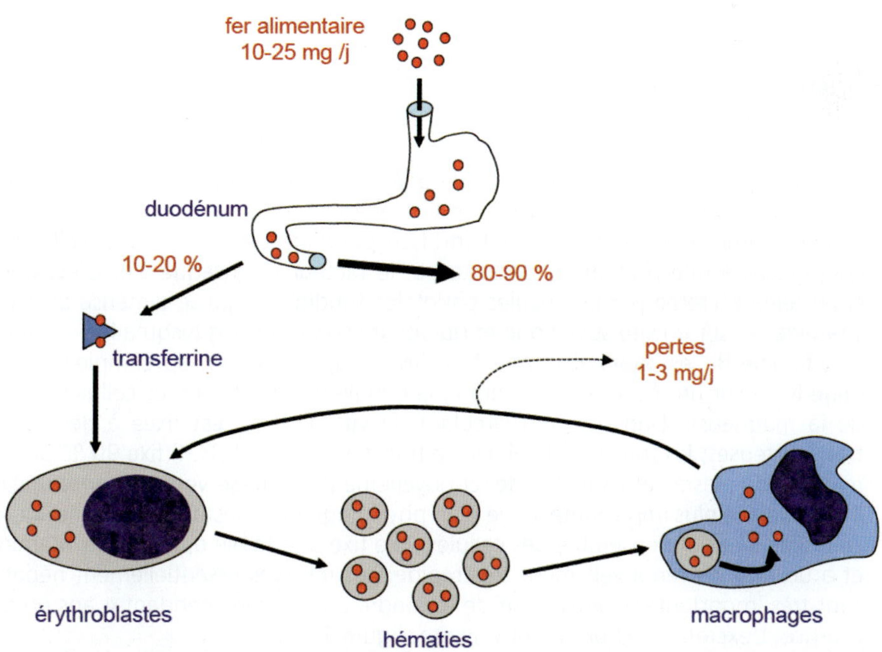

Fig. 1.6. Métabolisme du fer.

Métabolisme de l'acide folique ou vitamine B_9

L'acide folique ou ptéroylglutamique est une vitamine hydrosoluble thermolabile (résistant mal à la cuisson), présente dans les légumes verts, les céréales, le foie et les viandes. Les besoins à l'âge adulte sont de 400 µg/j. L'absorption se fait dans l'intestin grêle, principalement dans le jéjunum. Après déconjugaison des folates en monoglutamates par les bactéries de la lumière intestinale, ceux-ci sont absorbés par un mécanisme actif, mais aussi passif (utile en cas de dose massive thérapeutique). Dans le plasma, les folates sont liés à des protéines (surtout l'albumine), sans protéine transporteuse spécifique. Les folates sont aussi présents en quantité abondante dans les érythrocytes. L'excrétion est principalement fécale (200 µg/j) et très faiblement urinaire, et correspond à une perte quotidienne de 1 à 2 % des réserves (figure 1.7a). Ces réserves, réparties dans les tissus (10 à 15 mg, surtout dans le foie), sont faibles, épuisables en 2 à 4 mois en cas de carence d'apport.

Les besoins sont augmentés en cas de grossesse (600 µg/j), d'allaitement (500 µg/j) et en cas de régénération médullaire importante. Ils sont plus faibles dans l'enfance, estimés de 50 à 300 µg/j de la naissance à la puberté.

La synthèse de l'ADN (et non de l'ARN) nécessite la transformation de déoxyuridine monophosphate en déoxythymidine monophosphate par la thymidilate synthétase, une enzyme dépendante du métabolisme des folates. Ainsi, pour être actifs au niveau cellulaire, les folates sont très rapidement transformés en tétrahydrofolates (THF) qui seront ensuite métabolisés dans le cycle enzymatique des folates, impliquant notamment la dihydrofolate réductase. La vitamine B_{12} intervient également, en facilitant la pénétration des folates dans la cellule ainsi que la régénération du THF. Les enzymes impliquées dans le cycle des folates peuvent être inhibées par certains médicaments (exemples : la dihydrofolate réductase par le méthotrexate, la thymidilate synthétase par le 5-fluoro-uracile…).

L'exploration clinique du métabolisme des folates repose essentiellement sur le dosage des folates sériques (5 à 15 ng/mL).

Métabolisme de la vitamine B_{12}

La vitamine B_{12} existe sous diverses formes : les cobalamines. Absentes du règne végétal, elles sont présentes dans le foie, les viandes, laitages, œufs et poissons. Les besoins quotidiens de l'adulte sont de 3 µg/j. Ils sont largement couverts par une alimentation équilibrée, mais pas par un régime végétalien strict. Après libération des cobalamines alimentaires par hydrolyse peptique dans l'estomac, celles-ci sont conjuguées à une protéine transporteuse, le facteur intrinsèque (FI). C'est une glycoprotéine sécrétée par les cellules pariétales fundiques, qui se dimérise en fixant la vitamine B_{12} sur un site spécifique et qui assure son transport jusqu'à l'iléon terminal. La vitamine B_{12} est alors absorbée à ce niveau après fixation du complexe « FI/vitamine B_{12} » sur un récepteur spécifique, la cubuline, présent sur les cellules en brosse de la muqueuse. Dans le sang circulant, la vitamine B_{12} est fixée à des protéines transporteuses, les transcobalamines. La transcobalamine I (TC I) fixe 90 % de la vitamine B_{12} du plasma et a un taux de renouvellement lent (réserves). La transcobalamine II (TC II) est la plus importante sur le plan physiologique, constituant la seule source de vitamine B_{12} pour l'ensemble des cellules. Elle fixe une faible quantité de vitamine B_{12} et a un taux de renouvellement très rapide. Les réserves essentiellement hépatiques sont très importantes, permettant de répondre aux besoins pendant 4 ans en cas de carence. L'excrétion est biliaire et urinaire (figure 1.7b).

La vitamine B_{12} intervient dans deux réactions métaboliques : la conversion de l'homocystéine en méthionine et le catabolisme du L-méthylmalonyl CoA. La première participe à

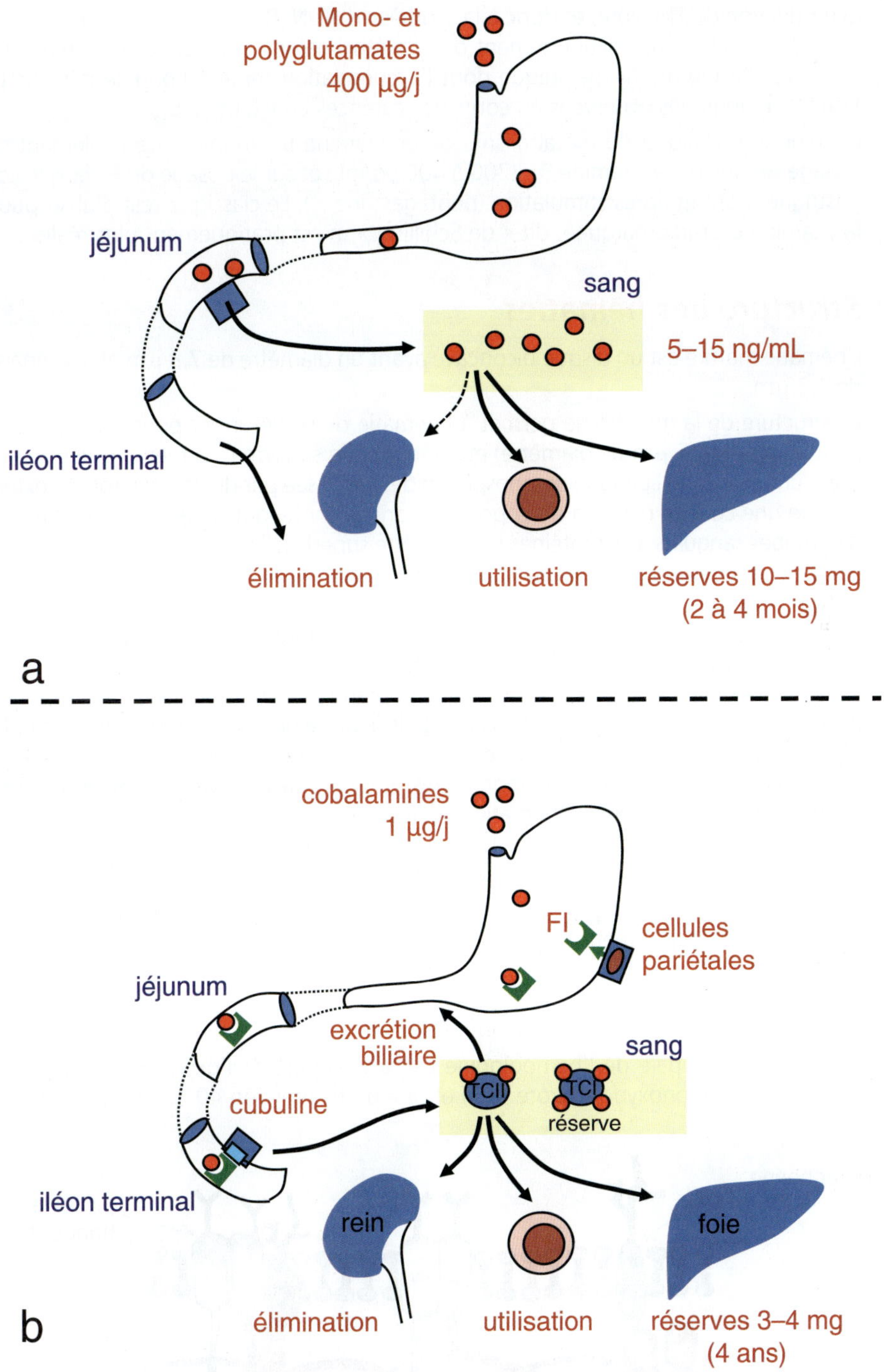

Fig. 1.7. **Métabolisme de l'acide folique (a) et de la vitamine B12 (b).**

la production de THF libre, et donc à la synthèse d'ADN. Dans la seconde, la vitamine B_{12} est indispensable au fonctionnement de la méthylmalonyl mutase, et sa carence induit un excès d'acide méthylmalonique dont l'accumulation serait à l'origine des complications neurologiques observées au cours des carences en vitamine B_{12}.

L'exploration clinique du métabolisme de la vitamine B_{12} repose essentiellement sur le dosage sérique de la vitamine B_{12} (200 à 400 pg/mL) et sur le dosage du FI dans le liquide gastrique avant et après stimulation (pentagastrine…). Le classique test d'absorption de la vitamine B_{12} radiomarquée, dit « de Schilling », n'est pratiquement plus réalisé.

Structure des hématies

L'hématie mature est un disque biconcave ayant un diamètre de 7,8 μm et une épaisseur de 1,7 μm.

La structure de la membrane permet à l'hématie de se déformer pour traverser les plus petits capillaires (5 μm de diamètre) et de reprendre sa forme. La membrane est composée d'une bicouche lipidique de phospholipides stabilisée par du cholestérol. À l'extérieur, il existe une couche riche en mucopolysaccharides contenant notamment les substances de groupes sanguins. Les protéines peuvent être superficielles et mobiles dans la bicouche lipidique, transmembranaires ou sous-membranaires, constituant un réseau complexe, le cytosquelette, dont les principales protéines sont la spectrine, l'actine, la protéine « bande 4.1 » (désignation par la migration électrophorétique) et l'ankyrine. La spectine s'organise en tétramères reliés entre eux par l'actine et la protéine « bande 4.1 ». Ce squelette flexible est ancré au reste de la membrane par l'intermédiaire de l'ankyrine, qui relie la spectrine à l'extrémité cytoplasmique de la protéine transmembranaire « bande 3 » (figure 1.8). La bicouche lipidique est composée de phospholipides et de cholestérol. Des anomalies des protéines membranaires et des lipides peuvent modifier la forme et diminuer la déformabilité de l'hématie, induisant leur destruction prématurée (hémolyse), comme dans la sphérocytose héréditaire ou maladie de Minkowski-Chauffard.

Le cytoplasme a pour constituant essentiel l'hémoglobine (300 millions de molécules d'hémoglobine dans chaque globule rouge). On y trouve aussi des enzymes, du glucose et des ions (essentiellement K^+).

Hémoglobine

La fonction principale de l'hémoglobine est le transport de l'oxygène. Elle sert aussi à transporter du monoxyde d'azote (NO) et une partie (environ 40 %) du gaz carbonique

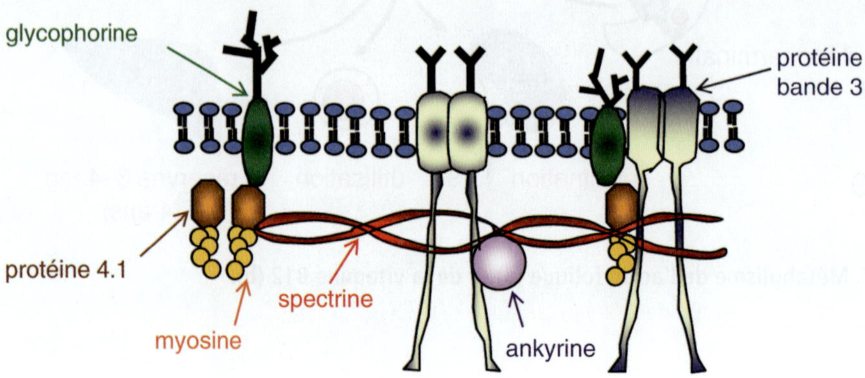

Fig. 1.8. Structure de la membrane érythrocytaire.

(CO_2) des tissus aux poumons, celui-ci étant alors fixé sur des groupements aminés latéraux (carbhémoglobine ou carbaminohémoglobine) et non sur le fer comme l'oxygène.

De poids moléculaire 64500, l'hémoglobine est constituée de 4 chaînes de globine, identiques deux à deux (appelées α et β, pour l'hémoglobine A : α2β2) et auxquelles sont ancrées 4 molécules d'hème. La globine est un ensemble de 4 chaînes polypeptidiques de 141 acides aminés pour la chaîne α et 146 pour la chaîne β. La structure tertiaire de chaque chaîne organise la « poche de l'hème » dans laquelle s'implante une molécule d'hème. L'hème est une molécule plane de porphyrine ayant une structure tétrapyrrolique avec, au centre, un atome de fer fixé sur 4 azotes des noyaux pyrrole. L'atome de fer garde donc deux valences libres : une pour fixer l'oxygène et l'autre pour ancrer l'hème à la globine via une histidine. Les 4 sous-unités de l'hémoglobine (1 chaîne de globine et 1 hème) sont fixées les unes aux autres par de nombreux contacts entre acides aminés de chaque molécule de globine. La poche centrale entre les 4 sous-unités permet la fixation du 2,3-diphosphoglycérate (2,3-DPG) à l'état désoxygéné (figure 1.9). Cette molécule issue de la glycolyse (shunt de Rapoport-Luebering, en annexe de la voie principale) régule l'affinité de l'hémoglobine pour l'oxygène, avec libération du 2,3-DPG et contraction de la poche centrale au cours de la fixation de l'oxygène sur les molécules d'hème (« compétition » entre l'oxygène et le 2,3-DPG). L'affinité de l'hémoglobine pour l'oxygène est augmentée dans les poumons et diminuée dans les tissus. La courbe de dissociation de l'oxygène (saturation en oxygène contre pression partielle en oxygène) se déplace vers la gauche lorsque l'affinité pour l'oxygène augmente et vers la droite lorsqu'elle diminue.

L'hème résulte de l'incorporation de fer dans la protoporphyrine III. Sa synthèse est effectuée dans les mitochondries des érythroblastes à partir de la glycine et de l'acide succinique, les constituants de base pour la synthèse de porphyrines. La vitamine B_6 (pyridoxine) est le coenzyme de deux enzymes clés présentes aux deux extrémités de la chaîne réactionnelle, l'ala-synthétase et l'hème-synthétase ; un déficit en vitamine B_6 est parfois associé à un défaut de synthèse de l'hème. L'hème stimule la synthèse des chaînes de globine par des gènes localisés sur les chromosomes 16 (locus α comprenant le gène ε et deux gènes α identiques) et 11 (locus non-α comprenant les gènes ζ, γ, δ et β dans cet ordre, avec deux gènes γ non identiques). Il existe une synchronisation de la synthèse des chaînes α et non-α, ainsi qu'une certaine coordination dans l'expression des gènes

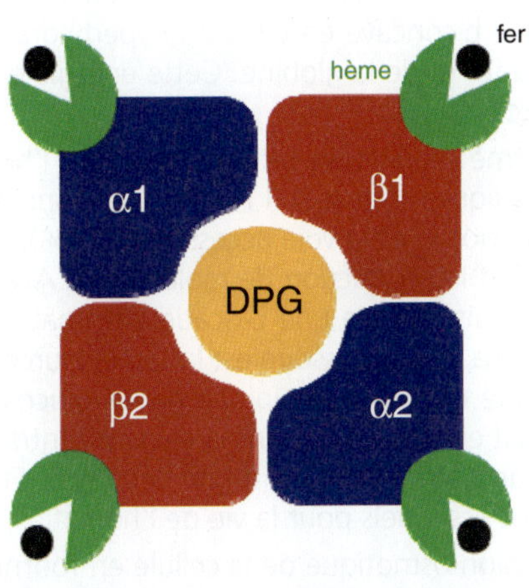

Fig. 1.9. Structure de l'hémoglobine (DPG : 2,3-diphosphoglycérate).

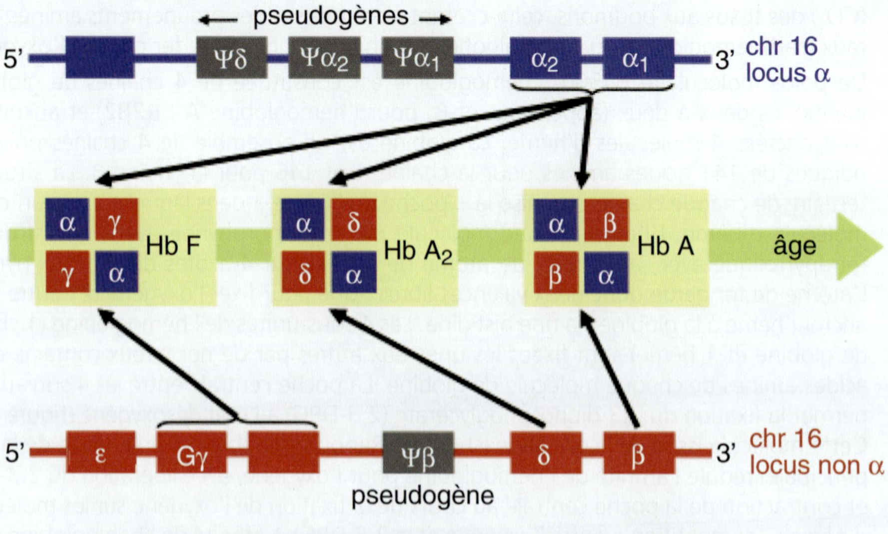

Fig. 1.10. Organisation des gènes de l'hémoglobine.

non-α (γ, δ et β). En effet, la diminution d'activité de l'un deux, comme par exemple dans les β-thalassémies, est généralement associée à une augmentation de l'activité de l'un ou des deux autres (figure 1.10).

La constitution de l'hémoglobine varie en fonction de l'âge. Chez l'embryon, on retrouve les hémoglobines Gowers (ζ2ε2 et α2ε2) et Portland (ζ2γ2). Chez le fœtus, l'hémoglobine fœtale est prédominante (hémoglobine F : α2γ2). Six mois après la naissance comme chez l'adulte, on retrouve concomitamment plusieurs types d'hémoglobine : 97–99 % d'hémoglobine A (α2β2), 1–3,5 % d'hémoglobine A2 (α2δ2) et des traces d'hémoglobine F ; il existe par ailleurs des constituants minoritaires, dont l'hémoglobine A1c correspondant à l'hémoglobine A glycosylée, dont le taux est augmenté au cours du diabète.

Métabolisme érythrocytaire

Le métabolisme des hématies a deux objectifs majeurs : fabriquer l'énergie nécessaire pour maintenir la forme biconcave en évitant l'hyperhydratation, et lutter contre l'oxydation, notamment du fer et de la globine. Cette énergie est exclusivement fournie par la glycolyse intraérythrocytaire.

Le glucose est transformé en glucose-6-phosphate (par l'hexokinase) qui est catabolisé par deux voies métaboliques (figure 1.11) : la voie principale anaérobie (90 %), dite « voie d'Embden-Meyerhof », et la voie accessoire (10 %), dite « shunt des pentoses ». La voie principale permet la production de molécules d'ATP (à partir d'ADP) et de deux molécules de NADH réduit grâce à une cascade enzymatique comprenant notamment la pyruvate kinase (PK). La voie accessoire est la seule source de régénération du NADPH réduit, avec une cascade enzymatique initiée par la glucose-6-phosphate déshydrogénase (G6PD). Tout déficit enzymatique dans la glycolyse intraérythrocytaire, en particulier en G6PD ou en PK, pourra être à l'origine d'une hémolyse. En effet, l'ATP, le NADH réduit et le NADPH réduit sont essentiels pour la vie de l'hématie.

L'ATP maintient la pression osmotique de la cellule en fournissant l'énergie aux pompes à sodium de la membrane. Cette énergie est aussi utilisée pour le maintien de la forme biconcave (cytosquelette) et le renouvellement des lipides membranaires. Le NADH réduit

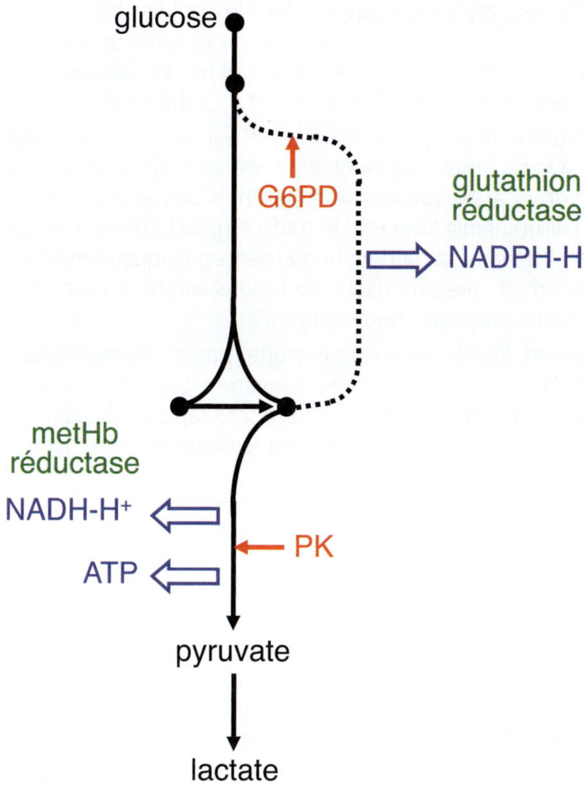

Fig. 1.11. Glycolyse intraérythrocytaire.
PK pyruvate kinase ; G6PD : glucose-6-phosphate déshydrogénase.

permet le maintien de l'hème à l'état fonctionnel (fer ferreux Fe^{++}) en étant le coenzyme de la principale méthémoglobine réductase, ou diaphorase, qui réduit la méthémoglobine inactive (fer ferrique Fe^{+++}) en hémoglobine. Le NADPH réduit intervient aussi dans ce processus en étant le coenzyme d'une méthémoglobine réductase accessoire. Étant surtout le coenzyme de la glutathion réductase, le rôle principal du NADPH réduit est de lutter contre l'oxydation de la globine et des protéines structurale en fournissant du glutathion réduit (GSH) à la glutathion peroxydase.

Hémolyse

La durée de vie des hématies est en moyenne de 120 jours. Leur vieillissement résulte de l'épuisement progressif du stock d'enzymes de la glycolyse, avec pour conséquence une hyperhydratation avec perte de leur forme biconcave et altération de la membrane. Les hématies devenues sphériques sont piégées dans les capillaires de la moelle osseuse et du foie (la rate n'est pas un organe prépondérant de l'hémolyse physiologique), où les macrophages les phagocytent.

La globine est dégradée en acides aminés, ce qui consomme de l'énergie (fébricule fréquente en cas d'hyperhémolyse). Concernant l'hème, le fer capté par les macrophages est remis à la disposition des érythroblastes pour l'érythropoïèse. Le noyau tétrapyrrolique de l'hème est transformé en biliverdine puis en bilirubine. Après transfert dans le plasma et fixation à l'albumine, celle-ci est qualifiée de bilirubine « libre » (ou non conjuguée). Elle sera glycuroconjuguée dans les cellules hépatiques par une glycuronyl transférase, passera dans la bile et sera ensuite éliminée majoritairement par les fèces, sous forme de stercobiline et de stercobilinogène, et très partiellement par les urines après réabsorption, sous forme d'urobiline et d'urobilinogène.

Le taux de bilirubine libre dans le plasma est normalement inférieur à 17 μmol/L. Il est proportionnel à la quantité d'hémoglobine libérée par l'hémolyse. Le potentiel de glycuroconjugaison étant assez variable selon les individus et augmentant en cas d'hyperbilirubinémie, la bilirubinémie libre reflète parfois imparfaitement le niveau d'hémolyse. Elle est liposoluble et traverse la barrière hématoencéphalique si elle dépasse les capacités de fixation de l'albumine, avec un risque de lésions cérébrales irréversibles (ictère nucléaire de la maladie hémolytique du nouveau-né).

Physiologiquement, les hématies sont détruites par les macrophages (hémolyse tissulaire). En cas d'hémolyse intravasculaire, l'hémoglobine est libérée dans le plasma : elle sera alors captée par l'haptoglobine, puis ce complexe sera rapidement éliminé. L'effondrement du taux d'haptoglobine sérique est utilisé pour le diagnostic des hyperhémolyses.

Leucocytes

Le terme « globules blancs » ou « leucocytes » désigne les cellules nucléées du sang, qui jouent toutes un rôle dans la défense de l'organisme contre les infections et autres agressions. On distingue morphologiquement :

- les granulocytes ou polynucléaires sur les caractéristiques de leur noyau (bi- ou plurisegmenté) et de leur cytoplasme (qui contient de nombreuses granulations neutrophiles, éosinophiles ou basophiles définies par leur affinité pour divers colorants) ;
- les cellules dites mononucléées (monocytes et lymphocytes), dont le noyau est arrondi ou peu segmenté.

Polynucléaires neutrophiles

Leur diamètre moyen est de 12 à 15 μm. Sur le plan morphologique, le noyau est polylobé, avec une chromatine dense et sans nucléole. Le nombre de lobes varie de deux à cinq selon les cellules, mais au moins la moitié des polynucléaires neutrophiles possèdent un noyau à trois lobes : la formule d'Arneth donne le pourcentage des éléments selon le nombre de lobes. Le cytoplasme contient de fines granulations. Une analyse au microscope distingue les granules primaires azurophiles (rouges), qui correspondent à des lysosomes riches en myéloperoxydase, phosphatases acides, hydrolases, collagénases, lysozyme…, et des granulations secondaires neutrophiles (beiges) riches en phosphatases alcalines, lactoferrine, lysozyme et collagénase.

La moelle fabrique environ 50×10^9 polynucléaires neutrophiles par jour. À partir de la CFU-GEMM, les progéniteurs sont successivement la CFU-GM (*colony-forming unit granulocyte-monocyte*) et la CFU-G (*colony-forming unit granulocyte*). La granulopoïèse dure 10 jours et comprend deux compartiments :

- le secteur de multiplication/différenciation comprend les myéloblastes, promyélocytes et myélocytes ;
- le secteur de maturation/stockage (réserves) comprend les métamyélocytes (issus de la division des myélocytes) et les polynucléaires neutrophiles, suite à plusieurs étranglements ou pincements du noyau allongé du métamyélocyte (ce qui forme les lobes du polynucléaire). Ce compartiment de stockage est quantitativement très important, contenant huit fois plus de polynucléaires neutrophiles que le compartiment sanguin dans sa totalité, et peut être mobilisé rapidement vers le sang en cas de besoin aigu (figure 1.12, tableau 1.1).

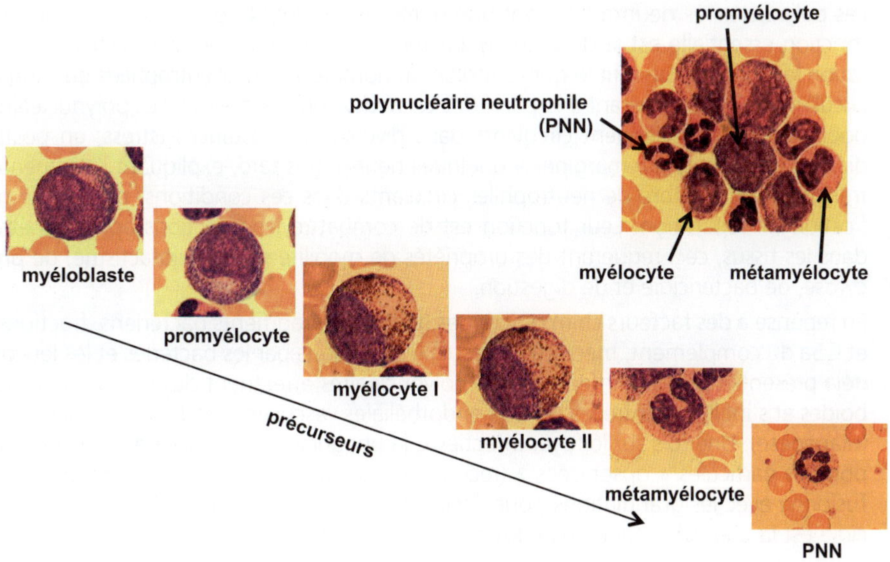

Fig. 1.12. Granulopoïèse.

Tableau 1.1. Le myélogramme normal (adulte).

Richesse : normale (environ 30 à 60 cellules nucléées/champ [×1000])	
Lignée plaquettaire (mégacaryocytes) : présents	
Cellules indifférenciées (hémoblastes)	1–2 %
Lignée granulocytaire neutrophile	
Myéloblastes	2–3 %
Promyélocytes	4–8 %
Myélocytes	10–15 %
Métamyélocytes	15–20 %
Polynucléaires	20–30 %
Lignée éosinophile	1–4 %
Lignée basophile	0,5–1 %
Lignée érythroblastique	
Proérythroblastes	1–2 %
Érythroblastes basophiles	4–8 %
Érythroblastes polychromatophiles	6–10 %
Érythroblastes acidophiles	4–10 %
Lignée monocytaire	2–3 %
Lymphocytes	5–15 %
Plasmocytes	1–3 %
Commentaires :	

Les polynucléaires neutrophiles ont une durée de vie de 24 heures dans le sang, et leur fonction essentielle est la défense antibactérienne, basée sur la phagocytose. La numération leucocytaire ne reflète que la moitié du nombre réel de neutrophiles du sang (pool circulant), le reste adhérant à la paroi des vaisseaux (pool marginé). Les polynucléaires du pool marginé redeviennent circulants dans diverses circonstances (stress, en postprandial…) avant de se « remarginer » quelques heures plus tard, expliquant l'augmentation transitoire du nombre de neutrophiles circulants dans ces conditions, par simple modification de répartition. Leur fonction est de combattre les infections après pénétration dans les tissus, ceci requérant des propriétés de mobilité par chimiotactisme, de phagocytose, de bactéricidie et de digestion.

En réponse à des facteurs chimiotactiques (toxines et fragments bactériens, fractions C3a et C5a du complément, médiateurs tissulaires) produits par les bactéries et les leucocytes déjà présents sur le site infectieux, les polynucléaires effectuent des mouvements amœboïdes et s'infiltrent entre les cellules endothéliales vasculaires pour passer dans les tissus (diapédèse). Une fois sur le foyer infectieux, la phagocytose est intense, particulièrement pour les particules « opsonisées » (recouvertes d'anticorps). La vacuole de phagocytose fusionne avec les granulations pour déclencher la destruction de la bactérie. La bactéricidie est la première étape de la destruction des bactéries : elle est due à l'accumulation dans le phagosome de dérivés actifs oxygénés, dont le peroxyde d'hydrogène (H_2O_2) produit par l'activation du shunt des pentoses, de myéloperoxydase, d'iode, de brome ou de chlore. Une fois tuée, la bactérie est digérée par les hydrolases. Au terme du processus, les polynucléaires meurent en libérant leur contenu, dont particulièrement des facteurs chimiotactiques qui attirent d'autres neutrophiles. Ces cellules mortes participent à la formation du « pus ».

Polynucléaires éosinophiles

Les polynucléaires éosinophiles ont un noyau bi- ou trilobé avec une chromatine dense : leur cytoplasme est rempli de grosses granulations leur donnant un aspect de sac « bourré de billes ». En microscopie électronique, à l'inverse des neutrophiles, il n'existe qu'un seul type de granulations (les grains éosinophiles) qui possèdent une structure cristalline interne. Ces granulations ont une affinité tinctoriale particulière pour les colorants acides (coloration rouge orangée avec l'éosine).

Au cours de l'hématopoïèse, l'engagement de CSH pluripotentes en progéniteurs granuleux qui deviendront des polynucléaires éosinophiles est conditionné par l'environnement stromal et l'expression de facteurs de transcription (GATA1, PU1, C/EBPα et C/EBPε), qui favorisent l'expression de protéines contenues dans les granulations (protéines cationiques comme la *Major Basic Protein* [MBP], *Eosinophil Peroxidase*, *Eosinophil Cationic Protein* [ECP], *Eosinophil Derived Neurotoxin* [EDN]). Trois cytokines apparaissent essentielles pour l'éosinophilopoïèse : l'IL5, la plus importante, l'IL3 et le GM-CSF. L'IL5, majoritairement produite par les lymphocytes T4, favorise la production, la différentiation et la libération des polynucléaires éosinophiles dans le sang. Ils sont ensuite rapidement attirés vers les tissus cibles sous l'influence de facteurs chimiotactiques spécifiques (éotaxines) ou non spécifiques (leucotriènes, C5a, C3a, cytokines). L'IL5 est aussi impliquée dans le chimiotactisme, comme dans leur survie au niveau tissulaire. L'éosinophilopoïèse est inhibée par les corticoïdes, les immunosuppresseurs, l'interféron α et la thymectomie.

Leurs fonctions principales sont la phagocytose des œufs de parasites (helminthes) et la neutralisation des réactions d'hypersensibilité immédiate (allergie) par la libération d'histaminase. Ils ont aussi un rôle délétère dans de nombreux états pathologiques, lié à leur capacité à libérer, au sein de différents tissus, plusieurs types de médiateurs inflammatoires (protéines cationiques, cytokines, leucotriènes, peroxydase, radicaux oxygénés) responsables de l'altération des cellules endothéliales, d'une augmentation de la perméabilité vasculaire et de contractions des fibres musculaires lisses. Les causes les plus fréquentes d'hyperéosinophilie sont les dermatoses prurigènes, les helminthiases et les allergies.

Polynucléaires basophiles

Ils sont les moins nombreux des leucocytes sanguins, mais s'avèrent facilement identifiables grâce à leurs abondantes et volumineuses granulations basophiles (de teinte violet foncé). Les granulations contiennent des médiateurs de l'inflammation aiguë, dont l'histamine et la 5-hydroxytryptamine.

Comme pour l'éosinophilopoïèse, leur production intramédullaire est contrôlée par l'IL3 et le GM-CSF. Le SCF, un facteur de croissance hématopoïétique également actif à des stades très précoces de l'hématopoïèse, a un rôle clé pour la différenciation, la prolifération, l'activation et la survie des basophiles tissulaires (mastocytes). Ils passent ensuite dans le sang et rapidement dans les tissus (mastocytes) où ils sont en quantité abondante, en particulier dans les muqueuses.

Les basophiles expriment des récepteurs pour les fragments Fc des IgE, mais aussi des IgG. Ils ont un rôle important dans les réactions inflammatoires locales et dans l'hypersensibilité immédiate, au cours desquelles le contact des IgE présentes sur leur membrane avec des antigènes spécifiques (allergènes) provoque la dégranulation des basophiles/mastocytes. Celle-ci libère dans l'environnement péricellulaire l'histamine et la 5-hydroxytryptamine, mais aussi de l'IL5 qui attire localement les polynucléaires éosinophiles.

Monocytes

Les monocytes apparaissent comme les plus grandes cellules du sang, du fait de leur grande capacité d'étalement lors de la confection des frottis sanguins. Le noyau des monocytes est encoché (mais non polylobé) et le cytoplasme dit « gris ciel d'orage » contient de fines granulations azurophiles. Ils se distinguent des polynucléaires neutrophiles sur le plan cytochimique par une faible activité phosphatase alcaline et une forte activité péroxydasique (labile) et estérasique.

Les monocytes sont produits dans la moelle et partagent avec les polynucléaires neutrophiles un progéniteur commun, la CFU-GM, qui se transforme en CFU-M (*colony-forming unit monocyte*). La monocytopoïèse (successivement monoblaste, promonocyte et monocyte) est plus rapide que la granulopoïèse, environ 48 heures, et le séjour sanguin des monocytes est plus long que celui des polynucléaires neutrophiles, entre 2 et 3 jours. Certains facteurs de croissance de cette lignée sont communs à d'autres lignées myéloïdes (GM-CSF, IL3), tandis que le M-CSF en est spécifique. Ils circulent dans le sang avant de pénétrer dans les tissus où ils deviennent des macrophages ou des cellules dendritiques. Les macrophages sont des cellules phagocytaires qui, contrairement aux polynucléaires neutrophiles, sont capables de survivre après la phagocytose. Les cellules dendritiques sont des cellules présentatrices d'antigènes aux lymphocytes T, principalement au niveau des organes lymphoïdes.

Le monocyte est capable d'éliminer des bactéries par phagocytose grâce à des granulations lysosomales dont le contenu diffère peu de celui des polynucléaires neutrophiles. Dans les tissus, cette fonction perdure pour les macrophages, tandis qu'après transformation en cellules dendritiques, ils sont à la phase initiale de la réponse immunitaire en présentant les antigènes aux lymphocytes T et en sécrétant de nombreuses cytokines impliquées dans l'inflammation et la réponse immunitaire.

Lymphocytes

Ils sont les éléments essentiels de l'immunité. Dans le sang, leur morphologie est quelque peu variable (petites cellules avec noyau arrondi et quantité variable de cytoplasme avec parfois quelques granulations azurophiles). Il y a peu de correspondance entre morphologie et phénotype B ou T, et c'est l'immunophénotype réalisé par cytométrie en flux qui permet de quantifier chacun de ces types cellulaires.

La lymphopoïèse B survient dans la moelle osseuse : les progéniteurs lymphoïdes prolifèrent intensément et, en se différenciant, acquièrent progressivement divers antigènes. On définit les stades suivants de la différenciation lymphoïde B : cellules pro-B ($CD34^+$ $CD19^+$ $CD10^+$), puis pré-B ($CD19^+$ $CD10^+$, avec une chaîne μ intracytoplasmique), puis cellules B immatures ($CD19^+$ $CD20^+$ avec une IgM de surface) et enfin cellules B matures ($CD19^+$ $CD20^+$ avec IgM et IgD de surface). L'expression de l'immunoglobuline (Ig) à la surface des cellules lymphoïdes coïncide avec l'arrêt de prolifération et le passage à l'état de lymphocytes matures. Ces lymphocytes qui n'ont jamais été en contact avec un antigène sont appelés « lymphocytes naïfs ». Ils quittent la moelle pour le sang périphérique, puis circulent dans l'ensemble des tissus à la recherche de contacts avec un antigène. Ces lymphocytes B représentent 10 % des lymphocytes circulants.

Dans le thymus, la différenciation des progéniteurs lymphoïdes caractérise la lymphopoïèse T, qui présente elle aussi divers stades successifs de différenciation : prothymocytes ($CD2^+$ $CD7^+$ $CD4^-$ $CD8^-$), thymocytes corticaux (exprimant à la fois les CD4 et CD8) et thymocytes médullaires $CD3^+$ exprimant le CD4 ou le CD8. Toutes ces cellules expriment le récepteur T, dont il existe deux variétés : l'une, majoritaire, faite des chaînes α et β (T$\alpha\beta$) et l'autre, très minoritaire, T$\gamma\delta$. Les lymphocytes T$\alpha\beta$ comprennent les lymphocytes $CD3^+$ $CD4^-$ $CD8^+$ et $CD3^+$ $CD4^+$ $CD8^-$ qui reconnaissent respectivement les antigènes associés aux molécules HLA de classe I et de classe II. Ils représentent au total 70–80 % des lymphocytes circulants.

Les lymphocytes B et T recherchent le contact avec tout élément étranger, afin de développer une réponse immune adaptée à la nature de l'antigène en cause : l'ensemble des étapes modifiant ces lymphocytes B et T en cellules très spécifiques d'une action immune correspond à l'immunopoïèse. Le contact de lymphocytes B naïfs avec un antigène (soit dans un tissu de l'organisme, soit au niveau d'un organe lymphoïde périphérique où l'antigène est présenté par un macrophage) provoque une phase de prolifération au cours de laquelle les lymphocytes B vont modifier leurs gènes d'Ig, puis vont redevenir matures, soit sous la forme de lymphocytes mémoires (pouvant répondre plus rapidement à une nouvelle stimulation immune), soit sous la forme de cellules préplasmocytaires qui migrent dans la moelle osseuse et se différencient en plasmocytes qui sécrètent des Ig spécifiques de l'antigène en cause, avec des caractéristiques adaptées à cet antigène (IgG opsonisantes pour la lutte antibactérienne, IgA sécrétoires, IgE pour la lutte antiparasite ou l'allergie…).

Le rôle des lymphocytes T est majeur dans la modulation de la réponse immunitaire. Généralement, les lymphocytes T $CD4^+$ coopèrent avec les cellules B pour la synthèse d'anticorps (cellules dites « auxiliaires »), tandis que les cellules $CD8^+$ sont cytotoxiques.

Il existe environ 10 % de lymphocytes NK (*natural killer*) dans le sang : ce sont des cellules $CD3^-$ $CD16^+$ $CD56^+$ qui, sur le plan morphologique, sont de grands lymphocytes avec granulations azurophiles. Ils sont impliqués dans l'élimination des cellules étrangères à l'organisme de manière indépendante de l'antigène et sans activation préalable, contrairement aux lymphocytes T et B.

Plaquettes sanguines

Elles proviennent de la fragmentation du cytoplasme de grandes cellules hyperploïdes de la moelle osseuse : les mégacaryocytes. Leur morphologie et leur physiologie seront abordées dans le chapitre « Hémostase » de cet ouvrage.

EXPLORATION DU SANG ET DES ORGANES HÉMATOPOÏÉTIQUES

Hémogramme ou numération formule sanguine (NFS)

L'item 316, intitulé « Hémogramme : indications et interprétation » (voir chapitre 12 de cet ouvrage) :

- définit et argumente les principales indications de l'hémogramme ;
- discute l'interprétation des résultats ;
- et justifie la démarche diagnostique en cas d'anomalie de celui-ci.

Sur le plan technique, l'hémogramme est réalisé à partir d'un prélèvement de sang veineux recueilli sur un anticoagulant qui chélate le calcium plasmatique : l'acide éthylène diamine tétra acétique (EDTA). Des automates dédiés déterminent l'ensemble des paramètres de l'hémogramme (mesure de la quantité d'hémoglobine, du nombre des globules rouges, de leucocytes et de plaquettes, du volume globulaire moyen [VGM], et calcul de la concentration corpusculaire moyenne en hémoglobine [CCMH]), à l'aide de méthodes physiques (spectrophotométrie, variation d'impédance électrique, diffraction optique ou laser). La précision de ces machines est très grande, mais des anomalies peuvent être constatées lorsque l'hémogramme est très anormal, qui nécessitent la vigilance constante des biologistes.

La formule leucocytaire correspond à l'examen au microscope d'une goutte de sang étalée sur une lame de verre puis séchée et colorée avec un ensemble de réactifs (coloration de May-Grünwald et Giemsa [MGG]). Sur le « frottis sanguin », les globules rouges sont colorés en beige rosé et disposés les uns à côté des autres, ce qui permet de rechercher s'ils présentent ou non des anomalies morphologiques, utiles pour l'orientation diagnostique dans de nombreux types d'anémie. De place en place, on observe un leucocyte, que l'on identifie selon ses critères morphologiques (voir plus haut). L'observateur dénombre 100 leucocytes qu'il classe chez le sujet sain en cinq catégories : polynucléaires neutrophiles, éosinophiles, basophiles, lymphocytes et monocytes. La « formule leucocytaire » correspond au pourcentage respectif de chaque type cellulaire : ce pourcentage rapporté au nombre total de leucocytes fournit la formule leucocytaire en valeur absolue (exprimé en G/l), et c'est à partir de ces valeurs absolues que l'on définit les variations de la formule leucocytaire (voir l'item 316).

Les automates les plus perfectionnés réalisent une formule leucocytaire dite « automatisée », en analysant en quelques minutes plusieurs milliers de leucocytes selon divers critères physiques ou physicochimiques. Les résultats sont fiables chez le sujet sain et quand il existe des variations quantitatives des divers leucocytes sanguins, mais insuffisants quand il existe des variations qualitatives (anomalies morphologiques qui caractérisent certaines pathologies, comme les carences vitaminiques, le myélodysplasies…), quand des cellules anormales sont présentes (blastes, cellules lymphomateuses, tricholeucocytes…), ou quand on doit étudier les anomalies morphologiques des hématies pour le diagnostic de certaines anémies. L'automate de numération signale habituellement ses difficultés d'analyse, et un frottis sanguin obtenu par étalement puis coloration MGG est examiné au microscope afin de fournir le résultat optimal.

Exploration morphologique de la moelle osseuse

Myélogramme

La moelle osseuse est un tissu liquide que l'on peut prélever par ponction avec un trocart au niveau du sternum ou d'une épine iliaque antérosupérieure ou postérosupérieure. La moelle est aspirée (quelques gouttes) à la seringue et étalée sur des lames de verre (comme pour un frottis sanguin), puis colorée (MGG) et analysée au microscope par un cytologiste expérimenté. En fonction des hypothèses diagnostiques, le geste peut être complété en utilisant une seconde seringue et l'aspiration de 1 à 3 mL de suc médullaire recueilli sur un anticoagulant (héparine ou EDTA selon le cas) aux fins d'autres analyses, en particulier cytogénétiques et moléculaires.

Le myélogramme correspond à l'analyse cytomorphologique des cellules de la moelle osseuse et donne en pourcentage les proportions relatives des diverses cellules médullaires et, contrairement à l'hémogramme, ne fournit pas de numérations par unité de volume. Son analyse comporte trois étapes :

- l'appréciation de la richesse globale en cellules : elle est estimée de manière empirique (richesse normale, augmentée ou diminuée, selon la densité en cellules par champ microscopique). On estime de la même manière la densité ou nombre approximatif en mégacaryocytes (nombreux, nombre normal, diminué, absents). La discrimination entre une moelle pauvre d'aplasie médullaire et une moelle diluée par du sang lors du prélèvement n'est pas toujours aisée (la comparaison avec la formule leucocytaire du sang est utile) ;
- la détermination des pourcentages respectifs des diverses cellules observées sur l'étalement médullaire : le résultat d'un myélogramme normal est reporté dans le tableau 1.1. Cette étape définit l'existence d'un excès ou d'un défaut quantitatif d'une ou plusieurs lignées myéloïdes comparativement aux valeurs normales (le rapport érythroblastes/granuleux varie entre 1/3 et 1/4 chez le sujet sain). Elle permet également de définir une éventuelle anomalie de la maturation au sein d'une lignée, en montrant un excès ou un défaut des cellules les moins ou au contraire les plus matures au sein d'une lignée (par exemple un excès de myéloblastes et promyélocytes avec absence de myélocytes, métamyélocytes et polynucléaires qui caractérise l'« arrêt de maturation » caractéristique des agranulocytoses médicamenteuses (voir l'item 143). Enfin, elle quantifiera un type cellulaire anormal (blastes…) ;
- l'étude cytomorphologique qualitative : elle définit les anomalies morphologiques des cellules d'une ou plusieurs lignées, qui orientent plus précisément vers une pathologie définie (par exemple la modification morphologique des érythroblastes qui deviennent des mégaloblastes au cours des carences vitaminiques, ou la disparition des granulations neutrophiles au cours des myélodysplasies). Un commentaire général conclut l'étude médullaire.

Rappelons que certains éléments ne sont pas inclus dans le décompte, car trop peu nombreux : histiocytes, cellules du microenvironnement (ostéoblastes, ostéoclastes, cellules endothéliales, fibroblastes, mastocytes, adipocytes). Ces diverses cellules ne sont signalées en commentaire que quand leur nombre apparaît augmenté. Les cellules malignes hématopoïétiques sont intégrées dans les pourcentages, à l'inverse des cellules métastatiques non hématopoïétiques dont on signale uniquement la présence. Les techniques de prélèvement, de coloration et les observations microscopiques sont simples et permettent d'obtenir un résultat dans la journée.

Biopsie ostéomédullaire

La BOM est un examen anatomopathologique complémentaire du myélogramme permettant une analyse histologique de la moelle. Elle est prescrite en seconde intention après la ponction sternale (ou iliaque) et le myélogramme. Sa réalisation après vérification de l'absence de thrombopénie sévère et de trouble de la coagulation nécessite un milieu spécialisé, une anesthésie locale et des conditions d'asepsie très stricte. Le prélèvement est réalisé dans une épine iliaque antérosupérieure ou postérosupérieure avec un trocart retirant un petit cylindre d'os spongieux de 2–3 cm de long et de 2–3 mm de diamètre. Cette carotte d'os est plongée dans un liquide fixateur, puis traitée par divers réactifs, incluse en paraffine et finalement coupée en fines sections longitudinales (microtome) qui seront colorées et observées au microscope. La technique demande au total 2 à 3 jours.

La BOM apprécie moins bien la morphologie cellulaire que le myélogramme, mais elle apprécie beaucoup mieux la richesse médullaire et est la seule à définir l'architecture médullaire. Le myélogramme est cytologique et qualitatif, alors que la BOM est histologique et quantitative. L'examen des coupes permet de définir la surface occupée par le tissu hématopoïétique par rapport à celle occupée par les lamelles osseuses et les adipocytes : on peut ainsi apprécier l'augmentation ou la diminution (parfois la disparition) du tissu hématopoïétique, dans sa globalité ou pour une lignée particulièrement (dans la moelle normale adulte, le tissu hématopoïétique occupe 50–60 % de la surface analysée, le reste étant du tissu adipeux). La BOM est le seul examen qui mette en évidence les anomalies de la charpente médullaire (par exemple la myélofibrose dans la splénomégalie myéloïde), et elle est beaucoup plus performante que le myélogramme pour visualiser un envahissement nodulaire (lymphomes, métastases de tumeurs non hématopoïétiques).

Cytochimie, immunocytochimie et immunohistochimie

Dans certaines situations pathologiques, l'examen morphologique après coloration conventionnelle ne suffit pas pour caractériser les anomalies observées. Certaines techniques cytochimiques mettent en évidence un composant précis :

- mise en évidence de la myéloperoxydase : utilisée par exemple pour affirmer le caractère myéloïde des blastes d'une leucémie aiguë ;
- cytochimie des estérases : utilisée par exemple pour mettre en évidence la présence d'une estérase active en présence de fluorure de sodium dans les blastes d'une leucémie aiguë monoblastique ;
- coloration de Perls, qui visualise la présence de fer sous la forme de granules dans les érythroblastes (alors appelés « sidéroblastes »), et par exemple la distribution anormale des granulations « en couronne » autour du noyau dans certains syndromes myélodysplasiques.

Les analyses immunocytochimiques et immunohistochimiques sont réalisées en complément de l'étude morphologique sur les frottis ou sur les coupes de biopsies avec des anticorps spécifiques de lignée médullaire et de stade de différenciation au sein d'une lignée. Les anticorps qui se fixent sur une structure cellulaire sont secondairement révélés avec des anticorps couplés à une enzyme (peroxydase ou phosphatase alcaline) et révélés par une réaction cytochimique, ou plus rarement avec des anticorps fluorescents.

Immunophénotypage par cytométrie en flux

La cytométrie (ou cytofluorométrie) en flux permet l'analyse rapide de grandes quantités de cellules en suspension, préalablement marquées par des anticorps fluorescents dirigés contre des antigènes spécifiques d'une lignée cellulaire et du niveau de maturité ou de différenciation dans une lignée. La majorité de ces antigènes est caractérisée sur le plan moléculaire, ce qui permet de les classer au sein de classes de différenciation (CD) [CD1 à CD363 en 2010]. Le cytomètre en flux mesure l'intensité de fluorescence des cellules réactives à l'anticorps, exprimée en pourcentage de cellules positives au sein de la suspension de cellules analysées (c'est-à-dire en pourcentage de cellules exprimant un antigène donné). Classiquement, la positivité correspond à plus de 20 % des cellules exprimant l'antigène considéré.

Chaque cellule de l'hématopoïèse a une signature immunophénotypique qui complète très utilement l'analyse cellulaire, surtout quand les cellules sont morphologiquement proches (les diverses cellules lymphoïdes, les progéniteurs hématopoïétiques, qui possèdent chacun un « profil » immunophénotypique spécifique). Certaines CD sont ainsi utilisées pour caractériser plus précisément les diverses cellules d'une lignée :

- progéniteurs hématopoïétiques : CD34 ;
- lignée lymphoïde B : CD19, CD20 ;
- lignée lymphoïde T : CD3 ;
- lignée érythroïde : CD235a (glycophorine A) ;
- lignée plaquettaire : CD41a (GPIIbIIIa), CD61a ;
- lignée granulocytaire : CD15s (sialyl Lewis X) ;
- lignée monocytaire : CD14.

Ces antigènes sont présents sur les cellules leucémiques ou lymphomateuses, et l'immunophénotypage est alors particulièrement utile pour la caractérisation et le diagnostic des leucémies aiguës (surtout lymphoïdes) et des syndromes lymphoprolifératifs. La cytométrie en flux est aussi très largement utilisée pour la numération des progéniteurs hématopoïétiques $CD34^+$ en thérapie cellulaire (greffes de CSH).

Cultures de progéniteurs hématopoïétiques

Elles sont réalisées à partir de sang périphérique ou de moelle et utilisent la capacité de maturation/différenciation in vitro des progéniteurs clonogéniques.

Le principe de l'évaluation se base sur le fait qu'un progéniteur clonogénique non identifiable morphologiquement a la capacité de développer (dans un milieu semi-solide, après 1 à 3 semaines à 37 °C sous 5 % de CO_2 et en présence de facteurs de croissance hématopoïétiques) une colonie de cellules aisément visible en microscopie optique inversée. La morphologie de la colonie et son délai d'apparition sont caractéristiques du progéniteur « initiateur ». Les progéniteurs clonogéniques évalués par cette technique sont les CFU-GEMM, BFUE, CFUE, CFU-Meg, CFU-GM, CFU-G et CFU-M.

Les principales indications de la culture de progéniteurs sont :

- la numération des progéniteurs clonogéniques par l'identification des colonies formées, essentiellement dans le cadre de greffe de CSH, la quantité de progéniteurs clonogéniques fonctionnels dans un produit de thérapie cellulaire étant un bon reflet de la quantité de CSH ;
- la recherche d'une croissance « spontanée », sans facteur de croissance hématopoïétique, dans les polyglobulies primitives ;
- la recherche du mécanisme d'inhibition de la granulopoïèse lors d'une agranulocytose (par le sérum du patient ou par le médicament incriminé).

Étude cytogénétique et biologie moléculaire

La cytogénétique est l'étude des chromosomes et de la façon dont la variation de leur structure et de leur nombre est liée à la maladie.

L'étude cytogénétique conventionnelle se base sur l'étude de quelques dizaines de cellules tumorales mises en culture in vitro et dont le cycle mitotique a été bloqué au stade métaphasique par l'addition de colchicine, permettant l'étude des chromosomes individualisés (colorés par diverses méthodes visualisant les bandes claires et sombres qui strient différemment chaque chromosome). Cette technique peut être complétée par la fluorescence in situ après hybridation (FISH) pour rechercher ou préciser certains remaniements chromosomiques, surtout quand l'anomalie à rechercher est très fine ou que les cellules ne se divisent pas. Globalement, ces deux méthodes mettent en évidence divers remaniements chromosomiques (surtout des translocations et des délétions) indispensables au diagnostic, à la classification et au pronostic des leucémies aiguës (myéloïdes et lymphoïdes, voir l'item 162), des leucémies chroniques [comme la leucémie myéloïde chronique avec la translocation t(9;22) correspondant au chromosome Philadelphie], des lymphomes (voir l'item 164) ou des syndromes myélodysplasiques (voir l'item 161).

Les techniques de biologie moléculaire recherchent les conséquences moléculaires des anomalies cytogénétiques (transcrit de fusion/translocation) ou des anomalies sans corrélation cytogénétique (mutation…). Très sensibles (*polymerase chain reaction* [PCR]), elles sont très utilisées pour le diagnostic et le pronostic des hémopathies malignes. Les études sur l'ADN recherchent des mutations comme, par exemple, la mutation V617F du gène *JAK2* dans les syndromes myéloprolifératifs. Les études sur l'ARN recherchent des transcrits de fusion, comme par exemple BCR-ABL dans la leucémie myéloïde chronique. Les évolutions technologiques continuelles (hybridation génomique comparative [CGH], *high resolution melting* [HRM], séquençage à haut débit…) placent de plus en plus la biologie moléculaire au cœur de la prise en charge des hémopathies.

Ponction et biopsie ganglionnaire

Adénogramme

Il est réalisé par ponction du suc ganglionnaire d'une adénopathie à l'aiguille fine, sans aspiration. On ne doit jamais ponctionner une masse possiblement vasculaire, surtout sur les axes carotidiens et fémoraux. L'analyse cytologique du frottis permet d'établir les différentes proportions des cellules ganglionnaires. La ponction peut être diagnostique (identification de blastes de leucémie aiguë, de parasites, de cellules métastatiques) ou orienter la biopsie ganglionnaire (présence de cellules lymphomateuses…). En cas d'infection, la ponction permet l'examen bactériologique, le suc ganglionnaire d'aspect plus ou moins purulent étant alors recueilli dès l'aspiration dans un tube stérile.

Biopsie ganglionnaire

Le ganglion est prélevé entier, sous anesthésie générale au bloc opératoire. Quelques petits fragments sont immédiatement prélevés aux fins d'analyses bactériologiques, cytogénétiques (caryotype), immunophénotypiques, moléculaires, la réalisation d'empreintes sur lames pour l'analyse cytologique (selon l'orientation diagnostique), et le ganglion est ensuite recueilli dans un liquide fixateur. Il sera inclus en paraffine et de fines sections seront colorées en vue de l'examen anatomopathologique.

PRÉSENTATION SCHÉMATIQUE DES PRINCIPALES HÉMOPATHIES

L'hématologiste est confronté au diagnostic et au traitement des diverses maladies pouvant altérer chacun des constituants du sang, de la moelle osseuse ou des autres organes hématopoïétiques. Les pathologies hématologiques sont réactionnelles ou résultent d'anomalies génétiques constitutionnelles ou acquises. Les pathologies réactionnelles comprennent notamment les carences en fer et en vitamines antimégaloblastiques (B_9 et B_{12}). Les anomalies génétiques constitutionnelles, présentes dès la naissance, affectent principalement la structure et le métabolisme des globules rouges (thalassémies, drépanocytose, maladie de Minkowski-Chauffard, déficit en G6PD…). Les pathologies acquises (leucémies, syndromes myéloprolifératifs, syndromes lymphoprolifératifs…) résultent de mutations et translocations qui apparaissent au cours des innombrables mitoses observées lors de l'hématopoïèse, le tissu hématopoïétique se comportant comme un tissu embryonnaire tout au long de la vie de l'individu.

Anomalies par excès de production intramédullaire ou au sein d'un organe lymphoïde

Une ou plusieurs anomalies du génome peuvent survenir au sein de l'un des progéniteurs/précurseurs de l'hématopoïèse (anomalies acquises). Lorsqu'elles portent sur des gènes ou des régulateurs de gènes impliqués dans la prolifération cellulaire, ou au contraire sur des gènes impliqués dans la survie, ces anomalies peuvent induire une capacité accrue de prolifération et souvent augmenter la durée de vie de la cellule en cause. Devenu cancéreux, ce progéniteur/précurseur donne naissance à un clone cellulaire qui, selon la ou les anomalies génomiques causales, aura gardé ou non sa capacité de différenciation, c'est-à-dire de produire ou non des cellules matures (leucocytes, hématies, plaquettes).

Le clone se développe d'abord au sein de la moelle osseuse, occupe progressivement l'espace médullaire et inhibe l'hématopoïèse normale. Lorsque la taille du clone atteint 10^{11} cellules, la maladie devient patente, avec possibilité pour le clone de disséminer dans le sang et se localiser à divers tissus (ganglions, rate, peau…).

L'inhibition de l'hématopoïèse normale se traduit sur le plan clinique par les signes de l'insuffisance médullaire (troubles cardiorespiratoires secondaires à l'anémie, signes d'infection par manque de neutrophiles, tableau hémorragique par défaut de plaquettes sanguines) et par des degrés variables d'infiltration d'organes (adénopathies, splénomégalie, leucémides, localisation cérébroméningée…). Le défaut de production des cellules sanguines normales est révélé par des cytopénies de profondeur variable à l'hémogramme, l'hyperleucocytose fréquemment observée correspondant au passage dans le sang des cellules anormales (dissémination sanguine). Les principales anomalies de l'hémogramme sont développées dans l'item 316.

Lorsque le progéniteur/précurseur a perdu sa capacité de différenciation, les cellules du clone tumoral, appelées « blastes », s'accumulent dans la moelle : c'est une leucémie aiguë (myéloïde ou lymphoïde). Dans la très grande majorité des cas, les blastes disséminent dans le sang. Les signes cliniques apparaissent souvent de manière brutale, expliquant la définition de leucémie « aiguë ». L'item 162 porte sur les moyens du diagnostic et de traitement des diverses leucémies aiguës.

Lorsque le progéniteur/précurseur a conservé sa capacité de différenciation terminale, la production dérégulée de cellules matures conduit à un syndrome myélo- ou lymphoprolifératif.

- Les syndromes myéloprolifératifs regroupent principalement quatre maladies :
  - soit une atteinte préférentielle de la lignée érythroïde, aboutissant à une augmentation du nombre de globules rouges et de l'hémoglobine sanguine responsable de la polyglobulie primitive ou maladie de Vaquez (l'item 165 précise comment diagnostiquer une polyglobulie de Vaquez) ;
  - soit une atteinte préférentielle de la lignée neutrophile, aboutissant à la leucémie myéloïde chronique, secondaire à l'apparition d'une anomalie chromosomique particulière, le chromosome Philadelphie, résultat d'une translocation entre les chromosomes 9 et 22 et impliquant les gènes *BCR* et *ABL* ;
  - soit une atteinte préférentielle de la lignée mégacaryocytoplaquettaire et aboutissant à une hyperplaquettose : c'est la thrombocytémie essentielle ;
  - soit une association hyperproduction médullaire et fibrose : c'est la splénomégalie myéloïde ou myélofibrose primitive.
- Les syndromes lymphoprolifératifs sont observés lorsqu'une anomalie génomique (ou plusieurs) se produit plus particulièrement dans une cellule lymphoïde à la fin de la lymphopoïèse ou au cours de l'immunopoïèse, provoquant une leucémie lymphoïde chronique, un lymphome malin ou un myélome. Les items 163, 164 et 166 définissent respectivement comment diagnostiquer ces affections.

La figure 1.13 reprend de manière schématique ces diverses hémopathies.

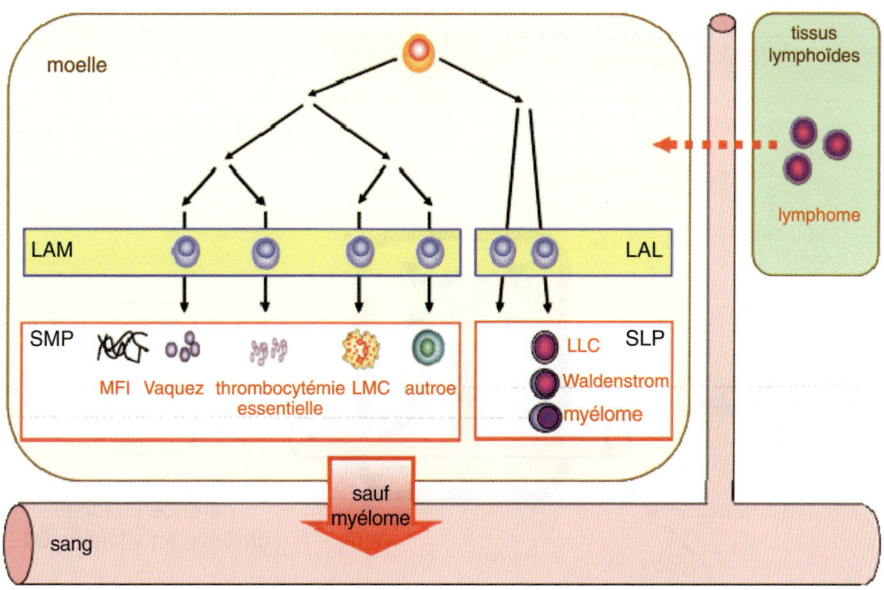

Fig. 1.13. Le schéma présente trois compartiments : la moelle, le sang périphérique et les tissus lymphoïdes. Les cellules produites en excès dans la moelle traversent la barrière endothéliale médullaire pour passer dans le sang (à l'exception des plasmocytes tumoraux de la maladie de Kahler ou myélome multiple), et les cellules lymphomateuses (maladie de Hodgkin et lymphomes malins non hodgkiniens) provenant de tissus lymphoïdes extramédullaires peuvent envahir la moelle osseuse. Au sein de la moelle, les hémopathies avec excès de production se répartissent soit en affections myéloïdes (ou non lymphoïdes, donc correspondant aux lignées érythrocytaire, plaquettaire, granuleuse et monocytaire), soit en affections lymphoïdes.

Anomalies par défaut de production intramédullaire

La moelle osseuse hématopoïétique présente un cadre osseux inextensible, contenant des CSH et traversé par des vaisseaux sanguins qui apportent les nutriments aux cellules hématopoïétiques et recueillent les cellules matures produites (figure 1.14). Quatre conditions sont indispensables au bon fonctionnement de ce système :

- la présence de CSH ;
- l'absence de dysfonctionnement des CSH ;
- des apports adéquats en fer, folates et vitamine B_{12} ;
- un espace suffisant pour l'hématopoïèse physiologique.

Toute défaillance d'une de ces conditions conduit à une (des) cytopénie(s) dont les étiologies sont les suivantes (figure 1.14) :

- l'absence de CSH : aplasie médullaire ;
- un dysfonctionnement des CSH : syndromes myélodysplasiques (l'item 161 définit comment diagnostiquer un syndrome myélodysplasique) ;

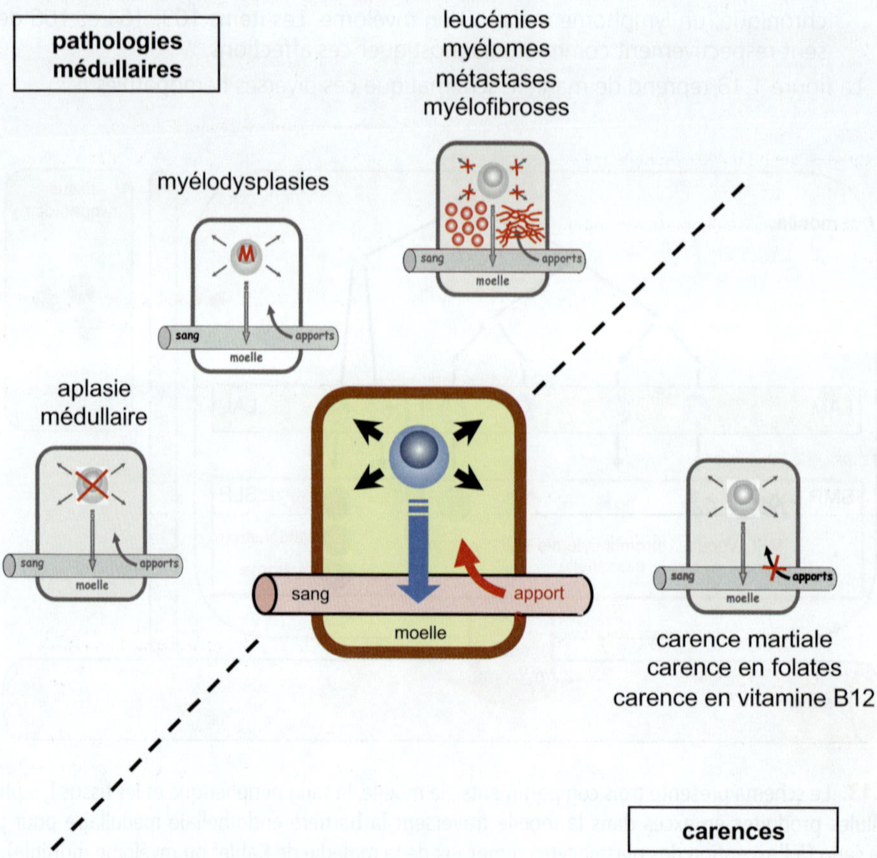

Fig. 1.14. Principales situations pathologiques à l'origine d'un déficit de production intramédullaire.

- des apports trop faibles en fer, folates ou vitamine B_{12} : carence martiale, carence en folates, carence en vitamine B_{12} (l'item 297 définit les critères du diagnostic des anémies et les modalités thérapeutiques de certaines d'entre elles) ;
- un manque d'espace pour l'hématopoïèse normale : secondaire à un envahissement cellulaire (déjà évoqué pour les leucémies, les lymphomes et le myélome, mais devant inclure aussi la localisation métastatique de diverses tumeurs solides), ou faisant suite au développement excessif de la charpente médullaire (myélofibroses).

Les maladies hématologiques malignes des tissus hématopoïétique et lymphoïde sont définies au sein de la classification OMS des hémopathies (2008), dont une version simplifiée figure dans le tableau 1.2.

Tableau 1.2. Classification OMS 2008 des tumeurs des tissus hématopoïétique et lymphoïde.

1. Syndromes myéloprolifératifs : leucémie myéloïde chronique, polyglobulie primitive de Vaquez, splénomégalie myéloïde chronique, thrombocytémie essentielle, mastocytoses
2. Maladies myéloïdes ou lymphoïdes avec hyperéosinophilie et anomalies moléculaires de gènes récepteurs de facteurs de croissance
3. Syndromes myélodysplasiques : plusieurs catégories selon le nombre de cytopénies sanguines, les anomalies morphologiques des lignées myéloïdes, le pourcentage de blastes, et la nature des anomalies cytogénétiques
4. Syndromes myélodysplasiques/myéloprolifératifs : leucémie myélomonocytaire chronique et diverses maladies ne pouvant être classées ni dans la catégorie 1 ni dans la catégorie 3
5. Leucémies aiguës myéloïdes (et tumeurs apparentées) : plusieurs types, selon l'existence d'un syndrome myélodysplasique ou d'une chimiothérapie préalables, la nature d'anomalies cytogénétiques (récurrentes ou non), l'existence d'une myélofibrose
6. Leucémies aiguës lymphoblastiques B ou T
7. Leucémies aiguës inclassables
8. Hémopathies lymphoïdes malignes de phénotype B : leucémie lymphoïde chronique, lymphomes non hodgkiniens de faible grade (folliculaire, zone marginale, zone manteau) et de haut grade (lymphomes diffus à grandes cellules) de malignité, lymphome de Burkitt, myélome multiple, maladie de Waldenström…
9. Hémopathies lymphoïdes malignes de phénotype T : lymphomes T périphériques, mycosis fungoïdes, syndrome de Sézary, lymphomes T à grandes cellules…
10. Lymphome de Hodgkin
11. Tumeurs des cellules histiocytaires et dendritiques : histiocytoses langheransiennes…
12. Maladies lymphoprolifératives après transplantation d'organe.

Anomalies constitutionnelles et acquises des hématies

La liste des anomalies génétiques affectant l'érythropoïèse est longue. Elles peuvent être regroupées en anomalies de l'hémoglobine, de la membrane cellulaire (cytosquelette) et des enzymes de la glycolyse intraérythrocytaire (figure 1.15) :

- hémoglobine :
  - production insuffisante d'hémoglobine(s) normale(s) : thalassémies ;
  - production d'une hémoglobine anormale : drépanocytose ;

- membrane (cytosquelette) : maladie de Minkowski-Chauffard ;
- enzymes : déficit en G6PD et en PK.

Les anomalies acquises des hématies correspondent aux polyglobules (voir l'item 165) et aux diverses catégories d'anémies, que l'on explore selon une démarche explicitée dans l'item 297.

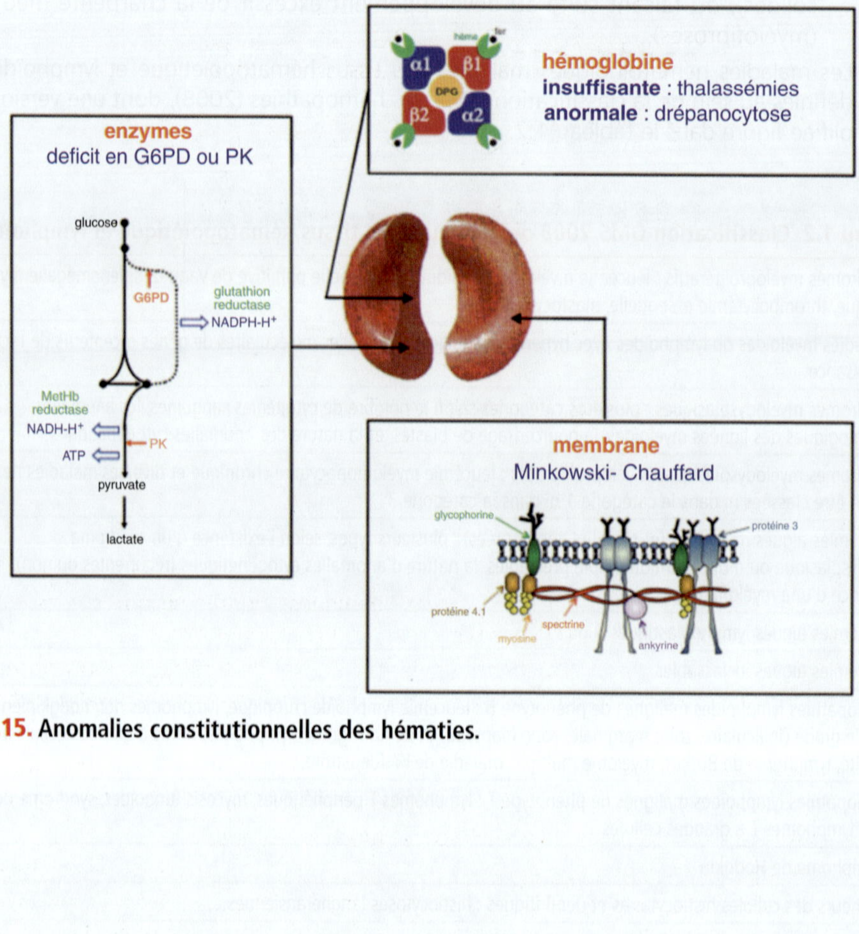

Fig. 1.15. **Anomalies constitutionnelles des hématies.**

2

Item 143 – Agranulocytose médicamenteuse : conduite à tenir

Objectifs pédagogiques

- *Diagnostiquer une agranulocytose médicamenteuse*
- *Identifier les situations d'urgence et planifier leur prise en charge*

DÉFINITION ET MÉCANISMES

Les agranulocytoses médicamenteuses représentent un accident hématologique iatrogénique fréquent (2,4 % des accidents iatrogéniques), dont le pronostic reste mauvais, avec 5 % de décès même si la prise en charge est précoce et adaptée.

L'agranulocytose correspond théoriquement à l'absence totale des granulocytes (ou polynucléaires) neutrophiles du sang circulant, mais elle correspond en pratique aux neutropénies profondes (< 0,5 G/L).

Le risque majeur d'une agranulocytose est infectieux, quel qu'en soit le mécanisme.

Le diagnostic repose sur l'enquête étiologique (interrogatoire ++) et l'hémogramme.

Il existe deux grands types d'agranulocytose médicamenteuse :

- les agranulocytoses secondaires à une altération de la production médullaire de granulocytes par un mécanisme toxique : le médicament induit une hypoplasie puis une aplasie de chacune des lignées myéloïdes (ralentissement et arrêt de croissance des progéniteurs, disparition des précurseurs), qui débute parfois plus sélectivement par la lignée granulocytaire, et aboutit finalement à une pancytopénie. *Il s'agit du mécanisme le plus fréquent, et en général attendu*, apparaissant dans les jours suivant l'administration d'une chimiothérapie antimitotique. La profondeur de l'aplasie postchimiothérapique (nadir) dépend de plusieurs facteurs : l'âge, les thérapeutiques antérieures, la maladie causale, la nature et la dose de la chimiothérapie elle-même. Beaucoup plus rarement, certaines aplasies médullaires médicamenteuses ont une survenue non prévisible : elles obéissent à un mécanisme idiosyncrasique et ne manifestent aucune tendance à la régression spontanée ;
- les agranulocytoses aiguës médicamenteuses, d'origine périphérique immunoallergique, intéressent uniquement la lignée granulocytaire. La toxicité est indépendante de la dose administrée, mais nécessite un contact « sensibilisant » avec le médicament : soit un traitement sur une période de plusieurs jours, soit un contact préalable

(parfois lointain, de plusieurs années) suivi de la réintroduction du médicament. Le médicament (haptène) se couple à une protéine plasmatique ou se fixe à une protéine de la membrane du granulocyte, induisant l'apparition d'anticorps anti-« médicament + protéine[1] ». Ces anticorps se fixent sur le complexe médicament + protéine (directement sur la membrane ou indirectement, d'abord dans le plasma, puis le complexe Ag-Ac se fixe sur la membrane du neutrophile) et activent le complément, produisant une disparition rapide (en quelques heures) des neutrophiles du sang périphérique. Ce type d'agranulocytose est aigu, brutal, mais est devenu minoritaire aujourd'hui, depuis l'éviction des dérivés du pyramidon et de la phénylbutazone.

DIAGNOSTIC POSITIF

Diagnostic clinique

Circonstances de découverte

L'agranulocytose liée à une aplasie médullaire postchimiothérapie est habituellement prévisible et attendue et peut être dépistée par des contrôles systématiques de l'hémogramme, nécessité impérative en cas de délivrance d'une chimiothérapie intensive. À la symptomatologie infectieuse se surajoutent, à des degrés variables, un syndrome anémique et des signes hémorragiques cutanéomuqueux, traduisant l'atteinte associée des lignées érythrocytaire et plaquettaire.

L'agranulocytose aiguë médicamenteuse (immunoallergique) est essentiellement observée chez l'adulte, avec une prédominance féminine. Un tableau infectieux, d'installation très brutale et inopinée, est révélateur.

Tableau infectieux

Il est souvent d'installation brutale, et associe :

- une fièvre supérieure à 38,5 °C : elle est en rapport avec une infection documentée ou parfois d'origine indéterminée. Parfois, il s'agit d'un tableau infectieux résistant à une antibiothérapie de première intention bien conduite. L'infection peut aussi être bien localisée (cutanée, ORL, pneumologique…), ou entrer dans le cadre d'une septicémie : frissons et tachycardie sont objectivés, et une mauvaise tolérance hémodynamique avec baisse tensionnelle voire état de choc inaugural n'est pas rare. L'absence de foyer infectieux local est habituelle à la phase initiale, le profond déficit en polynucléaires neutrophiles ne permettant pas la formation de pus ;
- des lésions ulcéronécrotiques au niveau des muqueuses. Celles-ci sont en relation directe avec le déficit en polynucléaires neutrophiles. Ces lésions sont hyperalgiques, creusantes, susceptibles de se surinfecter, et prédominent au niveau de la cavité buccale (« angine ulcéronécrotique »), mais elles peuvent intéresser toutes les muqueuses.

Diagnostic biologique

Hémogramme

Il existe une agranulocytose : le nombre des polynucléaires neutrophiles est inférieur à 0,5 G/L et parfois égal à zéro.

1 Plus rarement, le médicament altère une protéine de la membrane du granulocyte et produit des autoanticorps.

Les autres paramètres de l'hémogramme sont indispensables au diagnostic.

- Pour l'agranulocytose de mécanisme toxique, la leucopénie est nette, avec agranulocytose plus ou moins totale, et la formule leucocytaire ne retrouve pas ou plus de cellules anormales (selon la nature du cancer traité, hématologique ou non). Il existe une anémie et une thrombopénie dont l'importance est variable mais parfois majeure (= pancytopénie ± sévère).
- Pour l'agranulocytose de mécanisme immunoallergique, la leucopénie est fréquente, avec agranulocytose souvent complète (zéro granulocyte neutrophile), persistance des autres leucocytes du sang sur la formule leucocytaire, et on ne retrouve pas de cellules anormales (blastes, cellules de lymphome). Il n'y a habituellement ni anémie ni thrombopénie.

Étude de la moelle osseuse

- Pour l'agranulocytose de mécanisme toxique (postchimiothérapie), le myélogramme n'est pas nécessaire. Si l'on évoque la possibilité d'une aplasie médullaire d'origine médicamenteuse, le myélogramme et la biopsie ostéomédullaire sont indispensables (moelle globalement pauvre en cellules de l'hématopoïèse).
- Pour l'agranulocytose de mécanisme immunoallergique, le myélogramme est nécessaire, en premier lieu pour éliminer une hémopathie aiguë.

Le frottis médullaire est de richesse diminuée par disparition totale ou partielle de la lignée granulocytaire, avec respect des mégacaryocytes, des érythroblastes, des lymphocytes et des plasmocytes, dont les pourcentages apparaissent augmentés en valeur relative. La lignée granulocytaire présente deux aspects :

- soit absence totale de cellules de la lignée granulocytaire ;
- soit présence des précurseurs les plus immatures (myéloblastes et promyélocytes) en nombre variable avec absence des éléments plus matures, correspondant à l'aspect de « blocage de maturation », qui est en réalité souvent un « arrêt de maturation » au stade du promyélocyte évoquant un début de reprise de la granulopoïèse, et la possible réapparition de neutrophiles matures dans les jours à venir (figure 2.1).

La biopsie ostéomédullaire est inutile (en plus du risque chez les patients septiques).

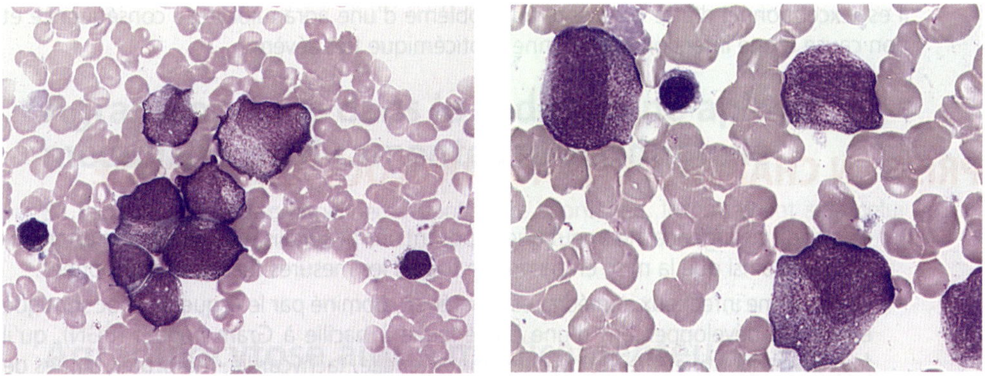

Figure 2.1. Frottis médullaires au cours d'une agranulocytose aiguë médicamenteuse : on observe ici uniquement les cellules les plus immatures de la lignée granulocytaire (myéloblastes et promyélocytes) et aucune cellule plus différenciée, définissant l'aspect de « blocage » ou « d'arrêt » de maturation de la lignée granuleuse [aspect au faible grossissement à gauche et au fort grossissement à droite].

ENCADRÉ 2.1

PRISE EN CHARGE INITIALE ET DURANT LES PREMIERS JOURS D'UN MALADE PRÉSENTANT UNE AGRANULOCYTOSE MÉDICAMENTEUSE FÉBRILE.

Hospitalisation immédiate dès la constatation de l'hyperthermie

Réalisation de 2 à 3 hémocultures à 0,5 heure d'intervalle

Radiographie de thorax

Éventuellement autres prélèvements orientés par la clinique

Bi-antibiothérapie empirique par voie veineuse associant β-lactamine active vis-à-vis du *Pseudomonas* (uréidopénicilline, céphalosporine de 3ᵉ/4ᵉ génération, carbapénème) et aminoside

Recours possible à une fluoroquinolone en cas de contre-indication aux aminosides

Si l'apyrexie n'est pas obtenue en 48–72 heures, prendre en compte la positivité éventuelle d'une hémoculture et ajouter éventuellement un glycopeptide s'il éxiste un élément clinique évocateur le justifiant

L'évolution et la prise en charge ultérieures dépendront de la durée de la phase d'agranulocytose (inférieure ou supérieure à 10 jours)

de l'antibiothérapie appropriée, se produira d'ordinaire en un délai de 8 à 10 jours et la normalisation sera ensuite rapide, parfois précédée par une monocytose puis une myélémie et une polynucléose neutrophile transitoire dite « de rebond ».

L'intérêt de recourir au facteur de croissance granulocytaire G-CSF pour réduire la période d'agranulocytose est controversé. Il n'y a pas d'indication à la transfusion de concentrés granulocytaires.

Le malade devra se voir remettre un certificat relatant l'accident intervenu et proscrivant définitivement le médicament responsable ainsi que les molécules ayant le même principe actif, à produire devant tout nouveau prescripteur.

La mortalité par choc septique avant la correction de l'agranulocytose reste un risque, mais elle est devenue rare depuis les progrès de la réanimation hématologique.

Points clés

- L'agranulocytose correspond à une neutropénie profonde, inférieure à 0,5 G/L.
- Il existe deux grands types d'agranulocytoses médicamenteuses : celles secondaires à un agent toxique (chimiothérapies) sont souvent attendues, et celles de nature immunoallergique sont plus souvent imprévisibles.
- L'agranulocytose aiguë médicamenteuse (immunoallergique) est essentiellement observée chez l'adulte, avec une prédominance féminine.
- Le risque majeur d'une agranulocytose est infectieux, quel qu'en soit le mécanisme.
- Le tableau infectieux est le plus souvent d'installation brutale, avec fièvre et modifications hémodynamiques pouvant conduire rapidement à un choc septique.
- Des lésions ulcéronécrotiques au niveau des muqueuses, et particulièrement l'angine ulcéronécrotique, sont évocatrices.
- Le diagnostic biologique repose sur l'hémogramme, où l'agranulocytose (< 0,5 G/L) est associée ou non à une pancytopénie selon le mécanisme responsable.

- La réalisation du myélogramme est utile pour l'agranulocytose immunoallergique en excluant les exceptionnelles leucémies aiguës avec agranulocytose isolée, et montre parfois l'aspect d'« arrêt ou blocage de maturation » au stade promyélocyte ou myélocyte.
- Il n'y a pas d'examen biologique qui fasse un diagnostic de certitude et qui soit utilisé en pratique quotidienne.
- Il s'agit d'une urgence thérapeutique imposant une hospitalisation immédiate en chambre seule ainsi que la mise en œuvre de toutes les mesures d'asepsie appropriées.
- Le problème infectieux immédiat est bactérien, dominé par le risque de choc septique, qu'il faut savoir identifier et traiter.
- Une antibiothérapie probabiliste à large spectre doit être instaurée d'emblée, sans attendre les résultats d'une hémoculture.
- La durée prévisible d'une agranulocytose médicamenteuse varie entre quelques jours et trois semaines.
- Le risque de surinfection fongique est possible quand l'agranulocytose est prolongée.
- De très nombreux médicaments peuvent être mis en cause dans l'agranulocytose immunoallergique, et toute nouvelle molécule est a priori suspecte.
- Pour l'agranulocytose médicamenteuse immunoallergique, l'arrêt définitif du médicament en cause ou présumé est indispensable.

3 Item 161 – Syndromes myélodysplasiques[1]

Objectifs pédagogiques

- *Diagnostiquer un syndrome myélodysplasique*

DÉFINITION, PHYSIOPATHOLOGIE

Les syndromes myélodysplasiques (SMD) sont des hémopathies clonales, fréquentes chez l'adulte au-delà de 50–60 ans, découvertes devant un tableau d'anémie ou fortuitement devant une ou plusieurs cytopénies sanguines. Le plus souvent idiopathiques, 15 % des cas surviennent cependant dans les années suivant une chimiothérapie ou une radiothérapie pour un autre cancer, mais aussi après exposition à des radiations ionisantes ou au benzène.

Ils sont liés à une atteinte clonale et acquise de la cellule souche hématopoïétique médullaire, qui prolifère de manière excessive, et dont la différenciation ou maturation est anormale. Il en résulte une apoptose excessive qui aboutit à un défaut de production de cellules matures et donc à une ou plusieurs cytopénies périphériques (= hématopoïèse inefficace).

Leur incidence globale est d'environ 4 cas/100 000 habitants/an mais atteint 70 cas/100 000 habitants/an de 70 à 80 ans.

Il existe plusieurs catégories de SMD, définies au sein de la classification OMS (2008) en fonction du nombre de cytopénies, de la présence d'anomalies morphologiques des cellules médullaires et de la présence ou non d'un excès de blastes.

L'évolution est prolongée et relativement indolente dans 70 % des cas, avec aggravation progressive des cytopénies (insuffisance médullaire). Dans 30 % des cas, l'évolution est plus rapide et plus agressive vers une leucémie aiguë myéloïde.

Des scores pronostiques, utilisant les anomalies cytogénétiques clonales retrouvées chez la moitié des patients, permettent de prédire la survie globale des patients atteints.

Le traitement présente plusieurs options, soit visant principalement à corriger les cytopénies (et par là même à améliorer la qualité de vie) pour les patients de faible risque, soit

---

1 L'item 161 du *Bulletin officiel* s'intitule « Dysmyélopoïèse » avec pour objectif de « diagnostiquer une dysmyélopoïèse ». La dysmyélopoïèse correspond étymologiquement à une anomalie de fonctionnement de l'hématopoïèse médullaire ; elle désigne un ensemble d'anomalies (morphologiques et/ou fonctionnelles) primitives ou secondaires des cellules hématopoïétiques médullaires, aboutissant souvent à des cytopénies périphériques. Le terme de « myélodysplasie » est plus restrictif et correspond aux maladies primitives des progéniteurs médullaires : on les regroupe sous le vocable de « syndromes myélodysplasiques », objet de la question traitée ici (leur diagnostic différentiel inclut les situations au cours desquelles une dysmyélopoïèse [secondaire] est présente).

avec le but d'enrayer l'évolution de la maladie chez les patients de haut risque, sans pour autant prétendre à la cure totale.

FACTEURS ÉTIOLOGIQUES

Les SMD sont des maladies primitives dans 85 % des cas. Elles sont parfois secondaires, et sont alors classiquement impliquées :

- la chimiothérapie : surtout les agents alkylants, pouvant entraîner l'apparition d'un SMD 4 à 10 ans après le traitement ; on retrouve souvent des anomalies cytogénétiques (acquises) caractéristiques (portant généralement sur les chromosomes 5 ou 7). Les inhibiteurs des topoisomérases II donnent classiquement des leucémies aiguës secondaires, soit d'emblée, soit précédées d'un SMD. Plus exceptionnellement, le pipobroman, l'azathioprine et les analogues des purines sont incriminés. Le méthotrexate n'induit habituellement pas de SMD ;
- les toxiques : le benzène est le plus classique. La responsabilité du tabagisme est très probable ;
- les irradiations par des sources de rayons X, d'autant plus que le débit est important et que le champ d'irradiation est large ;
- les maladies hématologiques acquises : aplasie médullaire et hémoglobinurie paroxystique nocturne ;
- les maladies constitutionnelles : trisomie 21, syndrome de Fanconi, neutropénie de Kostmann. Ces diverses maladies sont toutes très rares, et en relation avec des anomalies géniques spécifiques qui favorisent l'apparition des SMD.

SIGNES CLINIQUES

Circonstances de découverte

- Signes révélateurs : ceux d'une anémie dans 80 % des cas. Il n'existe pas de tableau particulier : en général, il s'agit d'une anémie d'installation progressive et souvent bien supportée.
- Dans de rares cas : la maladie est découverte devant un tableau hémorragique en rapport avec une thrombopénie (avec ou sans thrombopathie), ou un état infectieux lié à la neutropénie.
- Parfois la maladie s'inscrit dans un tableau plus général de maladie à composante dysimmunitaire : association à une polychondrite atrophiante, une vascularite systémique ou un tableau de polyarthrite séronégative.

Examen clinique

Généralement normal, hormis les signes en rapport avec l'insuffisance médullaire (principalement ceux d'une anémie d'installation chronique).

Une splénomégalie peut être observée ; elle fera évoquer un groupe particulier de SMD : les syndromes myélodysplasiques/myéloprolifératifs.

EXAMENS COMPLÉMENTAIRES À VISÉE DIAGNOSTIQUE

Hémogramme

Il permet souvent d'évoquer le diagnostic.

- Anémie presque constante, d'importance variable : 50 % des patients ont une hémoglobine inférieure à 100 g/L. Elle est normochrome, normocytaire ou macrocytaire, et non régénérative dans la majorité des cas.
- Thrombopénie fréquente, modérée, rarement inférieure à 50 G/L, mais un nombre normal ou augmenté n'exclut pas un SMD. Thrombopénie modérée et saignements évoquent une thrombopathie.
- Leucocytes : nombre normal ou diminué, lié à une neutropénie (< 1,5 G/L) observée dans 20 % des cas.

La détermination du nombre des monocytes est importante : un nombre supérieur à 1 G/L classe le patient dans un groupe appelé « syndromes myélodysplasiques/myéloprolifératifs ». Des anomalies morphologiques des leucocytes, comme par exemple la présence de polynucléaires neutrophiles dégranulés ou avec noyau peu segmenté, sont observées dans un tiers des cas. Un petit nombre de blastes (1–19 %) est présent dans environ un quart des cas (figure 3.1).

Myélogramme

Il est indispensable au diagnostic : l'examen cytomorphologique de la moelle osseuse montre des anomalies morphologiques dans 75 % des cas, et la ponction médullaire permet en plus de réaliser le caryotype. La moelle est de cellularité normale ou augmentée, contrastant avec les cytopénies périphériques : ce contraste reflète une hématopoïèse inefficace.

Les anomalies morphologiques atteignent une ou plusieurs lignées et peuvent porter à la fois sur le noyau et le cytoplasme des cellules : elles correspondent à une dysmyélopoïèse, dont certaines caractéristiques morphologiques sont particulières et permettent d'évoquer la maladie « myélodysplasie ».

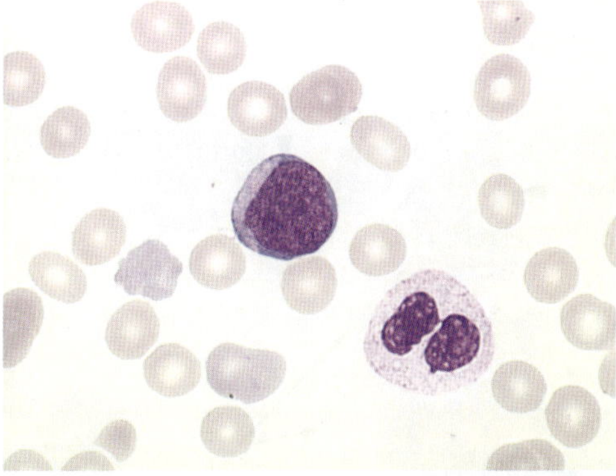

Figure 3.1. Anomalies des leucocytes sanguins au cours des myélodysplasies.

Dans les anémies réfractaires avec excès de blastes (AREB), on observe souvent des anomalies morphologiques des granulocytes neutrophiles (cellule de droite, dont le noyau n'a que deux lobes), et un nombre modéré de blastes (cellule du centre) [ici, une AREB chez un homme de 71 ans].

- Anomalies des érythroblastes (= dysérythropoïèse) : anomalies nucléaires diverses, cytoplasmes mal hémoglobinisés.
- Anomalies des précurseurs granulocytaires (= dysgranulopoïèse) : cytoplasme pauvre en granulations, neutrophiles matures mal segmentés (figure 3.2).
- Anomalies des mégacaryocytes (= dysmégacaryopoïèse) : taille réduite, petit noyau.

Dans environ un quart des cas, le nombre des blastes est augmenté (5 à 19 %) [figure 3.3]. (Remarque : un nombre de blastes supérieur à 20 % dans la moelle osseuse ou le sang définit une leucémie aiguë.)

La quantification de la dysmyélopoïèse (anomalies absentes, modérées, majeures) et du nombre des blastes permet de classer les malades en diverses catégories selon l'Organisation mondiale de la santé (OMS).

Une technique cytochimique met en évidence le fer non lié à l'hémoglobine : c'est la coloration de Perls, qui visualise le fer sous la forme de granules dans les érythroblastes

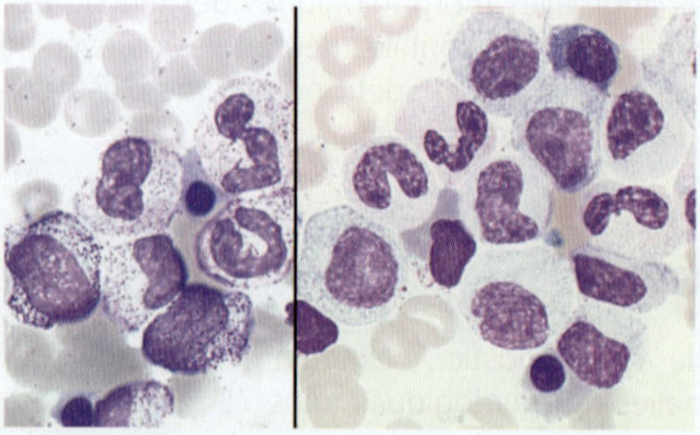

Figure 3.2. Anomalies médullaires au cours des myélodysplasies.

La moelle des SMD est habituellement riche, mais constituée de cellules morphologiquement (et fonctionnellement) anormales, qui vont pour la plupart mourir avant différenciation totale, expliquant la pancytopénie fréquente. Ici, à droite, les cellules de la lignée granulocytaire sont pauvres en granulations, contrastant avec ce que l'on observe dans une moelle normale, à gauche (cytopénie réfractaire chez une femme de 74 ans).

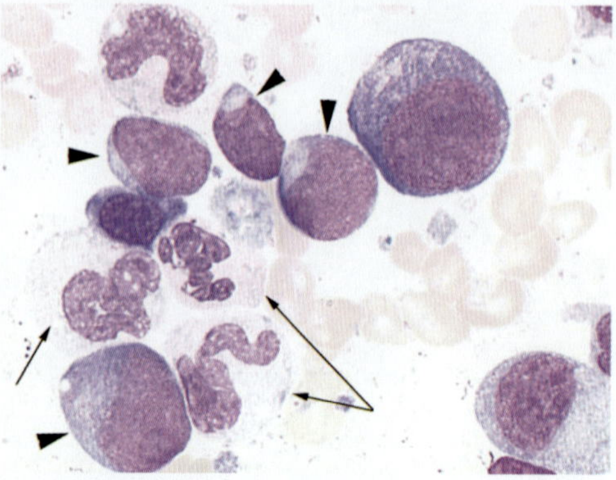

Figure 3.3. Anomalies médullaires au cours des myélodysplasies.

On observe ici à la fois des granulocytes pauvres en granulations (flèches) et plusieurs blastes (têtes de flèche) [ici, une AREB chez un homme de 64 ans].

(alors appelés sidéroblastes). Dans une forme particulière de SMD, les granulations correspondent à des mitochondries surchargées en fer qui se collent autour du noyau, définissant les sidéroblastes « en couronne » caractéristiques de l'anémie réfractaire sidéroblastique (figure 3.4).

Examen cytogénétique

La réalisation du caryotype à partir des cellules de la moelle osseuse est souvent indispensable au diagnostic d'un SMD et constitue toujours un élément essentiel du pronostic. Il n'existe cependant aucune anomalie caryotypique spécifique des SMD. Le caryotype est anormal dans 50 % des cas des SMD primitifs et dans 80 % des cas de SMD secondaires. Il objective surtout des délétions (perte totale ou partielle d'un ou plusieurs chromosomes). Les translocations équilibrées sont rares. Les chromosomes 5 et 7 sont les plus souvent impliqués (une fois sur deux).

L'utilisation de la technique de fluorescence in situ après hybridation (FISH) est recommandée chez les patients de moins de 65 ans qui présentent un caryotype normal ou dont la réalisation est un échec : on recherche la délétion de la région 5q31 (associée à un bon pronostic) et les délétions du chromosome 7 (associées à un mauvais pronostic).

Biopsie médullaire

Elle n'est indispensable et utile qu'en cas de moelle pauvre, c'est-à-dire dans 15 % des cas, ou lorsqu'on suspecte une myélofibrose. Elle devra être réalisée après une étude de l'hémostase, du nombre de plaquettes et en cas de doute d'un temps de saignement ou d'un temps d'occlusion plaquettaire, compte tenu d'une thrombopathie fréquente qui majore le risque hémorragique.

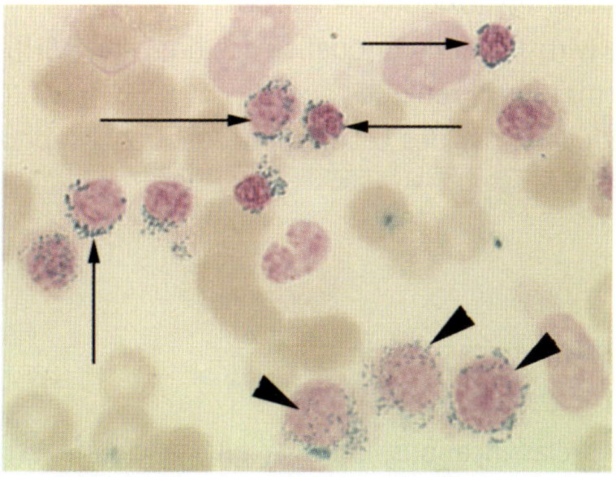

Figure 3.4. Anomalies médullaires au cours des myélodysplasies.

Au sein des SMD, l'anémie réfractaire sidéroblastique idiopathique (ARSI) présente une anomalie de synthèse de l'hémoglobine qui aboutit à l'accumulation de fer dans les érythroblastes. Cet excès de fer est mis en évidence par la coloration de Perls, sous la forme de nombreux grains (têtes de flèche) qui entourent plus ou moins totalement le noyau : cet aspect particulier définit les sidéroblastes en « couronne » (flèches) [ici, une ARSI chez une femme de 67 ans].

Autres examens biologiques

Quelques examens biologiques sont indispensables pour le diagnostic différentiel (voir plus loin) ou dans des cas précis :

- dosage de la ferritine plasmatique chez tous les patients qui vont bénéficier d'un support transfusionnel ;
- dosage de l'érythropoïétine (EPO) sérique pour définir quels patients vont trouver bénéfice à un traitement utilisant une EPO recombinante ;
- dosage de la vitamine B_{12} et des folates sériques pour le diagnostic différentiel.

Il peut exister des anomalies de divers examens biologiques au cours des SMD, comme par exemple :

- des signes biologiques d'hémolyse intramédullaire (exceptionnellement périphérique) ;
- une perte d'antigènes de groupes sanguins, parfois à l'origine de difficultés de groupage.

DIAGNOSTIC DIFFÉRENTIEL

Il n'y a pas de signe pathognomonique de SMD. Quand les cytopénies sont au premier plan, elles sont souvent mais pas toujours associées à des signes morphologiques de dysmyélopoïèse à l'examen de la moelle osseuse. Cette dysmyélopoïèse ressemble parfois à celle observée dans d'autres maladies et nécessite une grande expérience de la part des cytomorphologistes.

Il faut donc savoir éliminer les aplasies ou hypoplasies médullaires (de toutes origines), mais aussi les autres causes d'insuffisance médullaire qualitative (cytopénie[s] et moelle de richesse normale ou augmentée) :

- carence en vitamine B_{12} ou en folates (le dosage sérique de ces deux vitamines est indispensable au moment du diagnostic d'un SMD) ;
- prise de certains médicaments (Rimifon®, chimiothérapies), ou exposition à des toxiques (plomb, cuivre) ;
- hépatopathie ou effets toxiques de l'alcool ;
- infection virale (virus de l'immunodéficience humaine [VIH], parvovirus B_{19}) ;
- maladie inflammatoire chronique ;
- infiltration médullaire par des cellules leucémiques, lymphomateuses ou de tumeur solide métastasée ;
- myélofibrose.

CLASSIFICATION DES SMD

Il existe différentes classifications, dont la plus ancienne est la classification franco-américano-britannique (FAB) de 1976.

Classification OMS

Apparue en 2008, elle repose sur :

- l'existence d'anomalies morphologiques sur une ou plusieurs des lignées médullaires ;

- le pourcentage de blastes dans le sang et la moelle osseuse ;
- la présence de sidéroblastes en couronne.

Elle comprend plusieurs catégories :

- anémie (ou cytopénie) réfractaire uni- ou multilignée quand il existe une ou plusieurs cytopénies ;
- anémie réfractaire sidéroblastique quand on découvre des sidéroblastes en couronne dans la moelle osseuse ;
- anémie réfractaire avec excès de blastes quand il existe un excès de blastes dans la moelle osseuse (mais moins de 20 %) avec ou sans la présence d'un pourcentage limité de blastes circulants ;
- syndrome 5q-.

Elle a en outre une valeur pronostique : la présence de blastes dans le sang, et/ou un excès de blastes dans la moelle, et/ou une dysmyélopoïèse morphologique sont autant de critères défavorables.

Formes particulières au sein de la classification OMS

- Le syndrome 5q- atteint surtout les femmes à partir de 60 ans et associe une anémie, souvent macrocytaire et non régénérative, à une hyperplaquettose jusqu'à 1000 G/L. Le myélogramme retrouve un aspect particulier avec des mégacaryocytes (géants et monolobés) et le caryotype retrouve une délétion du bras long du chromosome 5. Il représente 5 % des SMD et sa médiane de survie est élevée.
- L'anémie réfractaire sidéroblastique se caractérise par une anémie isolée et un excès de sidéroblastes dans la moelle osseuse. Elle représente 5 % des SMD et sa médiane de survie est élevée.
- La présence d'une monocytose sanguine supérieure à 1 G/L confirmée sur plusieurs hémogrammes successifs doit faire évoquer une leucémie myélomonocytaire chronique (LMMC). La LMMC a une présentation parfois proche de celle des SMD avec monocytose sanguine et splénomégalie, et parfois proche d'un véritable syndrome myéloprolifératif. Ceci explique qu'elle fait partie du groupe particulier des « syndromes myélodysplasiques/myéloprolifératifs », maladies moins fréquentes que les SMD (ce groupe comprend principalement la LMMC, mais inclut diverses autres maladies beaucoup plus rares).

ÉVOLUTION ET FACTEURS PRONOSTIQUES

La survie varie de quelques mois à plusieurs années. Comme il s'agit de patients souvent âgés, les causes de décès sont variables, incluant celles plus particulièrement liées à la myélodysplasie : insuffisance médullaire progressivement croissante (aggravation des cytopénies), complications de la surcharge ferrique hépatique ou cardiaque (post-transfusionnelle), et évolution dans environ 30 % des cas vers une leucémie aiguë myéloïde.

L'IPSS (International Prognosis Scoring System) est le plus utilisé des systèmes de classement pronostiques : il utilise le pourcentage de blastes médullaires, le nombre de cytopénie(s) et la présence ainsi que la nature des anomalies cytogénétiques (classées par les cytogénéticiens spécialistes en anomalies de pronostic bon, intermédiaire ou mauvais). Il définit quatre groupes de pronostic différent : favorable, intermédiaire 1, intermédiaire 2 et défavorable.

D'autres facteurs influent sur le pronostic, notamment la dépendance transfusionnelle en concentrés érythrocytaires, la présence d'une surcharge en fer, la présence de certaines anomalies cytogénétiques particulières, la myélofibrose…

TRAITEMENT

- On sépare schématiquement les patients en deux catégories :
  - un groupe de patients de risque faible ou intermédiaire 1, pour lesquels le traitement vise avant tout à corriger les cytopénies, principalement l'anémie ;
  - un groupe de patients de risque intermédiaire 2 ou élevé, pour lesquels on envisage un traitement visant à retarder l'évolution de la maladie.
- Les critères de réponse utilisent :
  - la notion de rémission complète et partielle ;
  - la notion d'« amélioration hématologique », c'est-à-dire la correction des cytopénies ;
  - la notion d'« amélioration de la qualité de vie ».

Traitements symptomatiques

Anémie

Dans la grande majorité des cas, le traitement repose sur des transfusions itératives, qui devront maintenir en permanence une hémoglobine sanguine supérieure à 100–110 g/L, donnant au patient une qualité de vie la plus normale possible. Ces transfusions se compliquent au long cours d'une surcharge en fer ou d'hémochromatose post-transfusionnelle (celle-ci devra être prévenue dès que le taux de ferritine sérique dépasse 1000 ng/mL [généralement], en utilisant un agent chélateur du fer). L'utilisation de l'EPO recombinante permet à plus de 60 % des patients d'obtenir une indépendance transfusionnelle mais de durée limitée (attention : c'est une indication hors AMM [autorisation de mise sur le marché]). Certains des imides, nouvelle classe d'immunomodulateurs, peuvent corriger l'anémie du syndrome 5q- dans deux tiers des cas.

Thrombopénie

Il faut éviter de transfuser ces patients en plaquettes, sauf en cas d'hémorragies ou de gestes chirurgicaux, pour éviter l'allo-immunisation. Des facteurs de croissance plaquettaires, mimant l'action de la thrombopoïétine, sont actuellement en développement avec une efficacité dans 50 % des cas.

Neutropénie

Les facteurs de croissance granulocytaires sont peu efficaces. En cas d'infection, le traitement est identique à celui préconisé chez tous les patients neutropéniques (antibiothérapie à large spectre, prise en charge de la fièvre comparable à celle des patients présentant une agranulocytose toxique ; voir l'item 143).

Traitements spécifiques

Chimiothérapie

Elle doit être réservée à des patients jeunes dont le risque d'évolution leucémique est élevé. La chimiothérapie conventionnelle (à base d'anthracycline et de cytosine arabinoside) donne des résultats inférieurs à ceux des leucémies primitives en termes de rémission complète et de survie, et est de moins en moins utilisée, au profit des agents déméthylants, qui agissent par hypométhylation du génome et augmentent la survie des patients à haut risque d'évolution leucémique.

Greffe allogénique

Elle est la seule thérapeutique potentiellement curative des SMD. Mais l'âge habituellement élevé des patients oriente vers les greffes à conditionnement atténué, moins toxiques que celles à conditionnement myéloablatif.

Points clés

- Les SMD sont des maladies clonales du sujet âgé.
- Ils sont idiopathiques (85 % des cas) ou secondaires à une chimio- ou une radiothérapie.
- Les manifestations révélatrices sont dominées par les signes d'anémie.
- La splénomégalie est rare, sauf quand il existe une monocytose sanguine supérieure à 1 G/L.
- Le diagnostic est souvent évoqué par l'hémogramme.
- L'anémie, parfois profonde, est présente chez 80 % des patients.
- Le diagnostic nécessite la ponction sternale, qui objective une moelle riche contrastant avec les cytopénies périphériques.
- La présence d'anomalies morphologiques des cellules médullaires (= dysmyélopoïèse) et la détermination du pourcentage de blastes sont fondamentales pour le diagnostic et le pronostic.
- La classification cytologique de l'OMS a un impact pronostique.
- Un caryotype est indispensable au pronostic, et montre des anomalies dans 50 % des cas.
- Le système de score pronostique international (IPSS) utilise trois critères simples et définit quatre groupes de SMD, de risque faible, intermédiaire 1, intermédiaire 2, et de risque élevé.
- Le traitement proposé est guidé par le score pronostique IPSS.
- Le traitement de l'anémie (transfusions, EPO) est l'objectif majeur pour les patients de faible risque.
- Pour les patients à haut risque, les nouveaux traitements utilisant un agent hypométhylant améliorent la survie.
- Selon les cas, l'amélioration de la qualité de vie est recherchée autant que l'obtention de la rémission de la maladie

4

Item 162 – Leucémies aiguës

Objectifs pédagogiques

- *Diagnostiquer une leucémie aiguë*

Les leucémies aiguës (LA) constituent un ensemble d'hémopathies malignes caractérisées par l'expansion clonale dans la moelle osseuse de précurseurs des cellules sanguines bloqués à un stade précoce de leur différenciation, les blastes. Il s'agit d'une affection rare (4–5 cas/100 000 habitants/an, environ 3000 nouveaux cas par an en France). On distingue deux grands types : les leucémies aiguës myéloïdes (LAM), dont la fréquence augmente avec l'âge (médiane autour de 65 ans), et les leucémies aiguës lymphoblastiques (LAL), surtout observées chez l'enfant, mais aussi chez l'adulte après 50–60 ans (la LAL représente un tiers des cancers de l'enfant).

Le diagnostic et le pronostic reposent sur l'examen morphologique des blastes du sang et de la moelle osseuse, l'immunophénotype et l'étude cytogénétique et moléculaire.

Le traitement repose sur la polychimiothérapie et la greffe de cellules souches hématopoïétiques.

FACTEURS ÉTIOLOGIQUES

Ils sont inconnus dans la majorité des cas.

Certains facteurs sont favorisants :

- les chimiothérapies anticancéreuses, responsables de 10 % des LAM : sont en cause les agents alkylants, dans un délai allant jusqu'à 5–7 ans suivant l'administration, souvent après une phase de myélodysplasie, et les inhibiteurs de topoisomérase II, dans un délai inférieur à 2 ans ;
- des facteurs génétiques : anomalies chromosomiques constitutionnelles (trisomie 21, maladie de Fanconi), déficit de p53 (syndrome de Li-Fraumeni), déficits immunitaires constitutionnels (ataxie-télangiectasie) ;
- des facteurs viraux : bien connus chez l'animal, ils ne peuvent être mis en cause que dans certaines formes très particulières (HTLV1 et leucémies-lymphomes T du Japon et des Antilles, virus Esptein-Barr [EBV] dans certaines leucémies de type Burkitt) ;
- l'exposition aux radiations ionisantes ;
- des toxiques, les hydrocarbures benzéniques (anciennement peinture sur carrosserie, caoutchouc, pétrochimie, tabagisme).

L'acutisation de syndromes myéloprolifératifs chroniques (leucémie myéloïde chronique surtout, maladie de Vaquez, splénomégalie myéloïde, thrombocytémie essentielle plus rarement) et de syndromes myélodysplasiques constituent des formes particulières, de très mauvais pronostic.

SIGNES CLINIQUES

Ils résultent de deux conséquences de la maladie : une insuffisance médullaire et une prolifération des blastes (syndrome tumoral). Il n'y a pas de signe caractéristique. La présentation est variable, allant de la forme peu symptomatique à la forme d'emblée grave nécessitant l'hospitalisation urgente en milieu spécialisé.

Signes liés à l'insuffisance médullaire

- Signes en rapport avec une anémie, d'installation rapide et de ce fait souvent mal tolérée.
- Signes infectieux en rapport avec la neutropénie, classiquement de la sphère ORL (allant jusqu'à l'angine ulcéronécrotique) ; en réalité, souvent sans caractère clinique spécifique (fièvre résistant aux antibiotiques, sepsis grave).
- Syndrome hémorragique cutané ou muqueux, ou hémorragies extériorisées, en rapport avec la thrombopénie, parfois aggravée par une coagulation intravasculaire disséminée (CIVD).

Tous ces signes d'appel justifient la réalisation d'un hémogramme.

Signes tumoraux

- Hypertrophie des organes hématopoïétiques (adénopathies et splénomégalie) ou hépatomégalie : elles se voient surtout dans les LAL.
- Il existe aussi des localisations particulières, d'emblée ou au cours de l'évolution, parfois sous forme de rechutes isolées :
  - localisations méningées responsables de céphalées, de paralysies des nerfs périphériques ;
  - localisations cutanées sous forme de leucémides (LA monoblastiques) ;
  - gingivites hypertrophiques (LA monoblastiques) ;
  - localisations osseuses, responsables de douleurs (LAL de l'enfant surtout) prédominant aux diaphyses proximales ;
  - atteinte testiculaire dans les LAL, essentiellement chez l'enfant.

L'hyperleucocytose n'a de traduction clinique que quand elle est majeure (> 100 G/L), s'accompagnant d'un syndrome de leucostase dans les capillaires pulmonaires et cérébraux. Les signes sont représentés au niveau pulmonaire par une hypoxie réfractaire parfois sévère, avec détresse respiratoire, et au niveau cérébral par des troubles de conscience voire un coma ou des convulsions.

SIGNES BIOLOGIQUES ET DIAGNOSTIC

Hémogramme

Il est toujours anormal et représente l'examen d'orientation majeur du diagnostic :

- anémie presque constante et parfois sévère (hémoglobine = 5–13 g/dL), normocytaire ou modérément macrocytaire (surtout LAM avec dysplasie multilignée), non régénérative ;

- thrombopénie : très fréquente, parfois inférieure à 10 G/L ;
- leucocytose très variable, allant de la leucopénie (< 3 G/L) à l'hyperleucocytose majeure (> 100 G/L) ;
- neutropénie fréquente (< 1,5 G/L).

Les blastes circulants peuvent représenter l'essentiel des leucocytes (formes hyperleucocytaires), mais sont parfois absents ou très rares (formes leucopéniques). Leur aspect morphologique varie d'une LA à l'autre, leur identification peut être difficile.

Remarque : un syndrome de leucostase, se traduisant par une détresse respiratoire ou des troubles de conscience, est présent dans les formes très hyperleucocytaires.

Ponction médullaire

Elle permet de réaliser un examen cytologique (myélogramme) et diverses techniques complémentaires. Elle est systématique, même si ces examens sont réalisables sur les blastes circulants lorsqu'ils sont présents.

Myélogramme : l'examen clé du diagnostic

Il est indispensable même s'il existe des blastes circulants. Il va permettre d'affirmer le diagnostic et de typer la leucémie.

Étude morphologique des frottis médullaires

La moelle est le plus souvent richement cellulaire, pauvre en mégacaryocytes, et contient par définition au moins 20 % de blastes (souvent plus, jusqu'à 100 %).

Divers critères morphologiques des blastes vont permettre de séparer les LA en deux grands groupes :

- LA lymphoblastiques : blastes de taille petite ou moyenne et cytoplasme peu abondant (figures 4.1 à 4.4) ;
- LA myéloïdes : blastes contenant souvent quelques granulations et parfois un ou plusieurs bâtonnets rouges (azurophiles) appelés « corps d'Auer » (figures 4.5 à 4.10).

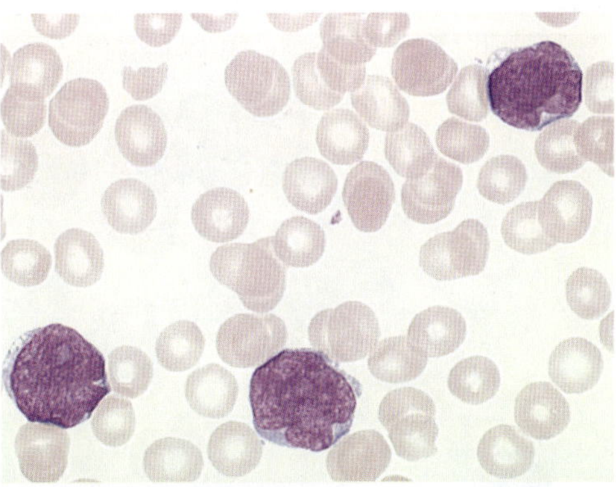

Figure 4.1. Leucémie aiguë lymphoblastique chez un enfant de 4 ans (frottis sanguin).
Les blastes ont une taille moyenne, un noyau de contour irrégulier avec chromatine claire, et un cytoplasme de taille réduite.

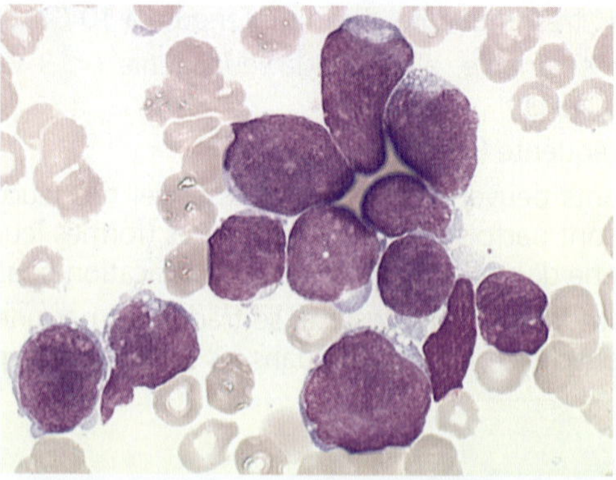

Figure 4.2. Leucémie aiguë lymphoblastique (LAL) chez une femme de 59 ans.
Moelle envahie de blastes : ils ont une taille variable, un noyau de contour souvent irrégulier avec une chromatine claire, et un cytoplasme réduit sans granulations visibles.

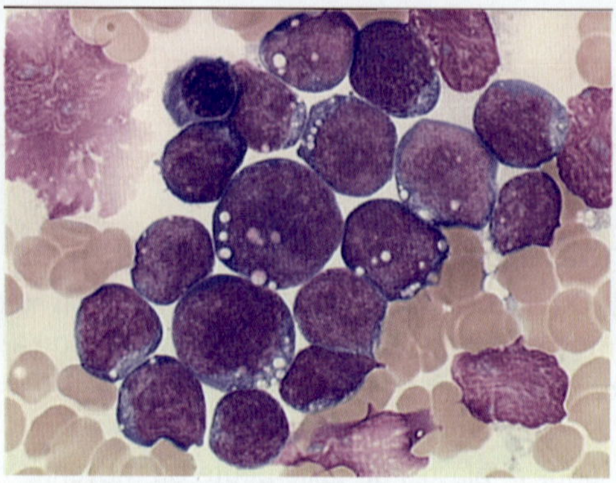

Figure 4.3. Enfant de 7 ans présentant une masse abdominale.
Le myélogramme est envahi de grands blastes dont le cytoplasme très basophile contient des vacuoles claires : cet aspect évoque la localisation médullaire d'un lymphome de type Burkitt.

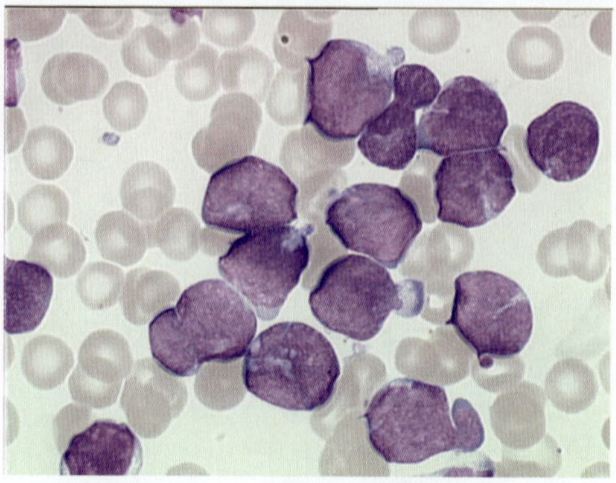

Figure 4.4. Frottis sanguin d'un enfant de 11 ans présentant une LAL de type T.
L'examen cytologique ne permet habituellement pas de définir la nature B ou T des LAL : c'est la cytométrie de flux qui met en évidence les antigènes B ou T sur la membrane des blastes (immunophénotype).

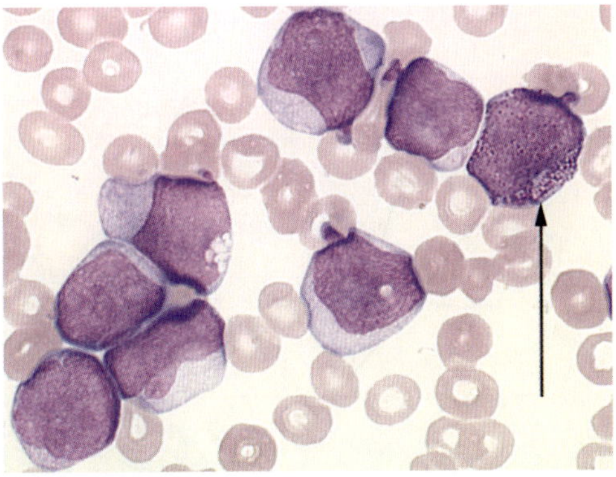

Figure 4.5. Leucémie aiguë myéloblastique (LAM 1 FAB) chez une femme de 44 ans (frottis sanguin).

Les blastes ont un cytoplasme bleu (= basophile) ; l'un d'entre eux contient des granulations (flèche), ce qui permet d'évoquer une LA myéloblastique.

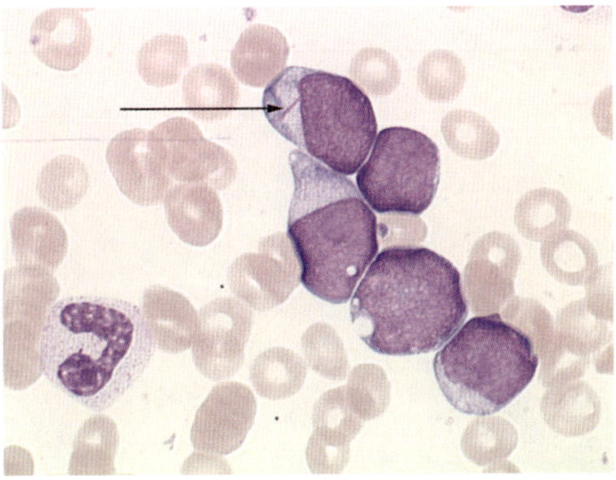

Figure 4.6. Leucémie aiguë myéloblastique (LAM 1 FAB) chez un homme de 37 ans (frottis sanguin).

Présence d'un bâtonnet rouge (flèche), appelé corps d'Auer, caractéristique des LAM.

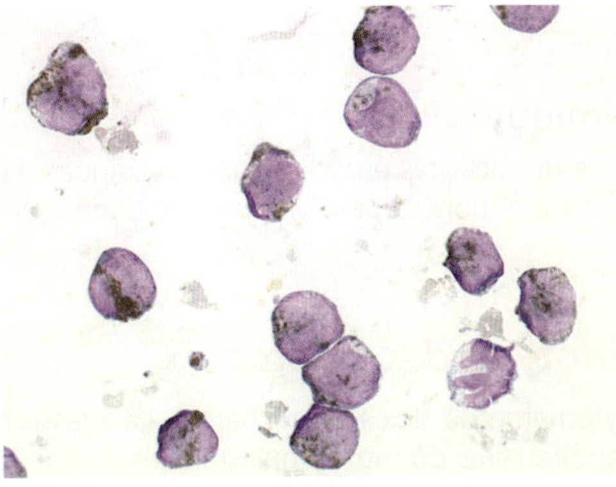

Figure 4.7. Les blastes des LAM contiennent de la myéloperoxydase, que l'on met en évidence à l'aide d'une réaction cytochimique : une réaction positive apparaît sous forme de grains sombres (marron-vert) dans les blastes.

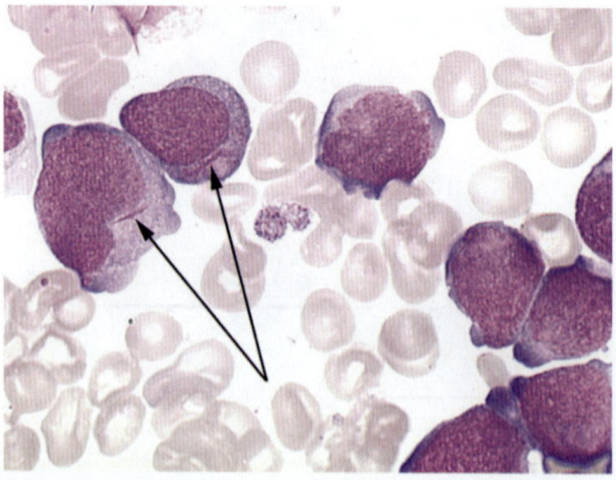

Figure 4.8. Homme de 24 ans.
Dans la moelle osseuse, la présence de blastes contenant un corps d'Auer volumineux évoque l'existence d'une anomalie cytogénétique particulière : la t(8;21), que l'on confirmera par étude du caryotype (cette anomalie confère un bon pronostic) [LAM 2].

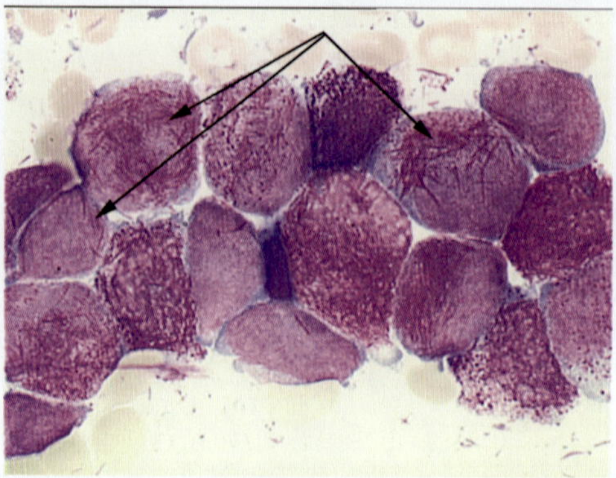

Figure 4.9. Myélogramme réalisé chez une jeune fille de 17 ans.
Plusieurs blastes contenant de très nombreux corps d'Auer (on parle de « fagots de corps d'Auer »), ce qui définit la LA « à promyélocytes » (LAM 3), constamment associée à l'anomalie cytogénétique t(15;17).

Étude cytochimique

Elle met en évidence des activités enzymatiques spécifiques dans les blastes, et notamment la myéloperoxydase, dont la positivité permet d'affirmer la nature myéloïde de la LA (figure 4.7).

Immunophénotype des blastes

Il se réalise par cytométrie de flux : on recherche l'expression de divers antigènes de différenciation membranaires ou intracytoplasmiques. Cet examen confirme l'appartenance à une lignée (lymphoïde ou myéloïde) et apprécie le stade de différenciation. Il est indispensable pour le diagnostic et le classement des LAL, et utile dans les quelques cas de LAM cytologiquement très indifférenciées.

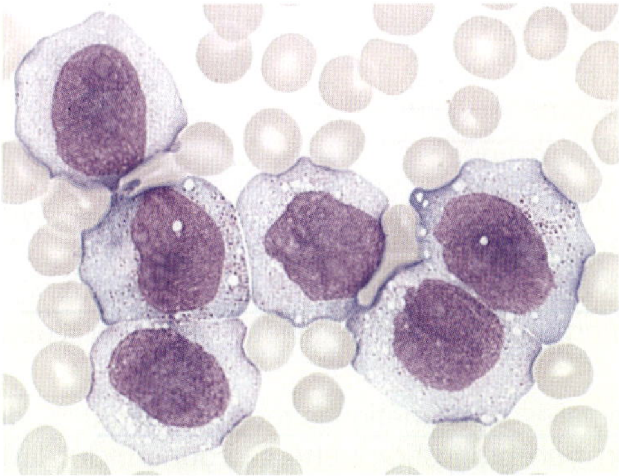

Figure 4.10. Femme de 47 ans consultant pour anémie, thrombopénie, hyperleucocytose et hypertrophie gingivale.

Les blastes du frottis sanguin ont une taille importante et un cytoplasme abondant, évocateurs de la LA monoblastique (LAM 5). Pour cette patiente, il s'agit d'une LA secondaire à une chimiothérapie préalable pour cancer du sein ayant utilisé un inhibiteur de topoisomérase II.

Cytogénétique (conventionnelle et hybridation in situ)

On observe des anomalies du caryotype dans 50–60 % des cas. Il s'agit d'anomalies de nombre, ou de structure (délétions, translocations). Ces anomalies permettent de classer plus précisément les divers types de LA, et leur mise en évidence est capitale pour définir le pronostic.

Biologie moléculaire

La mise en évidence par PCR (*polymerase chain reaction*) de divers transcrits de fusion (correspondant à certaines anomalies cytogénétiques retrouvées avec le caryotype) ou de certaines anomalies moléculaires a un intérêt pour le pronostic et pour le suivi de la maladie résiduelle après traitement.

Cryoconservation de blastes (tumorothèque)

Elle est systématique, pour pouvoir réétudier le matériel diagnostique en cas de besoin, et à titre scientifique.

Classification des leucémies aiguës

Leucémies aiguës myéloïdes

Sur le plan morphologique, il reste habituel d'utiliser la classification franco-américano-britannique (FAB), qui définit huit types de LAM selon le type de blastes prédominants et le degré de différenciation :

- LAM 0 : LA myéloblastique non différenciée ;
- LAM 1 : LA myéloblastique sans maturation ;

- LAM 2 : LA myéloblastique avec maturation ;
- LAM 3 : LA « à promyélocytes » ;
- LAM 4 : LA myélomonocytaire ;
- LAM 5 : LA monoblastique ;
- LAM 6 : érythroleucémie ;
- LAM 7 : LA mégacaryocytaire.

La classification de l'Organisation mondiale de la santé (OMS) 2008 regroupe des éléments cliniques, morphologiques, cytogénétiques et moléculaires, et classe les LAM en quatre catégories :

- LAM avec anomalies cytogénétiques récurrentes (30 % des LAM), associées pour la plupart à un bon pronostic : cette catégorie inclut la LA promyélocytaire avec t(15;17), la LA myéloblastique avec t(8;21), la LA myélomonocytaire avec inversion du chromosome 16 et la LA monoblastique avec anomalie du gène *MLL* ;
- LAM avec dysplasie multilignée (10–15 % des LAM) : les cellules myéloïdes en dehors des blastes sont morphologiquement anormales ; le pronostic est péjoratif ;
- LAM secondaires à une chimiothérapie (10–15 % des LAM) : le pronostic est mauvais pour une partie d'entre elles ;
- autres types de LAM (40–50 % des LAM), que l'on ne peut pas inclure dans les trois premières catégories, et que l'on classe suivant la formulation du groupe FAB.

Leucémies aiguës lymphoblastiques

La classification morphologique FAB est sans pertinence. En utilisant la cytométrie de flux, on réalise une classification immunologique : les LAL de type B représentent plus de 85 % des cas et les LAL de type T représentent 10–15 % des cas. En fonction de l'expression ou non de divers antigènes, il est possible de définir plusieurs stades B et plusieurs stades T.

La classification OMS sépare les LAL B et T, et propose un classement des LAL B en fonction des anomalies cytogénétiques associées (lesquelles ont un fort impact pronostique).

Autres examens

Bilan d'hémostase

La recherche d'une CIVD est indispensable. Elle est souvent présente dans les LA promyélocytaires et les LA très hyperleucocytaires. Elle augmente le risque hémorragique lié à la thrombopénie, en particulier lors de la mise en route de la chimiothérapie.

Bilan métabolique

La prolifération tumorale s'accompagne parfois d'une lyse cellulaire, responsable de complications métaboliques telles qu'hyperuricémie, hyperkaliémie, hypocalcémie et hyperphosphorémie, aboutissant à une insuffisance rénale. L'élévation des LDH est proportionnelle au syndrome de lyse. L'ensemble de ces phénomènes est accru lors de la mise en route de la chimiothérapie.

Une perturbation du bilan hépatique (cytolyse et/ou rétention) signe souvent des localisations spécifiques.

Ponction lombaire

Elle recherche une localisation méningée et permet une administration intrathécale de chimiothérapie. Elle est systématique, même en l'absence de signes d'appel, dans les LAL, les LA monoblastiques et les LA hyperleucocytaires.

Biopsie de moelle

Elle est inutile sauf quand l'aspiration médullaire est impossible et évoque une LA avec myélofibrose associée.

DIAGNOSTIC DIFFÉRENTIEL

En pratique, il se pose peu, quand les signes cliniques conduisent à réaliser et à interpréter correctement un hémogramme. Dans les syndromes mononucléosiques de l'adolescent, et notamment la mononucléose infectieuse, le tableau clinique peut être inquiétant quand il associe une asthénie profonde, une polyadénopathie et une angine fébrile. L'hémogramme montre une hyperleucocytose constituée de lymphocytes basophiles à tous les stades de l'immunostimulation, à bien différencier des blastes leucémiques (voir item 334). Par définition, les syndromes myélodysplasiques se différencient des LAM par une blastose médullaire et sanguine inférieure à 20 %.

FORMES CLINIQUES

LA myéloïdes

LA promyélocytaire (LAM 3 de la classification FAB) [figure 4.9]

La présentation est en général pancytopénique, avec peu de blastes dans le sang périphérique. Il existe très fréquemment une CIVD. La LA promyélocytaire est caractérisée par une translocation t(15;17) impliquant le gène du récepteur α de l'acide rétinoïque, entraînant la création d'une protéine de fusion limitant la différenciation cellulaire au stade de promyélocyte. Cette anomalie a une implication directe sur le traitement. L'acide tout-transrétinoïque (ATRA) permet de retrouver une différenciation des cellules et d'entraîner des rémissions. L'association de l'ATRA avec la chimiothérapie permet actuellement d'obtenir une survie sans rechute de 80 % à 5 ans.

LA monoblastiques (figure 4.10)

Il s'agit très fréquemment de formes hyperleucocytaires. Les localisations extramédullaires (méningées, cutanées, gingivales…) sont assez fréquentes, et le traitement comporte une prophylaxie méningée.

LAM du sujet âgé (> 60 ans)

Elles sont fréquemment associées à des signes de myélodysplasie et à des anomalies caryotypiques complexes. Elles sont en général moins chimiosensibles, et la tolérance au traitement intensif décroît avec l'âge.

LAM secondaires à une chimioradiothérapie

Ce sont des LAM présentant souvent un caryotype complexe et un mauvais pronostic.

LA lymphoblastiques

LAL à chromosome « Philadelphie ».

Ce sont des LAL B se caractérisant par la présence à l'analyse cytogénétique des blastes de la translocation t(9;22) et du gène chimérique *BCR-ABL* (identique ou quasi identique à celui observé dans la leucémie myéloïde chronique). Elles représentent plus de 30 % des LAL de l'adulte (< 5 % des LAL de l'enfant) et sont de pronostic péjoratif. Elles justifient actuellement un traitement spécifique, avec l'association d'un inhibiteur de tyrosine-kinase à la chimiothérapie.

LA de type Burkitt (ancienne LAL 3 de la classification FAB) [figure 4.3]

Elle correspond à la phase leucémique du lymphome de même nom. Elle est souvent associée à un syndrome de lyse tumorale majeur. C'est une forme de bon pronostic chez l'enfant et son pronostic s'améliore chez l'adulte grâce à des programmes de chimiothérapie spécifiques.

ÉVOLUTION ET TRAITEMENT

Évolution générale et pronostic

En l'absence de tout traitement, la LA est mortelle en quelques semaines essentiellement par complications hémorragiques et/ou infectieuses. Ce délai peut cependant être nettement prolongé dans certains cas par un traitement symptomatique (transfusions et traitement des complications infectieuses). Cette attitude est proposée chez les patients de plus de 75 ans chez qui on ne peut envisager de chimiothérapie du fait de la toxicité.

Le pronostic des LA traitées dépend d'un certain nombre de facteurs, dont les plus significatifs sont l'âge (mauvais pronostic surtout après 60 ans), l'existence ou non de comorbidités, la leucocytose (mauvais pronostic si elle est élevée, le seuil variant suivant les formes), la réponse au traitement initial (l'obtention d'une rémission complète est un facteur majeur) et la cytogénétique.

Dans les LAM, l'étude cytogénétique permet de définir trois groupes pronostiques : favorable [t(15;17), t(8;21), inv(16)] ; intermédiaire (les LAM avec caryotype normal[1]) ; défavorable (caryotypes complexes, anomalies des chromosomes 5 et 7).

Dans les LAL de l'enfant, l'hyperdiploïdie (> 50 chromosomes) ou la présence de certaines translocations sont de bon pronostic, alors que l'hypodiploïdie (< 45 chromosomes) et la t(9;22) sont associées à un mauvais pronostic. Dans les LAL de l'adulte, le pronostic est globalement moins bon que chez l'enfant, et la présence d'une t(9;22), retrouvée chez

1 Les LAM avec caryotype normal sont ultérieurement étudiées en biologie moléculaire, à la recherche de certaines anomalies génomiques, de bon ou de mauvais pronostic.

plus d'un tiers des adultes, est de très mauvais pronostic, nécessitant une thérapeutique spécifique.

Le but du traitement de la leucémie aiguë est double : obtenir une rémission (disparition de la maladie détectable) et éviter les rechutes. Ce traitement repose principalement sur une chimiothérapie intensive, et s'accompagne au moins dans sa phase initiale d'une insuffisance médullaire sévère et prolongée. De plus en plus souvent, les stratégies sont adaptées aux facteurs pronostiques.

Moyens

Chimiothérapie

Différents médicaments sont utilisés, toujours associés de façon à bénéficier de différents mécanismes d'action et à empêcher certaines résistances. Les anthracyclines et la cytosine-arabinoside sont la base du traitement des LAM. On les utilise aussi dans les LAL, avec d'autres drogues plus spécifiques de cette maladie comme la vincristine, l'asparaginase, le méthotrexate (intraveineux et/ou intrathécal) et les corticoïdes.

Radiothérapie

Elle n'est utilisée que dans deux indications : irradiation prophylactique ou curative des localisations neuroméningées (LAL de l'adulte et LA monoblastiques) et irradiation corporelle totale, utilisée en préparation aux greffes de cellules souches hématopoïétiques.

Greffe de cellules-souches hématopoïétiques

Greffe allogénique

Les cellules sont prélevées chez un donneur sain, HLA (*Human Leukocyte Antigen*) identique, familial ou non. L'allogreffe permet de réaliser une préparation chimio- et/ou radiothérapique à visée cytotoxique, mais elle a également un effet curatif propre du fait de la réaction immunitaire antileucémique du greffon. En revanche, elle est responsable d'une mortalité toxique élevée (autour de 15 %) et ne peut pas être proposée aux sujets âgés.

Autogreffe

Les cellules sont prélevées chez le malade en rémission. Dans ce cas, on ne bénéficie pas d'effet immunitaire antileucémique et le seul intérêt de l'autogreffe est de pouvoir réaliser une préparation chimiothérapie + radiothérapie intensive.

Thérapeutiques « ciblées »

Dans certaines leucémies, on utilise des agents à visée différenciatrice (cas de l'acide rétinoïque dans les LAM 3) ou bloquant spécifiquement un signal intracellulaire dérégulé (cas des inhibiteurs de tyrosine-kinases dans les LAL avec chromosome Philadelphie).

Conduite du traitement

À l'heure actuelle, ce traitement ne se conçoit que dans des centres spécialisés, et suivant des protocoles précis. Il se divise en trois grandes phases, quelle que soit la leucémie.

Phase d'induction

Toujours sous forme de chimiothérapie intensive entraînant une aplasie d'au moins 2–3 semaines, elle vise à obtenir un état de rémission, c'est-à-dire une disparition de tous signes cliniques et biologiques détectables. En pratique, on parle de rémission complète lorsque la moelle contient moins de 5 % de cellules jeunes en cytologie, et lorsque l'hémogramme est normal. Cette rémission correspond à une diminution suffisante de la masse tumorale au niveau cytologique, mais pas à une élimination totale des cellules leucémiques (souvent encore détectables par des techniques de biologie moléculaire).

Phase de consolidation

Elle cherche à réduire encore le nombre de cellules leucémiques résiduelles. On utilise dans cette phase des traitements intensifs nécessitant de longs séjours à l'hôpital (chimiothérapie, autogreffe, allogreffe). Chez l'adulte, hors formes de bon pronostic, on fait le plus souvent une allogreffe en première rémission, alors que chez l'enfant on attend une éventuelle rechute ou on réserve ce traitement à des cas de très mauvais pronostic.

Phase d'entretien

Elle concerne surtout les LAL et LA promyélocytaires, sur une période d'environ 2 ans.

Résultats

- Pour les LAL de l'enfant : on obtient globalement plus de 90 % de rémission complète, et plus de 70 % de guérison.
- Pour les LAL de l'adulte : le taux de rémission complète chez l'adulte jeune est de 80 % (beaucoup plus faible chez le patient âgé), mais les rechutes sont fréquentes avec seulement 20 à 30 % de rémissions persistantes (50 % si on peut faire une allogreffe).
- Pour les LAM : on obtient en moyenne 70 % de rémissions complètes (80 % avant 60 ans, 50 % au-delà) et 30 à 40 % de rémissions prolongées (50 % si allogreffe, moins de 25 % après 60 ans).

Rechutes

Elles surviennent le plus souvent dans les 2 premières années de rémission. Le taux de nouvelle rémission est plus faible et la durée plus courte que dans la première poussée, sauf en cas d'utilisation de modalités thérapeutiques différentes (par exemple greffe si non utilisée initialement).

CONCLUSION

Les LA sont des maladies rares, surtout chez le sujet jeune. Les signes cliniques sont souvent peu caractéristiques, et il faut savoir y penser, notamment en sachant interpréter correctement un hémogramme. Même si le diagnostic et le traitement relèvent de services très spécialisés, il faut reconnaître les cas nécessitant une prise en charge urgente, et comprendre les grands principes du traitement, de plus en plus adaptés à la définition d'entités spécifiques et à la prise en compte des facteurs pronostiques.

Points clés

- Les LA sont caractérisées par la prolifération de cellules hématopoïétiques immatures : les blastes.
- Il en existe deux grandes catégories : les LA lymphoblastiques et les LA myéloïdes.
- Les leucémies de l'enfant sont essentiellement des LA lymphoblastiques.
- Les LA myéloïdes touchent essentiellement l'adulte et leur fréquence augmente avec l'âge (la médiane d'âge est de 65 ans).
- Certains facteurs favorisants sont connus, dont l'exposition à des chimio- ou chimio-radio-thérapies anticancéreuses antérieures.
- La présentation clinique est très variable, et certaines présentations nécessitent une prise en charge hématologique en urgence : manifestations hémorragiques, hyperleucocytose, LA à promyélocytes.
- Le diagnostic est soupçonné devant des anomalies de l'hémogramme : présence de blastes circulants (non obligatoires, responsables de l'hyperleucocytose quand elle existe) et des signes d'insuffisance médullaire (anémie, leuconeutropénie, thrombopénie).
- La confirmation du diagnostic nécessite systématiquement une ponction médullaire, permettant l'étude des blastes par plusieurs techniques : cytologique, immunophénotypique, cytogénétique, et en biologie moléculaire.
- Il existe des sous-types particuliers de LA nécessitant un traitement spécifique.
- L'étude cytogénétique (caryotype des blastes) et l'étude moléculaire sont indispensables pour définir le traitement et pour le pronostic.
- Un envahissement neuroméningé doit être recherché par ponction lombaire dans les LA lymphoblastiques, les LA hyperleucocytaires et les LA monoblastiques.
- La survenue d'une CIVD est quasi constante dans la LA à promyélocytes.
- Le traitement varie selon les types de LA, mais comprend en général une chimiothérapie, associée ou non à une greffe de cellules souches hématopoïétiques.

5

Item 163 – Leucémie lymphoïde chronique

Objectifs pédagogiques

- *Diagnostiquer une leucémie lymphoïde chronique*

La leucémie lymphoïde chronique (LLC) est une prolifération lymphoïde monoclonale, responsable de l'infiltration médullaire, sanguine et parfois ganglionnaire par des lymphocytes matures de morphologie normale et de phénotype B. C'est la plus fréquente des leucémies de l'adulte. Elle ne se rencontre pas chez l'enfant, et la médiane d'âge au diagnostic est de 72 ans. Sa découverte est le plus souvent fortuite lors d'un bilan sanguin. Son diagnostic est simple et repose sur deux critères : une hyperlymphocytose sanguine persistant ou augmentant sur un délai de 2–3 mois, et la caractérisation immunophénotypique des lymphocytes sanguins. La LLC reste une maladie incurable, d'évolution chronique mais de progression lente pour une large majorité des patients : un tiers d'entre eux ne nécessiteront pas de traitement et auront une espérance de vie identique à celle de la population non malade. L'association de la chimiothérapie à l'immunothérapie permet d'augmenter la survie des patients traités, mais uniquement chez les patients en bon état général, en raison de leur toxicité. Pour les autres patients, qui présentent des comorbidités mais nécessitent un traitement, le choix doit se porter sur des thérapeutiques moins toxiques afin de préserver la qualité de vie.

DIAGNOSTIC POSITIF

Survenant généralement après 50 ans, le début est souvent insidieux.

Circonstances de découverte

- À partir de l'hémogramme : découverte d'une hyperlymphocytose sur un hémogramme réalisé pour d'autres raisons (bilan de santé, autre maladie…) : c'est la circonstance de découverte la plus fréquente (au moins 50 % des patients).
- Devant un syndrome tumoral, qui s'avère inconstant : polyadénopathies, splénomégalie (rarement isolée).
- Moins fréquemment :
  - par une complication infectieuse révélatrice : zona, pneumopathie récidivante…
  - par les conséquences d'une cytopénie : anémie, thrombopénie.

Hématologie

Éléments du diagnostic

Hémogramme

Il met en évidence une *hyperlymphocytose* suffisamment élevée pour évoquer fortement le diagnostic dans la majorité des cas. Elle est d'importance variable, toujours supérieure à 4 G/L[1] (parfois très élevée et dépassant 100 G/L), et persiste ou augmente au-delà de 6–8 semaines sur plusieurs examens successifs. Les lymphocytes sont le plus souvent de morphologie normale et ont un aspect monomorphe sur le frottis de sang (Figure 5.1).

Une anémie est présente chez environ 30 % des patients. Dans 25 % des cas, la valeur de l'hémoglobine est inférieure à 120 g/L et dans 10 % des cas elle est inférieure à 100 g/L, revêtant un caractère pronostique. Le nombre des réticulocytes est habituellement normal, mais un nombre augmenté (> 150 G/L) est parfois retrouvé.

Une thrombopénie est présente chez environ 15 % des patients, et un nombre inférieur à 100 G/L (retrouvé chez 5–10 % des patients) revêt un caractère pronostique.

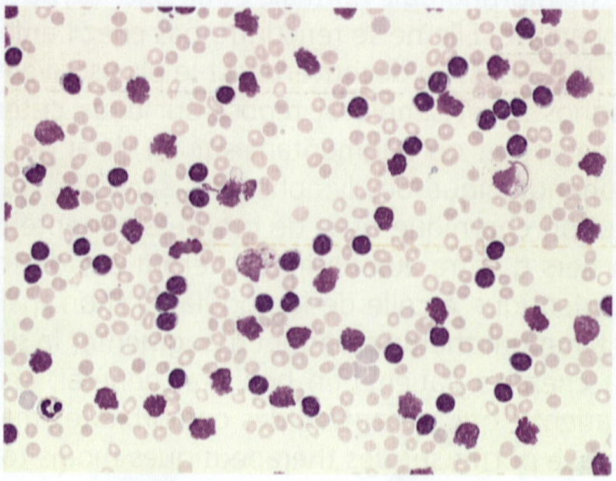

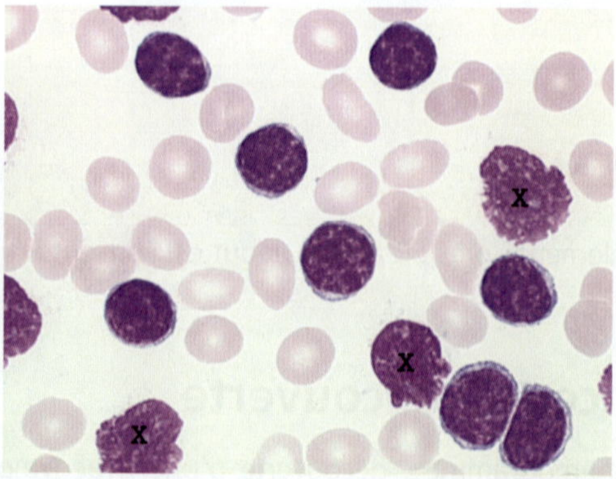

Figure 5.1. Étalement sanguin chez un homme de 67 ans présentant une LLC (faible puis fort grossissement).

Nombreux petits lymphocytes avec noyau arrondi et cytoplasme très réduit. Les lymphocytes de la LLC sont très fragiles et éclatent lors de la confection du frottis : les cellules éclatées (marquées d'une croix sur la photo du bas) s'appellent « ombres de Gumprecht ».

1 Une hyperlymphocytose chronique supérieure à 5 g/L est requise dans les dernières recommandations internationales (2008).

Immunophénotype des lymphocytes sanguins

C'est l'examen essentiel pour confirmer le diagnostic. Réalisé par cytométrie de flux, il recherche l'expression de divers antigènes à la surface des lymphocytes sanguins : il affirme la nature B (présence des antigènes CD19 et CD20), la monotypie des lymphocytes (présence d'une seule chaîne légère d'immunoglobuline sur la membrane, avec une faible intensité d'expression) et il montre la présence de l'antigène CD5 (habituellement présent seulement sur les lymphocytes T).

L'immunophénotype permet de calculer un score (appelé « score de Matutes ») qui varie de 0 à 5 selon l'expression ou non de divers antigènes. Un score de 5 ou de 4 affirme le diagnostic de LLC et élimine les autres causes d'hyperlymphocytose (qui ont des scores de 0 à 2).

Hémogramme et immunophénotype sont les deux examens nécessaires au diagnostic d'une LLC.

Myélogramme

La réalisation d'un myélogramme ou d'une biopsie ostéomédullaire n'a pas d'intérêt et ne doit pas être faite pour affirmer la maladie. On procédera au myélogramme en cas de cytopénies mal expliquées (anémie, thrombopénie) pour en affirmer le caractère central ou périphérique.

S'il existe un syndrome tumoral

La ponction et la biopsie ganglionnaires ne sont pas utiles au diagnostic. Souvent absent au début de la maladie, le syndrome tumoral est la conséquence d'une infiltration lymphocytaire diffuse, pouvant toucher tous les organes. Il se manifeste principalement par des polyadénopathies superficielles, symétriques, non compressives, fermes et indolores, atteignant toutes les aires ganglionnaires, avec ou sans splénomégalie. Plus rarement, une hépatomégalie est retrouvée.

Autres examens

Ils font partie du bilan complémentaire, mais deux sont nécessaires dès le diagnostic :

- l'électrophorèse des protéines sériques : soit elle sera normale (situation la plus fréquente au moment du diagnostic), soit elle montrera une hypogammaglobulinémie (situation la plus fréquente quelques années après le diagnostic, qui favorise les infections à répétition). Dans 10 % des cas, elle objectivera un composant monoclonal, le plus souvent de nature IgM (immunoglobuline M) et inférieur à 5 g/L ;
- la recherche d'un autoanticorps antiérythrocytaire, par un test de Coombs direct : sa présence est associée ou non à une hémolyse.

D'autres examens biologiques peuvent être réalisés en fonction du contexte clinique (bilan d'hémolyse, LDH…).

DIAGNOSTIC DIFFÉRENTIEL

Chez un adulte, toute hyperlymphocytose sanguine doit être contrôlée. Persistant au-delà de 6–8 semaines, elle évoque en premier lieu une LLC. L'examen morphologique des lymphocytes sur le frottis sanguin et l'immunophénotype permettront d'éliminer les *autres syndromes lymphoprolifératifs*, correspondant souvent à la dissémination sanguine de lymphomes non hodgkiniens (LNH) de nature lymphoïde B.

On évoquera trois situations principales, au cours desquelles les cellules lymphoïdes tumorales ont une morphologie qui se rapproche de celle des lymphocytes sanguins, bien qu'ils présentent quelques critères morphologiques particuliers. Ces divers lymphomes ont cependant tous un immunophénotype particulier qui permet de les différencier de la LLC : le score de Matutes est de 2, 1 ou 0.

- Le lymphome de la zone manteau : il se présente souvent dans une forme d'emblée agressive, et dans un tiers des cas il existe une dissémination sanguine (Figure 5.2). L'immunophénotype exprime le CD5 comme les lymphocytes de LLC, mais diffère par l'expression des autres antigènes.
- Le lymphome de la zone marginale ou à lymphocytes villeux : il se présente souvent comme une hyperlymphocytose chronique (Figure 5.3) avec splénomégalie.
- Le lymphome folliculaire : il s'agit d'un LNH très fréquent, qui se présente parfois (5 % des cas) dans une forme avec dissémination lymphomateuse sanguine (Figure 5.4).

Beaucoup plus rarement (< 5 % des cas), une lymphoprolifération de type T sera découverte, avec un immunophénotype montrant l'expression de divers antigènes T. Il s'agit de la leucémie prolymphocytaire T (Figure 5.5) et de la lymphocytose à grand lymphocytes granuleux.

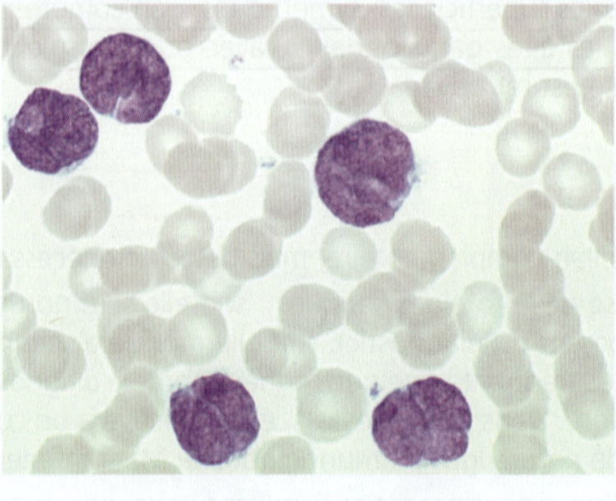

Figure 5.2. Lymphome de la zone manteau en phase de dissémination sanguine.

L'examen du frottis sanguin montre que la majorité des cellules ressemblent un peu à des lymphocytes, bien que la taille cellulaire soit plus importante et l'aspect de la chromatine nucléaire différent. L'immunophénotype montre la nature lymphoïde B, comme dans la LLC, mais retrouve un profil d'expression d'antigènes différent (score de Matutes inférieur ou égal à 2, alors que celui de la LLC doit être de 4 ou 5). Frottis sanguin réalisé chez un homme de 66 ans présentant une polyadénopathie, une splénomégalie et une hyperleucocytose à 61 G/L.

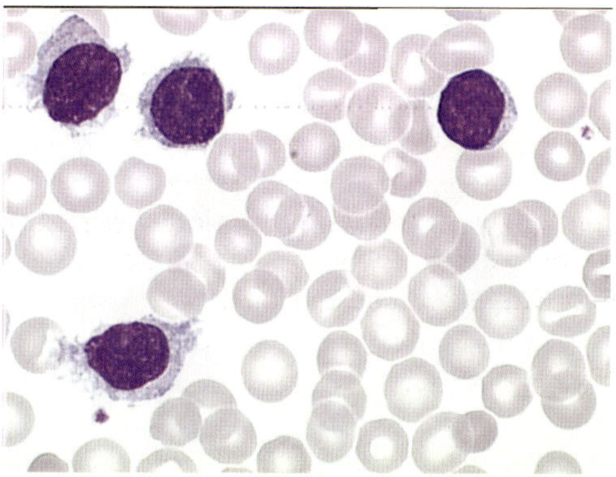

Figure 5.3. Lymphome de la zone marginale avec lymphocytes villeux.

L'hyperleucocytose est constituée de lymphocytes dont le noyau est identique à celui des lymphocytes de LLC, mais dont la membrane externe présente souvent des villosités (cellules à gauche de l'image). L'immunophénotype montre un score de Matutes inférieur à 2. Frottis sanguin réalisé chez un homme de 74 ans présentant une hyperlymphocytose (18 G/L) de découverte fortuite, associée à une splénomégalie modérée.

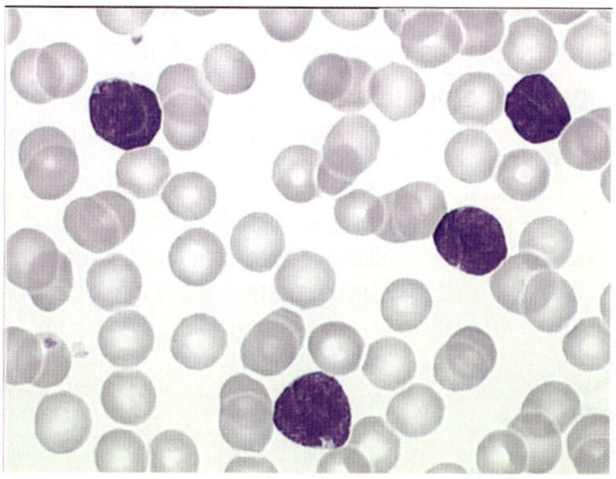

Figure 5.4. Lymphome folliculaire.

Ce lymphome dissémine dans le sang dans 5 % des cas, l'hyperlymphocytose sanguine étant parfois le point d'appel. Les cellules anormales ont une taille réduite et un noyau à chromatine dense, comme pour les lymphocytes de la LLC, mais ici le cytoplasme est presque absent et le noyau présente une encoche profonde. L'immunophénotype, avec un score de Matutes inférieur à 2 et la présence de certains antigènes particuliers, aide à établir le diagnostic. Étalement sanguin réalisé chez une femme de 41 ans présentant une fièvre depuis 2 semaines, une adénopathie axillaire isolée et une lymphocytose à 21 G/L.

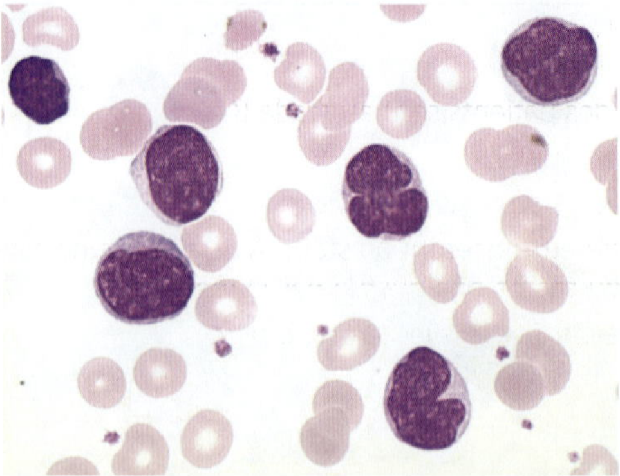

Figure 5.5. Leucémie prolymphocytaire T.
La morphologie des cellules est celle de lymphocytes, mais ici le contour du noyau est parfois nettement irrégulier. L'immunophénotype réalisé montre des antigènes T (le score de Matutes n'est pas réalisable car il se base sur l'expression d'antigènes B). Il s'agit ici d'une patiente de 74 ans présentant une asthénie profonde, une splénomégalie volumineuse et une hyperlymphocytose (77 G/L).

PRONOSTIC ET ÉVOLUTION

Classification clinicobiologique de Binet

Elle est utilisée en France (et en Europe) pour apprécier le pronostic et participer aux indications thérapeutiques :

- stade A : moins de trois aires ganglionnaires atteintes ;
- stade B : au moins trois aires ganglionnaires atteintes ;
- stade C : anémie avec hémoglobine < 100 g/L et/ou thrombopénie avec plaquettes < 100 G/L.

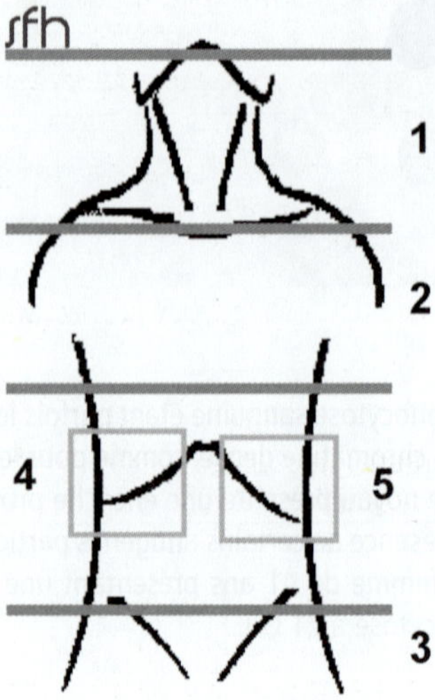

Dans cette classification, la notion d'aire ganglionnaire est bilatérale : par exemple, des adénopathies axillaires droite et gauche constituent une aire ganglionnaire atteinte.

Au moment du diagnostic :

- plus de 70 % des patients sont au stade A ;
- 20 % environ des patients sont au stade B ;
- moins de 10 % des patients sont au stade C.

En ce qui concerne les patients au stade A :

- la moitié d'entre eux resteront au stade A et auront une survie comparable à celle de la population du même âge qui n'a pas la maladie ;
- l'autre moitié évoluera vers les stades B ou C.

À partir du moment où les malades nécessitent un traitement (stades B et C), la survie moyenne devient inférieure à 10 ans.

Autres marqueurs pronostiques

Ils sont nombreux, et utiles pour essayer d'anticiper ces possibilités évolutives :

- temps de doublement de la lymphocytose sanguine ;
- présence de certaines anomalies chromosomiques (recherchées par technique de fluorescence in situ après hybridation [FISH]) ;
- délétion du gène suppresseur de tumeur P53 ;
- détermination du profil muté ou non des gènes d'immunoglobulines ;
- expression de certains antigènes de membrane (ZAP70, CD38)…

COMPLICATIONS

- Infections : les complications majeures

  Elles sont le plus souvent bactériennes (principalement à germes encapsulés, en particulier le pneumocoque), mais aussi virales (herpès, zona).

  Un déficit immunitaire est présent dès le diagnostic ou se précise avec les années : l'accumulation clonale de lymphocytes B provoque une insuffisance médullaire (avec neutropénie) et la diminution progressive de la population lymphoïde B normale se traduit par une hypogammaglobulinémie. Les infections sont aussi favorisées par certains traitements (immunosuppresseurs, corticoïdes).

  La LLC ne constitue pas une contre-indication vaccinale (en particulier pour la grippe et le pneumocoque), sauf pour la fièvre jaune.
- Insuffisance médullaire

  Elle exposera le patient aux complications infectieuses, anémiques et hémorragiques.
- Anémie hémolytique auto-immune ou thrombopénie auto-immune

  Sa survenue impose une prise en charge spécifique.

  Remarque : il peut survenir, beaucoup plus rarement, une érythroblastopénie auto-immune, qui provoque une anémie avec réticulocytes effondrés.
- Lymphome de haut grade

  Dans les premières années de la maladie, il survient un lymphome de haut grade chez environ 5 % des patients, correspondant au syndrome de Richter. On y constate l'apparition ou l'augmentation rapide et asymétrique du syndrome tumoral, avec aggravation des signes généraux et augmentation des LDH.

Augmentation de l'incidence des tumeurs solides

NOTIONS DE TRAITEMENT

Seule une partie des patients nécessite un traitement ou en nécessitera un dans les années suivant le diagnostic. Un bilan préthérapeutique est nécessaire, qui inclut la recherche de comorbidités (estimation de la filtration glomérulaire), un scanner thoraco-abdomino-pelvien, un bilan d'hémolyse, la sérologie des hépatites B et C (risque de réactivation après traitement immunosuppresseur) et la recherche de certaines anomalies cytogénétiques défavorables. D'autres examens biologiques sont préconisés, dans le cadre d'essais cliniques.

La prise en charge d'une LLC a pour buts de :

- contrôler la maladie et respecter la qualité de vie chez le sujet âgé ;
- augmenter la survie chez le sujet jeune.

L'inclusion dans un protocole d'étude prospectif est recommandée chaque fois que cela est possible. Les critères de réponse diffèrent selon le but à atteindre et s'adressent avant tout aux patients inclus dans des essais cliniques. Le traitement de première ligne repose sur l'association d'un agent alkylant, d'un analogue des purines et d'un anticorps monoclonal. L'existence de comorbidités, un âge très avancé ou la présence de facteurs de mauvais pronostic font discuter d'autres modalités thérapeutiques. Des intensifications thérapeutiques (greffes de cellules souches hématopoïétiques) peuvent être proposées chez les patients jeunes à pronostic péjoratif. Les rechutes seront souvent traitées par la reprise du même protocole thérapeutique. Diverses modalités sont actuellement proposées.

Les cas particuliers (présence ou survenue d'une anémie ou thrombopénie auto-immune, d'une érythroblastopénie, d'un syndrome de Richter) nécessitent des traitements spécifiques. De même, il faudra prévenir les complications infectieuses bactériennes (souvent bronchopulmonaires) ou les infections ou réactivations virales.

Points clés

- La LLC est une hémopathie du sujet âgé caractérisée par une hyperlymphocytose sanguine.
- Sa découverte est le plus souvent fortuite, à l'occasion d'un hémogramme demandé à titre systématique.
- Le diagnostic repose sur le frottis sanguin (hyperlymphocytose constituée de petits lymphocytes matures) et sur l'immunophénotypage des lymphocytes.
- La biopsie ganglionnaire et le myélogramme ne doivent pas faire partie de la démarche diagnostique (points négatifs).
- Au diagnostic, 70 % des patients ne nécessitent pas de traitement.
- Les critères thérapeutiques reposent sur la classification de Binet qui comprend trois stades (A, B, C), prenant en compte la masse tumorale et les cytopénies.
- Les principales complications sont auto-immunes (anémie hémolytique, thrombopénie auto-immune) et infectieuses, favorisées par une hypogammaglobulinémie.
- Un tiers des patients ne nécessiteront jamais de traitement au cours de l'évolution.
- Le but du traitement chez le patient sans comorbidités est d'augmenter la qualité de la réponse et la survie.
- Le but du traitement chez le sujet avec comorbidités est de préserver la qualité de vie en utilisant des traitements moins efficaces, mais également moins toxiques.

6

Item 164 – Lymphomes malins

Objectifs pédagogiques

- *Diagnostiquer un lymphome malin*

Les proliférations lymphomateuses recouvrent l'ensemble de la pathologie tumorale clonale développée aux dépens des cellules du tissu lymphoïde ganglionnaire, mais parfois aussi extraganglionnaire.

Le lymphome de Hodgkin (LH) et les autres lymphomes (lymphomes non hodgkiniens [LNH]) peuvent survenir à tout âge. Les lymphomes constituent un groupe pathologique hétérogène dont certaines formes constituent des urgences thérapeutiques (lymphome de Burkitt, par exemple).

Leur fréquence est en augmentation constante dans les pays développés et a doublé au cours des 20 dernières années (incidence actuelle d'environ 8 pour 100 000 habitants). Ils sont favorisés par un terrain d'immunodépression, telle l'infection à VIH (virus de l'immunodéficience humaine).

QUAND SUSPECTER UNE MALADIE LYMPHOMATEUSE ?

Un lymphome peut avoir n'importe quelle localisation et donc se manifester par des symptômes cliniques et biologiques très variés ; cependant, certains tableaux sont plus importants ou fréquents.

Les tableaux principaux

- *Adénopathie(s) périphérique(s)* unique(s) ou non (mais le plus souvent asymétrique[s]) : elle est d'autant plus suspecte que :
  - sa taille est supérieure à 2 cm ;
  - elle est ferme, non inflammatoire, non adhérente aux plans superficiels et profonds ;
  - elle est indolore (sauf les exceptionnelles adénopathies douloureuses à l'ingestion d'alcool dans le LH) ;
  - elle est non satellite d'une porte d'entrée infectieuse ;
  - elle est non contemporaine d'un épisode fébrile transitoire ;
  - son ancienneté est supérieure à 1 mois ;
  - elle peut être accompagnée d'une splénomégalie.
- *Fièvre au long cours* (température supérieure à 38 °C pendant plus de 3 semaines) inexpliquée.
- *Prurit* inexpliqué.

Trois tableaux d'urgence révélateurs

- *Syndrome cave supérieur* rapidement progressif (œdème en pèlerine, turgescence des jugulaires, circulation veineuse collatérale thoracique).
- *Masse abdominale* d'évolution rapidement progressive, notamment révélatrice d'un lymphome de Burkitt chez l'enfant ou l'adulte jeune (douleurs abdominales, syndrome occlusif, compression veineuse).
- Syndrome neurologique de *compression médullaire*.

CONDUITE À TENIR EN PRÉSENCE D'ADÉNOPATHIE(S) SUSPECTE(S) D'ÊTRE LYMPHOMATEUSE(S)

En présence d'une ou plusieurs adénopathie(s) superficielle(s)

- La *ponction ganglionnaire* à l'aiguille fine peut orienter rapidement le diagnostic. Elle peut :
  - ramener du pus franc (à envoyer pour analyse microbiologique) ;
  - montrer des cellules métastatiques de cancer solide ;
  - montrer des cellules lymphomateuses (comme par exemple les cellules de Sternberg d'un LH) ;
  - être peu contributive ;
  - dans ces deux derniers cas, la biopsie-exérèse ganglionnaire s'impose pour affirmer le diagnostic, en préciser le type histologique et participer au pronostic ainsi qu'à la décision thérapeutique.
- La *biopsie-exérèse ganglionnaire* doit être effectuée rapidement, sans perte de temps liée à la répétition de sérologies virales ou de recherche de BK. Le ganglion prélevé sera :
  - le plus suspect, surtout si la ponction a confirmé qu'il était envahi par la tumeur ;
  - le plus facile d'accès parmi les suspects ;
  - en évitant autant que possible l'exérèse d'un ganglion inguinal (risque de lymphœdème) ;
  - en envoyant le ganglion non fixé au laboratoire d'anatomie pathologique.

En présence d'une ou plusieurs adénopathies profondes

Les adénopathies peuvent être abordées selon les cas par ponction guidée sous scanner ou chirurgie : c'est une décision multidisciplinaire incluant le radiologue, le spécialiste d'organe, le chirurgien et l'hématologiste.

Étude du ganglion prélevé

Elle comportera un examen d'anatomopathologie classique (tableau 6.1) qui va distinguer :

- le lymphome de Hodgkin, caractérisé par la présence de la cellule de Reed-Sternberg et d'une réaction cellulaire qui permet de le classer en différents types ;

Tableau 6.1. Lymphomes : aspects histologiques.

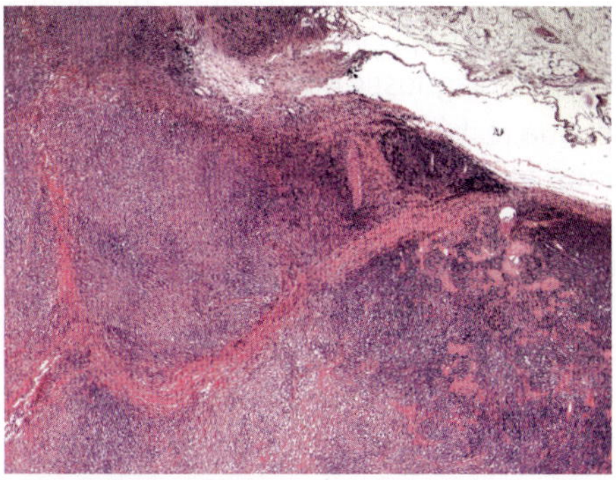	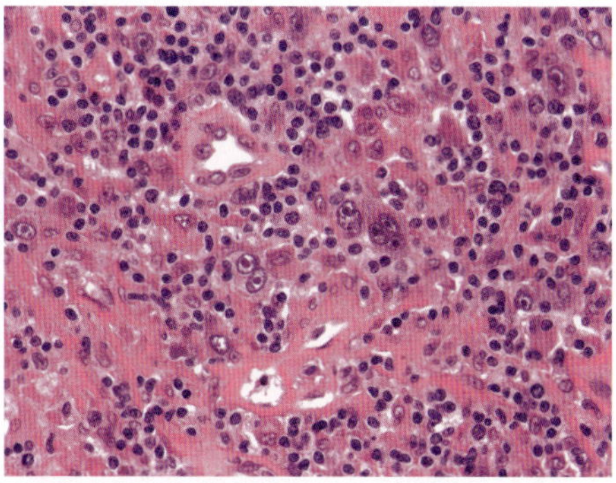
Lymphome de Hodgkin Histologie d'un ganglion axillaire au faible grossissement (×25) : longues bandes de fibrose délimitant des nodules cellulaires (coloration HES : hémalun éosine safranine).	**Lymphome de Hodgkin** Au fort grossissement (×400), on observe des cellules de Sternberg (grande taille, noyau volumineux parfois bi- ou plurinucléé, volumineux nucléoles) entourées de nombreux lymphocytes (HES).
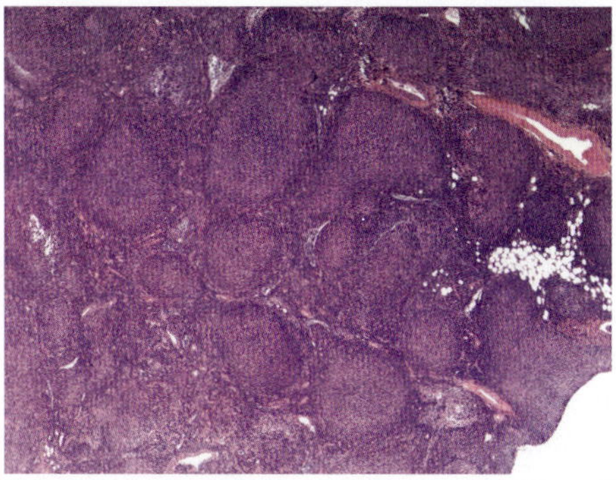	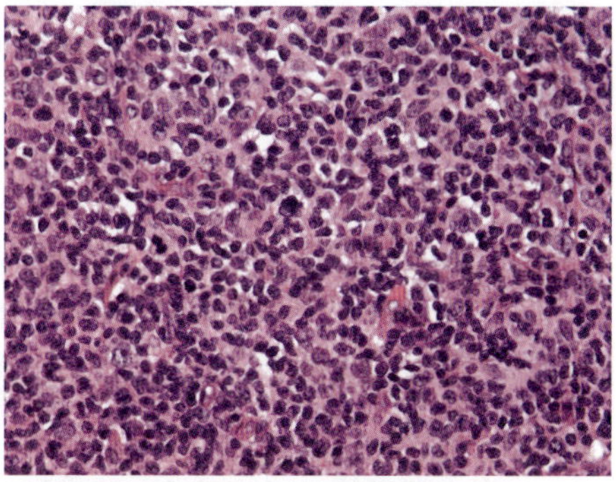
Lymphome folliculaire Histologie d'un ganglion au faible grossissement (×25) : nombreux follicules sur toute la surface ganglionnaire (HES).	**Lymphome folliculaire (×400)** Les cellules des follicules sont presque toutes de petite taille, avec un noyau dense ; seules quelques-unes sont plus grandes, avec un noyau plus clair (HES).
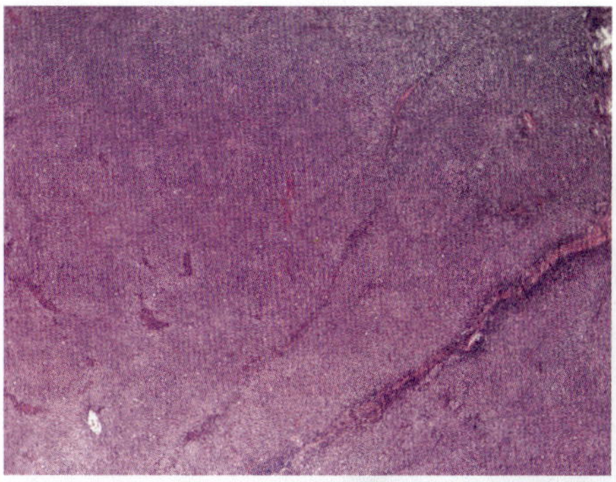	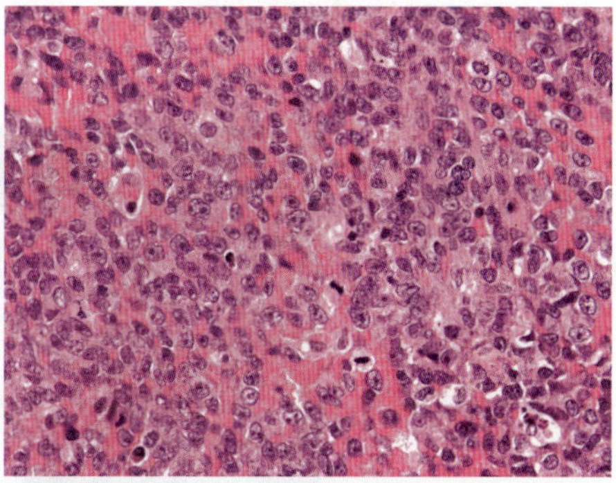
Lymphome diffus à grandes cellules B (×25) La prolifération cellulaire lymphomateuse a totalement envahi le ganglion, de manière diffuse, entraînant la disparition (= destruction) de l'architecture ganglionnaire (HES).	**Lymphome diffus à grandes cellules B (×400)** Les cellules lymphomateuses ont une grande taille et un noyau avec une chromatine claire contenant un ou plusieurs nucléoles ; de nombreuses mitoses sont visibles (HES).

- les lymphomes non hodgkiniens : l'examen morphologique précise l'architecture de la tumeur (folliculaire ou diffus), l'aspect des cellules tumorales (petites ou grandes). L'étude immunophénotypique précise le type B ou T et permettra d'étudier d'autres caractéristiques immunophénotypiques utiles au diagnostic ou au pronostic.

Il doit être complété par un examen cytogénétique recherchant des anomalies acquises, clonales, non aléatoires : t(14;18) des lymphomes folliculaires, t(8;14) des lymphomes de Burkitt, t(11;14) des lymphomes du manteau...

La recherche d'un transcrit de fusion, équivalent de la translocation, peut être faite par biologie moléculaire. Dans tous les cas, une congélation du tissu tumoral sera effectuée. Le diagnostic de lymphome est affirmé à ce stade, et son type histologique déterminé.

EXAMENS NÉCESSAIRES POUR ÉVALUER L'EXTENSION, L'ÉVOLUTIVITÉ, LE TERRAIN VOIRE L'ÉTIOLOGIE

Bilan d'extension topographique

- L'imagerie :
  - cliché thoracique de face ;
  - examen tomodensitométrique (TDM) [figure 6.1] : thorax, abdomen et pelvis ;
  - tomographie par émission de positons (TEP-scan) [figure 6.2] dans certaines formes histologiques (lymphomes agressifs, LH).
- *Un hémogramme :* la plupart des lymphomes sont non leucémiques et les cellules tumorales ne sont pas retrouvées dans le sang. Anémie inflammatoire, lymphopénie et polynucléose neutrophile sont fréquentes. Rarement, une anémie hémolytique sera présente.
- Une biopsie ostéomédullaire.
- Un bilan hépatique et un bilan rénal.
- *Une ponction lombaire* dans les lymphomes agressifs et dans certaines localisations (cerveau, testicule, ORL...).

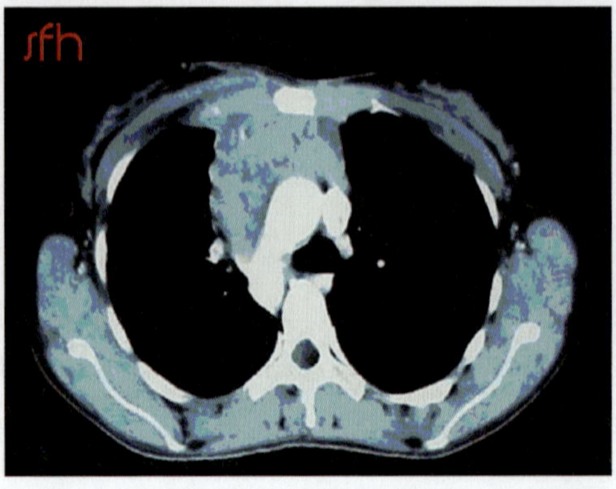

Figure 6.1. Scanner thoracique avec injection : multiples adénopathies latéroaortiques gauches et de la loge thymique (LH).

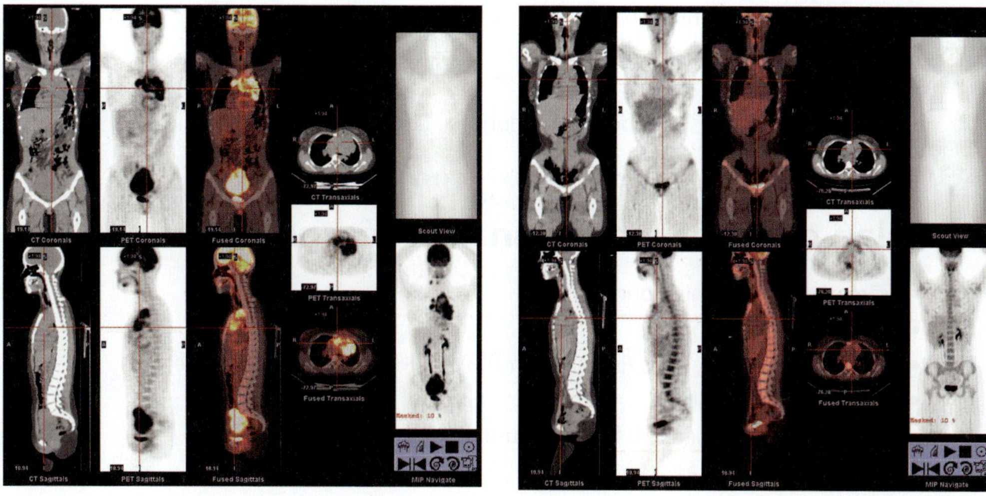

Figure 6.2. La tomographie par émission de positons (TEP), couplée à la tomodensitométrie (TDM), étudie le métabolisme cellulaire par la détection de traceurs radioactifs préalablement injectés par voie intraveineuse.
Il s'agit le plus souvent du fluorodéoxyglucose (^{18}F-FDG), qui étudie le métabolisme glucidique. Cet examen permet d'affiner le bilan d'extension des lymphomes au diagnostic et une évaluation plus fine de la réponse au traitement. **a.** Patiente de 18 ans présentant un LNH à grandes cellules de type B avec deux facteurs de mauvais pronostic selon l'IPI (stade IV d'Ann Arbor et LDH élevées) : lors du bilan d'extension initial, la TEP met en évidence une hyperfixation intense mais hétérogène en regard de la masse médiastinale antérieure, prédominant à gauche, s'étendant depuis la région rétroclaviculaire jusqu'à la hauteur du ventricule gauche, des adénopathies jugulocarotidienne droite, sous-claviculaire gauche et médiastinales ; il existe également une hyperfixation intense, en regard d'une masse pelvienne, et des hyperfixations sur une seconde masse tissulaire de la fosse iliaque gauche et des deux surrénales. **b.** Même patiente, 1 mois plus tard, après deux cures d'immunochimiothérapie : diminution très importante de la fixation de la masse médiastinale, disparition des hyperfixations ganglionnaires jugulocarotidienne droite, sous-claviculaire gauche et médiastinales, mais également des hyperfixations pelviennes et surrénaliennes ; la persistance d'une hyperfixation, même modérée, de la masse médiastinale traduit une réponse partielle (critères de Cheson 2007) à mi-chemin du traitement d'induction (la réponse complète a pu être obtenue au terme du traitement).

- D'éventuels autres examens en fonction de certains signes d'appel : fibroscopie gastrique, coloscopie, examen ORL, radiographies osseuses…
- Au terme du bilan d'extension, le lymphome sera classé selon les différents *stades d'Ann Arbor* :
  - stade I : un seul territoire ganglionnaire atteint ;
  - stade II : au moins deux territoires ganglionnaires atteints du même côté du diaphragme ;
  - stade III : atteinte ganglionnaire sus- et sous-diaphragmatique ;
  - stade IV : atteinte viscérale (foie, poumon) ou médullaire.

Bilan d'évolutivité

- LDH.
- β2-microglobuline.

- Vitesse de sédimentation (VS).
- CRP.
- Fibrinogène.
- Électrophorèse des protides (et immunofixation en présence d'un pic). (pour les hémopathies B).

Bilan du terrain et bilan préthérapeutique

- Créatinine, glycémie, ionogramme.
- Bilan prétransfusionnel.
- Sérologies virales : virus Esptein-Barr (EBV), VIH, hépatite B, hépatite C.
- Test de Coombs direct.
- Anticorps antinucléaires, facteur rhumatoïde.
- Échographie cardiaque.

FACTEURS PRONOSTIQUES

Facteurs pronostiques initiaux liés à la maladie

- *Le type anatomopathologique :* le pronostic est meilleur pour :
  - les lymphomes folliculaires comparés aux lymphomes diffus ;
  - les lymphomes à petites cellules (« indolents, de bas grade ») comparés aux lymphomes à grandes cellules (« agressifs ») ;
  - les LH comparés aux LNH.
- Le stade *Ann Arbor*.
- Le nombre d'atteintes viscérales dans les lymphomes agressifs.
- Le nombre d'atteintes ganglionnaires dans les lymphomes de bas grade.
- Une masse tumorale volumineuse.
- Une anémie.
- Des LDH élevées.

Facteurs pronostiques initiaux liés au malade

- Âge supérieur à 60 ans.
- Atteinte de l'état général avec un score OMS (Organisation mondiale de la santé) supérieur à 2 (tableau 6.2).

Tableau 6.2. **Atteinte de l'état général score OMS.**

0	Absence de symptôme
1	Sujet symptomatique mais pouvant poursuivre une activité ambulatoire normale
2	Sujet alité moins de 50 % de la journée
3	Sujet alité plus de 50 % de la journée
4	Sujet alité en permanence, nécessitant une aide pour les gestes quotidiens

- Présence de signes généraux :
  - A : absence de signe ;
  - B : présence de l'un des signes : fièvre, sueurs profuses, amaigrissement (plus de 10 % du poids du corps les 6 derniers mois).
- Lymphopénie, dans la maladie de Hodgkin.
- Comorbidité associée.

Ces critères sont évolutifs dans le temps et appelés à être modifiés avec l'évolution des traitements. Ils sont regroupés en index pronostiques internationaux :

- IPI (index pronostique international) [tableau 6.3] pour les lymphomes diffus à grandes cellules ;
- FLIPI (Follicular Lymphoma International Prognostic Index) [tableau 6.4] pour les lymphomes folliculaires.

Facteurs pronostiques liés à la réponse au traitement

La mise en rémission complète est le premier critère de bon pronostic. D'autres critères sont en cours d'évaluation ou de discussion entre experts et ne font pas encore partie des recommandations internationales, comme par exemple la normalisation précoce du TEP-scan après deux ou trois cures pour les lymphomes agressifs.

Globalement, pour les LNH de bas grade de malignité, la durée de survie est longue (de l'ordre de 10 ans), mais les guérisons sont exceptionnelles. Elles sont obtenues dans 50 % des LNH agressifs au prix de traitements lourds. Pour le LH, l'espérance de guérison est de 90 % dans les formes précoces, d'un peu plus de 50 % seulement dans les formes étendues.

Tableau 6.3. **Index pronostique international (IPI).**

Il est établi à partir de 5 facteurs :
– l'âge (supérieur à 60 ans)
– le stade clinique (III ou IV)
– un index de performance (égal ou supérieur à 2)
– un taux de LDH (élevé)
– l'atteinte d'au moins 2 sites extranodaux
Il constitue un modèle prédictif significatif à court terme du devenir des patients atteints d'un lymphome agressif. Quatre groupes IPI sont définis :
– faible risque (0 facteur)
– faible risque intermédiaire (1 facteur)
– haut risque intermédiaire (2 facteurs)
– haut risque (3 facteurs ou plus)

Tableau 6.4. **Follicular Lymphoma International Prognostic Index (FLIPI).**

Âge (supérieur à 60 ans)
Stade (III-IV)
LDH sanguine (élevée)
Atteinte nodale (supérieure à 4)
Hémoglobine (inférieure à 120 g/l)

PRINCIPES THÉRAPEUTIQUES

Les décisions thérapeutiques, essentiellement le choix des chimiothérapies, doivent être prises en concertation pluridisciplinaire par des spécialistes, car les stratégies sont en évolution permanente. La participation à un essai thérapeutique doit être proposée au patient si un tel essai le concernant existe. Ces tumeurs sont très chimiosensibles et il n'y a pas d'intérêt pour la chirurgie d'exérèse.

Le traitement des LNH B, les plus fréquents, repose sur la chimio-immunothérapie. Elle associe anticorps monoclonaux anti-B et protocoles de chimiothérapie dont le nombre de cures et l'intensité dépendent de l'âge, du bilan d'extension et de facteurs pronostiques spécifiques.

Il existe divers critères internationaux définissant la rémission complète, la rémission partielle, la maladie stable ou la maladie progressive.

La surveillance post-thérapeutique varie un peu selon le type de lymphome en cause, incluant un examen clinique à des périodes rapprochées puis plus espacées, et une imagerie après 6–12 mois. Pour les patients en rechute ou en progression, diverses options (dont l'autogreffe de cellules souches hématopoïétiques) sont proposées, variant selon le type de lymphome en cause et l'âge du patient.

L'association chimiothérapie-radiothérapie est souvent utilisée dans la maladie de Hodgkin parce que son mode d'extension est longtemps locorégional : ceci justifie une surveillance particulière à très long terme des complications suivantes (« rançon de la guérison ») : pathologie thyroïdienne, notamment hypothyroïdie, sténose des artères coronaires, leucémies aiguës et cancers du sein secondaires. Les approches thérapeutiques actuelles favorisent une optimisation de la prise en charge pour diminuer ces risques à long terme.

Points clés

- Le LH et les LNH peuvent survenir à tout âge, et certaines formes constituent des urgences thérapeutiques (le lymphome de Burkitt, par exemple).
- Une ou plusieurs adénopathies périphériques, une fièvre au long cours ou un prurit inexpliqué sont des modes de découverte fréquents d'un lymphome.
- Trois tableaux d'urgence sont révélateurs : un syndrome cave supérieur ou une masse abdominale rapidement progressifs, ou un syndrome neurologique de compression médullaire.
- La biopsie-exérèse du ganglion périphérique le plus suspect, avec étude anatomopathologique (= type histologique) complétée par une étude du caryotype tumoral, permet le diagnostic.
- Le bilan d'extension (imagerie, hémogramme, biopsie ostéomédullaire, bilan hépatique et ponction lombaire) permet de classer le lymphome selon les différents stades d'Ann Arbor.
- Il faut savoir définir les facteurs pronostiques initiaux liés à la maladie et ceux liés au malade, qui permettent de définir des IPI.
- Les décisions thérapeutiques, essentiellement des chimiothérapies, sont prises en concertation pluridisciplinaire par des spécialistes car les stratégies sont en évolution permanente, et la participation à un essai thérapeutique doit être proposée au patient chaque fois que possible.
- Les LNH de bas grade de malignité ont une durée de survie de l'ordre de 10 ans, mais les guérisons sont moins fréquentes que dans les formes histologiques agressives. En revanche, l'utilisation de traitements lourds permet la guérison dans plus de 50 % des LNH agressifs.

- Pour le LH, l'espérance de guérison est de 90 % dans les formes précoces, d'un peu plus de 50 % seulement dans les formes étendues.
- La surveillance post-thérapeutique varie un peu selon le type de lymphome en cause, incluant un examen clinique à des périodes rapprochées puis plus espacées, et une imagerie après 6–12 mois.

ANNEXE : PRINCIPES DE LA CLASSIFICATION DES LNH

Trois notions sous-tendent la physiopathologie et les classifications des proliférations lymphomateuses.

- Un lymphome est développé à partir d'un équivalent normal d'une cellule du tissu lymphoïde : ainsi, la catégorie de la prolifération lymphomateuse répondra aux critères de différenciation et d'activation du type de cellule lymphoïde impliquée.
- Des anomalies génétiques sous-tendent la transformation maligne et dérégulent l'homéostasie cellulaire (par exemple : balance prolifération et apoptose)
- Des entités sont définies, identifiant des proliférations lymphomateuses répondant à des aspects histopathologiques, immunophénotypiques, cytogénétiques et moléculaires spécifiques et à une évolution clinique caractéristique

• Développement et maturation du système lymphoïde

Ils sont maintenant bien connus.

- Différenciation B : la maturation du système des lymphocytes B est associée à des modifications génomiques, phénotypiques et morphologiques (réarrangement des gènes des immunoglobulines, apparition d'antigènes de différenciation, modification de la taille et de la forme des cellules). Les cellules lymphoïdes B migrent du site précurseur, la moelle osseuse, vers les organes lymphoïdes périphériques, siège de la réponse immune dépendante de l'antigène où sont identifiées plusieurs populations lymphocytaires B en fonction de la rencontre avec l'antigène et de la maturation. Schématiquement, les lymphocytes B périphériques peuvent être divisés en trois catégories principales :
  - les lymphocytes précentre germinatif ou vierges ;
  - les lymphocytes du centre germinatif ;
  - les lymphocytes postcentre germinatif (lymphocytes B mémoires et les plasmocytes).
- Différenciation T/Natural Killer : les lymphocytes T acquièrent dans les organes lymphoïdes primaires (moelle osseuse et thymus) des modifications impliquant aussi les aspects génomiques, immunophénotypiques et morphologiques avec des remaniements séquentiels des chaînes du récepteur T (TCR), de l'expression des antigènes de différenciation permettant l'identification des différents stades de maturation. Après la maturation intrathymique, les cellules T migrent vers les organes lymphoïdes secondaires et vers certains sites préférentiels comme le territoire cutané.

Transformation maligne des cellules lymphoïdes

Elle résultera d'une série de modifications cellulaires aboutissant à une dérégulation du contrôle du cycle cellulaire et de l'apoptose. Des translocations chromosomiques récurrentes impliquant le plus souvent un oncogène et un gène codant pour les chaînes immunoglobulines ou le récepteur T sont directement impliquées dans les modifications cellulaires et sont spécifiquement observées dans certains lymphomes. La présence de virus à pouvoir oncogénique est aussi un des mécanismes de la dérégulation de l'équilibre cellulaire.

Classifications

De nombreuses classifications de ces proliférations tumorales ont été proposées. La classification de l'OMS publiée en 2008 intègre les trois notions définies plus haut et distingue :

- les lymphomes développés aux dépens des cellules lymphoïdes précurseurs B ou T : les lymphomes/leucémies lymphoblastiques B ou T ;
- les lymphomes à cellules B matures :
  - précentre germinatifs ou développés aux dépens de lymphocytes B vierges : lymphome à cellules du manteau, leucémie lymphoïde chronique (une partie) ;
  - d'origine centrofolliculaire : lymphome folliculaire à petites cellules, lymphomes diffus à grandes cellules (une partie), lymphome de Burkitt ;
  - postcentre germinatif ou à cellules B mémoire : lymphomes de la zone marginale, lymphome lymphoplasmocytaire, leucémie lymphoïde chronique (une partie), lymphomes diffus à grandes cellules (une partie), lymphomes du tissu lymphoïde associé aux muqueuses (lymphome du MALT [Mucosa Associated Lymphoid Tissue] gastrique, par exemple).
- les lymphomes à cellules T périphériques (ou cellules T matures), développés aux dépens de différentes sous-populations lymphocytaires de nature T : CD4, CD8, CD8 cytotoxique, ou Natural Killer (ces lymphomes à cellules T matures ont une dissémination sanguine ou non, et une présentation ganglionnaire ou non [par exemple cutanée]).

7 Item 165 – Maladie de Vaquez

Objectifs pédagogiques

- *Diagnostiquer une maladie de Vaquez*

La maladie de Vaquez est un syndrome myéloprolifératif souvent compatible avec une survie prolongée. Elle entraîne une polyglobulie dont le risque majeur à court terme est la thrombose. Le risque à long terme est la transformation en leucémie aiguë ou en myélofibrose.

Survenant généralement après 50 ans, elle est plus fréquente chez l'homme. Les circonstances de découverte sont :

- le plus souvent un *hémogramme* pratiqué lors d'un bilan ;
- une *érythrose* apparue progressivement, cutanéomuqueuse, plus visible au niveau du visage et des mains ;
- des signes cliniques liés à l'*hyperviscosité* (signes vasculaires ou neurosensoriels) : céphalées, vertiges, troubles visuels, paresthésies, thrombose veineuse ou thrombose artérielle ;
- un signe lié au syndrome myéloprolifératif, principalement prurit à l'eau et splénomégalie.

HÉMOGRAMME

Il montre :

- une *augmentation proportionnelle de l'hémoglobine et de l'hématocrite*. Les chiffres à partir desquels on *suspecte* une polyglobulie sont :
  - homme : hémoglobine[1] > 185 g/L ;
  - femme : hémoglobine > 165 g/L.
- une *hyperleucocytose* modérée avec polynucléose neutrophile (deux tiers des cas) ;
- une *hyperplaquettose* (deux tiers des cas).

La vitesse de sédimentation (VS) est nulle ou très basse.

1 Ou *hémoglobine > 170 g/L chez l'homme ou > 150 g/L* chez la femme lorsque ce chiffre est associé à une augmentation d'au moins 20 g/L par rapport aux chiffres antérieurs et sans rapport avec une correction de carence martiale, ou hémoglobine ou hématocrite > 99e percentile de référence selon l'âge, le sexe, l'habitation en altitude, ou une masse globulaire > 125 % de la valeur normale. Référence : critères diagnostiques 2008 de l'Organisation mondiale de la santé (OMS).

DÉMARCHE DIAGNOSTIQUE

On vérifiera, avant de pratiquer des examens complémentaires, que le reste du bilan clinique est normal (en dehors d'une éventuelle splénomégalie déjà citée) et ne comporte en particulier aucun signe en faveur d'une hémoconcentration (diurétiques) ou d'une polyglobulie secondaire : signes d'insuffisance respiratoire ou signes évocateurs d'une tumeur (rein, cervelet).

La maladie de Vaquez est une polyglobulie vraie : l'examen qui permet de l'affirmer est la détermination isotopique de la masse globulaire (> 125 % de la normale). Cet examen n'est cependant plus systématique (en cas d'hématocrite > 60 % ou de signes évocateurs de syndrome myéloprolifératif comme une splénomégalie, une hyperleucocytose et/ou une hyperplaquettose).

La démarche repose prioritairement sur la positivité ou non de la recherche de la mutation JAK2 (JAKV617F) sur les cellules sanguines (polynucléaires et/ou plaquettes), éventuellement précédée par la détermination isotopique de la masse globulaire.

On recherchera par l'interrogatoire et l'examen clinique des signes d'hyperviscosité nécessitant un traitement urgent.

Mutation JAK2 présente

La mutation JAK2 est présente dans plus 95 % des maladies de Vaquez. C'est donc un signe biologique majeur. Cette mutation est cependant retrouvée également dans d'autres syndromes myéloprolifératifs : thrombocytémie essentielle (TE) et myélofibrose primitive (splénomégalie myéloïde). Dans ces deux maladies, la fréquence de la positivité de la mutation est d'environ 50 %.

Cette absence de critère biologique spécifique a mené à la *classification diagnostique des syndromes myéloprolifératifs de l'OMS*[2].

La maladie de Vaquez comporte :

- deux critères majeurs :
  - augmentation de l'hémoglobine à l'hémogramme ;
  - présence de la mutation JAK2 V617F (ou une autre anomalie moléculaire clonale type mutation de l'exon 12 de *JAK2*, par exemple).
- trois critères mineurs :
  - érythropoïétine (EPO) sanguine basse ;
  - pousse spontanée des progéniteurs érythroïdes ;
  - hyperplasie des lignées myéloïdes à la biopsie ostéomédullaire.

Le diagnostic est acquis lorsque l'on a :

- les deux critères majeurs + un critère mineur ;
- ou un critère majeur et deux critères mineurs.

La réalisation des examens permettant l'obtention des critères mineurs peut être programmée dans l'ordre suivant :

- dosage de l'EPO sérique ;

2 Tefferi A, Vardiman JW. Classification and diagnosis of myeloproliferative neoplasms : the 2008 World Health Organisation criteria and point-of-care diagnostic algorithms. Leukemia 2008 ; 22 : 14-22.

- cultures de progéniteurs érythroïdes in vitro (à partir des cellules sanguines ou médullaires) à la recherche d'une « pousse spontanée », c'est-à-dire l'obtention de colonies érythroïdes sans adjonction d'EPO ;
- biopsie ostéomédullaire à la recherche de l'hyperplasie des trois lignées myéloïdes (et d'une éventuelle myélofibrose).

Mutation JAK2 absente

Lorsque la mutation JAK2 est absente, la démarche diagnostique comporte les étapes suivantes, cliniques et biologiques, souvent intriquées dans le temps :

- affirmer la polyglobulie vraie par une détermination isotopique du volume globulaire ;
- éliminer une polyglobulie secondaire ;
- regrouper les éléments en faveur d'une maladie de Vaquez ;
- pratiquer des examens spécialisés pour confirmer le diagnostic.

Détermination isotopique du volume globulaire

Elle est réalisée par une technique de dilution isotopique. Une polyglobulie vraie est définie par un volume globulaire supérieur à 125 % du volume théorique (selon poids, taille et sexe). Il n'est pas nécessaire de pratiquer cet examen en cas d'hématocrite supérieur à 60 %.

Éliminer une polyglobulie secondaire

Les *deux examens majeurs* à pratiquer pour rechercher une polyglobulie secondaire sont :

- l'échographie abdominale ;
- les gaz du sang artériels.

Hypoxémies

Il s'agit de toutes les hypoxémies prolongées et importantes quelle que soit leur cause. Elles sont dominées par les insuffisances respiratoires chroniques, mais on peut citer aussi le syndrome d'apnée du sommeil, les polyglobulies d'altitude, les shunts artérioveineux, les cardiopathies cyanogènes, les hémoglobines hyperaffines pour l'oxygène.

Tumeurs

- Le rein : cancer surtout, avec peu de signes cliniques.
- Le foie : surtout le cancer secondaire du foie sur cirrhose.
- Le fibrome utérin et les autres tumeurs utérines ou ovariennes.
- L'hémangioblastome du cervelet : rare, avec signes cliniques d'hypertension intracrânienne et syndrome cérébelleux.

Regrouper les éléments cliniques et de l'hémogramme classique en faveur d'une maladie de Vaquez

- Âge.
- Absence de signe de polyglobulie secondaire.
- Prurit à l'eau.

- Splénomégalie (deux tiers des cas).
- Hyperleucocytose.
- Thrombocytose.
- Absence de notion de polyglobulie familiale.

Pratiquer les autres examens nécessaires pour rechercher les critères de l'OMS (voir plus haut)

- Le dosage de l'EPO sanguine est en principe bas dans la maladie de Vaquez et élevé dans les polyglobulies secondaires, mais il existe des zones de recouvrement avec les valeurs normales et quelques polyglobulies secondaires.
- La biopsie ostéomédullaire permet de faire le diagnostic et le bilan de syndrome myéloprolifératif.
- Les cultures de progéniteurs hématopoïétiques doivent également être pratiquées.

DIAGNOSTIC DIFFÉRENTIEL

Fausses polyglobulies

Syndromes thalassémiques hétérozygotes

À l'hémogramme, il existe une augmentation du nombre d'hématies, mais elle est particulière, associée à :

- une microcytose des hématies ;
- un hématocrite et une hémoglobine non augmentés.

Le bilan martial est normal et le diagnostic repose sur l'origine géographique, l'enquête familiale et l'électrophorèse de l'hémoglobine.

Ce tableau ne doit pas être confondu avec celui d'une maladie de Vaquez associée à une carence martiale (par exemple par hémorragies gastriques occultes, fréquentes dans cette maladie) : on retrouve alors également une microcytose sans anémie, mais le bilan martial est perturbé (fer sérique et ferritinémie effondrés).

Hémoconcentrations

Il existe une augmentation parallèle de l'hémoglobine, de l'hématocrite et des hématies. Elles correspondent à des tableaux cliniques particuliers : brûlures étendues, prise de diurétique, réanimation…

État de pléthore

Il correspond souvent à des hommes jeunes avec surcharge pondérale et autres facteurs de risque vasculaire associés. La mesure de la masse globulaire est alors normale.

Vraies polyglobulies : les polyglobulies secondaires

Elles ont en commun :

- une augmentation de la masse globulaire ;
- une absence de mutation JAK2 ;

- une EPO sérique élevée ;
- une absence de pousse spontanée des progéniteurs érythroïdes ;
- la disparition de la polyglobulie après le traitement de la cause.

Il s'agit de causes anoxiques ou tumorales (décrites plus haut).

On peut y ajouter les rares polyglobulies congénitales (mutations EPO-R) et les polyglobulies liées à des anomalies de gènes impliqués dans la voie de l'hypoxie (*VHL*, *PHD2*, *HIF2a*, etc.).

COMPLICATIONS

Thromboses

Ce sont les principales à redouter tout le long de cette maladie chronique (première cause de décès). Artérielles ou veineuses, elles sont liées à l'hyperviscosité, à l'hypervolémie, à l'hyperplaquettose. Leur prévention est l'objectif majeur du traitement. Elle sera au mieux assurée en maintenant l'hématocrite au-dessous de 45 %, associé à un traitement par l'aspirine à faible dose et à la lutte contre les autres facteurs de risque vasculaire éventuels (obésité, tabac, sédentarisme).

Complications à long terme

Elles sont communes à tous les syndromes myéloprolifératifs : transformation en myélofibrose secondaire ou en leucémie aiguë myéloïde. Elles surviennent en règle après une ou deux décennies d'évolution de la maladie et ne concernent pas la majorité des patients.

PRINCIPES DU TRAITEMENT

Le but principal du traitement est la prévention des accidents thromboemboliques : elle est réalisée par la diminution de l'hématocrite autour de 45 % et la prescription continue d'aspirine à faible dose.

Saignées

Elles constituent le traitement d'urgence des malades symptomatiques et le premier traitement de tous les patients. Il n'y a pas de contre-indication. Elles doivent être prudentes chez le sujet âgé (tolérance hémodynamique). Elles ont une action immédiate sur le risque vasculaire en diminuant le volume sanguin total. Puis elles induisent une carence martiale (à respecter) et freinent alors l'érythropoïèse.

Elles favorisent cependant l'hyperplaquettose et, dans la majorité des cas, ne constituent pas un traitement de fond. Elles doivent être de 300 ml par saignée, 2 à 3 fois par semaine au début puis tous les 1 à 3 mois en fonction de l'hématocrite.

Aspirine

L'aspirine à faible dose a montré son efficacité dans la prévention des thromboses.

Myélosuppresseurs

Ils sont très efficaces, mais posent le problème de leur potentiel leucémogène à long terme.

Hydroxyurée (Hydrea®)

C'est le plus utilisé : gélules à 500 mg, 2 à 4 gélules par jour en traitement d'attaque avec un contrôle par semaine puis, selon les résultats de l'hémogramme, un contrôle mensuel. Ce médicament entraîne une macrocytose des hématies.

Pipobroman (Vercyte®)

C'est une alternative à l'hydroxyurée : comprimés à 25 mg, même type de traitement et de surveillance qu'avec l'Hydréa®.

Interféron α

Il a montré son efficacité et sera plus volontiers prescrit chez les sujets jeunes et les femmes enceintes.

Points clés

- La maladie de Vaquez est une polyglobulie vraie : la quantité totale de globules rouges (volume globulaire total) de l'organisme dépasse 125 % de la valeur normale.
- On évoque une maladie de Vaquez à l'hémogramme quand l'hémoglobine sanguine dépasse 185 g/l chez l'homme et 165 g/l chez la femme.
- La mutation du gène de transduction du signal JAK2 est présente dans plus de 95 % des maladies de Vaquez.
- La mutation du gène *JAK2* n'est pas spécifique de la maladie de Vaquez.
- La maladie de Vaquez est définie selon l'OMS par des critères majeurs et des critères mineurs.
- On élimine la majorité des polyglobulies secondaires avec une échographie abdominale et la mesure des gaz du sang artériel.
- La détermination isotopique du volume globulaire total est réalisée quand l'hémoglobine sanguine est peu augmentée ou que la mutation du gène *JAK2* n'est pas retrouvée.
- Les thromboses constituent la principale complication à redouter tout au long de la vie.
- L'évolution en leucémie aiguë myéloïde ou vers une myélofibrose sont les deux complications tardives (après 10–20 ans) observées chez un tiers des patients.
- Les saignées sont le premier traitement à mettre en place, en association à l'aspirine et à un myélosuppresseur.

8

Item 166 – Myélome multiple

Objectifs pédagogiques

- *Diagnostiquer un myélome multiple des os*

Le myélome multiple (MM) ou maladie de Kahler est une hémopathie maligne caractérisée par le développement d'un clone de plasmocytes tumoraux envahissant la moelle hématopoïétique. Le MM représente 1 % de l'ensemble des cancers et 10 % des hémopathies malignes, avec un nombre d'environ 4000 nouveaux cas par an en France. L'incidence s'accroît avec l'âge et l'âge moyen au diagnostic est d'environ 65 ans. Le myélome n'existe pas chez l'enfant. Le MM peut être précédé d'un état « prémyélomateux » nommé dysglobulinémie (ou gammapathie) monoclonale d'origine indéterminée (ou d'apparence bénigne) ou MGUS (*monoclonal gammopathy of undetermined significance*). Les causes du MM sont inconnues.

DIAGNOSTIC POSITIF

Dans la forme habituelle, le MM associe :

- infiltration plasmocytaire médullaire ;
- présence d'une immunoglobuline (Ig) monoclonale dans le sérum et/ou les urines ;
- atteinte osseuse.

Principaux signes cliniques

- *Le diagnostic de MM est évoqué de plus en plus souvent (au moins 20 % des cas) chez un patient asymptomatique,* par exemple lors d'un bilan de santé, de l'exploration d'une augmentation de la vitesse de sédimentation (VS) ou suite à une électrophorèse des protéines sériques (EPS) anormale.
- *Lorsque le MM est symptomatique,* l'altération de l'état général et les douleurs osseuses dominent le tableau clinique. Les douleurs osseuses sont présentes au diagnostic chez 70 % des patients et intéressent habituellement le squelette axial (rachis, côtes, bassin). Elles nécessitent volontiers le recours aux antalgiques majeurs et retentissent sur les capacités fonctionnelles des patients. Les fractures pathologiques (dites aussi spontanées) sont fréquentes. Les tuméfactions osseuses (plasmocytomes) sont possibles.
- *L'anémie* peut être révélatrice.
- *Les complications peuvent être inaugurales,* en particulier l'insuffisance rénale, l'hypercalcémie, les complications osseuses ou infectieuses, plus rarement une compression médullaire ou un syndrome d'hyperviscosité.

- Le MM n'est pas, en dehors de sa phase terminale, une maladie fébrile.
- Habituellement, il n'existe pas de tuméfactions des organes hématopoïétiques.

Principaux signes biologiques

VS très augmentée (> 100 mm) dans 85 % des cas

Hors contexte infectieux ou inflammatoire avéré, une VS accélérée doit faire évoquer le diagnostic de MM et faire compléter le bilan en ce sens. Parfois, la VS est peu augmentée voire normale ; c'est le cas dans les MM à chaînes légères, non excrétants, ou lorsque la protéine monoclonale précipite à basse température (cryoglobuline). La mesure itérative de la VS dans le suivi des patients n'a pas de réel intérêt.

Hémogramme

Il peut être normal, mais l'anomalie la plus fréquente est une anémie normochrome, normocytaire, arégénérative. Des rouleaux érythrocytaires sont observés sur le frottis. De multiples mécanismes peuvent expliquer l'anémie : infiltration plasmocytaire médullaire massive, insuffisance rénale, déficit relatif en érythropoïétine (EPO), suppression de l'érythropoïèse par les cytokines, phénomène d'hémodilution, et ultérieurement les traitements administrés. La leucopénie et la thrombopénie sont rares et de mauvais pronostic, reflétant une masse tumorale importante. Au cours de l'évolution, l'insuffisance médullaire peut s'installer jusqu'à une pancytopénie franche, résultat de l'augmentation de la masse tumorale, aggravée par les chimiothérapies reçues. Il est exceptionnel d'observer des plasmocytes dans le sang circulant au diagnostic (2 % des cas, correspondant à la leucémie à plasmocytes : voir plus bas).

Anomalies des protéines sériques et urinaires

La protidémie totale est souvent élevée, liée à la présence d'une grande quantité d'Ig monoclonale. La réalisation d'une EPS et d'une électrophorèse des protéines urinaires (EPU) est indispensable, couplées à une immunofixation (ou une immunoélectrophorèse).

Dans 80 % des cas, l'EPS met en évidence un pic à base étroite correspondant à la présence d'une protéine monoclonale dans la zone des gammaglobulines, des β-globulines, et plus rarement des α2-globulines (figure 8.1). La présence du pic est associée à une diminution de la quantité d'Ig en région γ. Parfois, il n'existe pas d'aspect de pic à l'EPS et il faut évoquer un MM à chaînes légères : l'anomalie sérique se restreint à une hypogammaglobulinémie, souvent sévère. Plus rarement, l'absence de pic correspond à un MM non excrétant ou non sécrétant.

L'EPS pourra être complétée par le dosage pondéral des Ig : quantité élevée d'Ig monoclonale (G ou A) avec baisse ou effondrement des autres classes d'Ig (par exemple : effondrement des IgA et des IgM dans un MM d'isotype IgG).

L'immunofixation ou l'immunoélectrophorèse des protéines sériques permet de typer l'Ig monoclonale pour sa chaîne lourde et sa chaîne légère. Environ 55 % des MM sont d'isotype IgG, 25 % d'isotype IgA, 15 % de type urinaire pur (à chaînes légères) et les 5 % restants sont constitués de variants rares. La classe de chaîne légère, indépendamment de l'isotype, est de nature κ dans deux tiers des cas et λ dans un tiers des cas.

L'électrophorèse et l'immunofixation (ou l'immunoélectrophorèse) des protéines urinaires met en évidence dans 90 % des cas une protéinurie dite protéinurie de Bence-Jones,

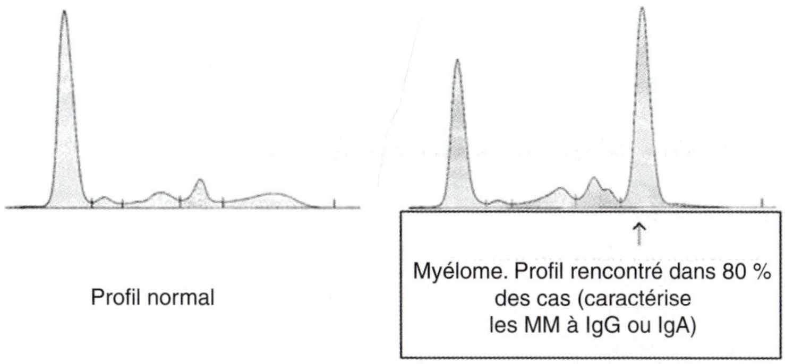

Fig. 8.1. Électrophorèse des protéines sériques.

constituée d'une seule chaîne légère d'Ig, dont l'immunofixation précisera le type, κ ou λ[1].

Le dosage des chaînes légères libres du sérum est préconisé dans la prise en charge des MM à chaînes légères et des MM non ou peu excrétants.

Les EPS et EPU sont des éléments très importants du suivi thérapeutique. Il est en revanche inutile en routine de multiplier les immunofixations, l'isotype de la protéine monoclonale ne se modifiant pas au cours de l'évolution.

Myélogramme : nécessaire pour établir le diagnostic

Il met en évidence une infiltration plasmocytaire qui représente plus de 10 % des éléments nucléés. Des anomalies morphologiques des plasmocytes peuvent être observées, mais elles ne sont pas indispensables au diagnostic (figure 8.2).

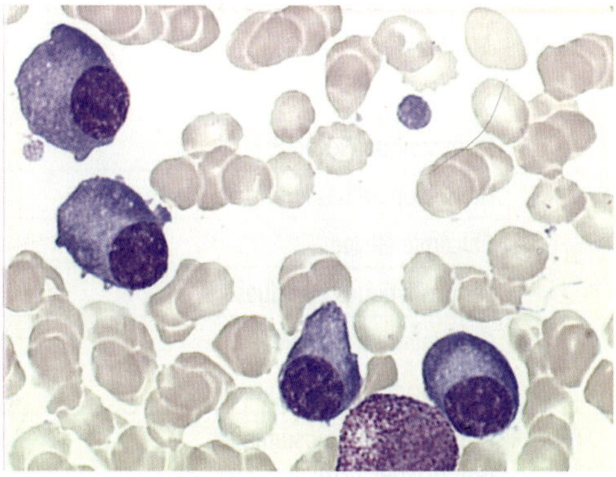

Fig. 8.2. Moelle osseuse au diagnostic du MM.

Les plasmocytes sont aisément reconnaissables par leur cytoplasme très basophile et leur noyau ovalaire et excentré dans la cellule.

1 Cette protéinurie est particulière, car elle précipite quand on chauffe les urines à 70 °C et se redissout à ébullition : ce phénomène de thermosolubilité a été initialement décrit par Bence-Jones.

La ponction médullaire permet en outre l'analyse cytogénétique des plasmocytes (par technique de fluorescence in situ après hybridation [FISH]), dont l'importance pronostique est majeure (voir plus bas, « Facteurs pronostiques du myélome »). La biopsie ostéomédullaire est nécessaire si le myélogramme n'est pas contributif.

Autres éléments biologiques du bilan initial

Ils ont pour but :

- de rechercher une complication : état de la fonction rénale par dosage de la créatinine sérique et calcul de la clairance de la créatinine, dosage de la calcémie pour dépister l'hypercalcémie. Ces deux paramètres seront très régulièrement réévalués dans le suivi des patients ;
- d'apprécier le pronostic (tableau 8.1). Les dosages de la β2-microglobuline sérique (β2m) et de l'albumine sérique sont indispensables ;
- de façon rare, d'observer des troubles d'hémostase (manifestations hémorragiques avec syndrome d'hyperviscosité générant une thrombopathie fonctionnelle, exceptionnellement des troubles de coagulation).

Signes radiologiques

Techniques radiologiques

Tout patient suspect de MM doit avoir un bilan radiologique osseux, la radiologie conventionnelle restant la référence. Le bilan comprend des clichés du crâne, rachis complet, bassin, thorax et grils costaux, humérus et fémurs. Une douleur osseuse brutale justifiera à tout moment la réalisation d'une nouvelle radiographie sur le site douloureux. Il n'est pas indiqué d'effectuer une scintigraphie osseuse. En revanche, l'imagerie en résonance magnétique nucléaire (IRM) peut être utile. La plupart des équipes la réservent à deux situations :

- l'expertise des MM à faible masse tumorale où il n'existe pas de lésions osseuses en radiologie conventionnelle ;

Tableau 8.1. Principaux facteurs de mauvais pronostic.

Liés à l'hôte	Âge élevé
Liés à la tumeur	
Masse tumorale	β2m sérique élevée
	Hémoglobine basse/thrombopénie
	Calcémie élevée
	Lésions lytiques étendues
	Créatinine sérique élevée
	Plasmocytose médullaire élevée
Malignité intrinsèque	Anomalies chromosomiques* [t(4;14), del(17p)]
	Albumine sérique basse
	CRP élevée
	LDH élevée
	Cytologie plasmoblastique*
Traitement	Chimiorésistance

*Analyses réservées à des laboratoires très spécialisés.

- le diagnostic des complications ostéoneurologiques, compressions médullaires ou radiculaires.

L'IRM précise au mieux l'état du mur postérieur de la vertèbre, l'existence d'une épidurite, l'état du cordon médullaire. Moins fréquemment, il peut exister une indication d'examen tomodensitométrique osseux. Le bilan radiologique osseux sera répété lors du suivi, généralement à un rythme annuel.

Aspect des lésions (figure 8.3)

Les signes radiologiques essentiels sont l'ostéoporose (ostéopénie), les lésions ostéolytiques (géodes ou lacunes) et les fractures. Ces anomalies sont souvent associées, mais parfois l'ostéoporose est isolée et difficile à différencier d'une ostéoporose commune. Dix à 20 % des patients n'ont pas de lésions osseuses en radiologie standard. Chez ces

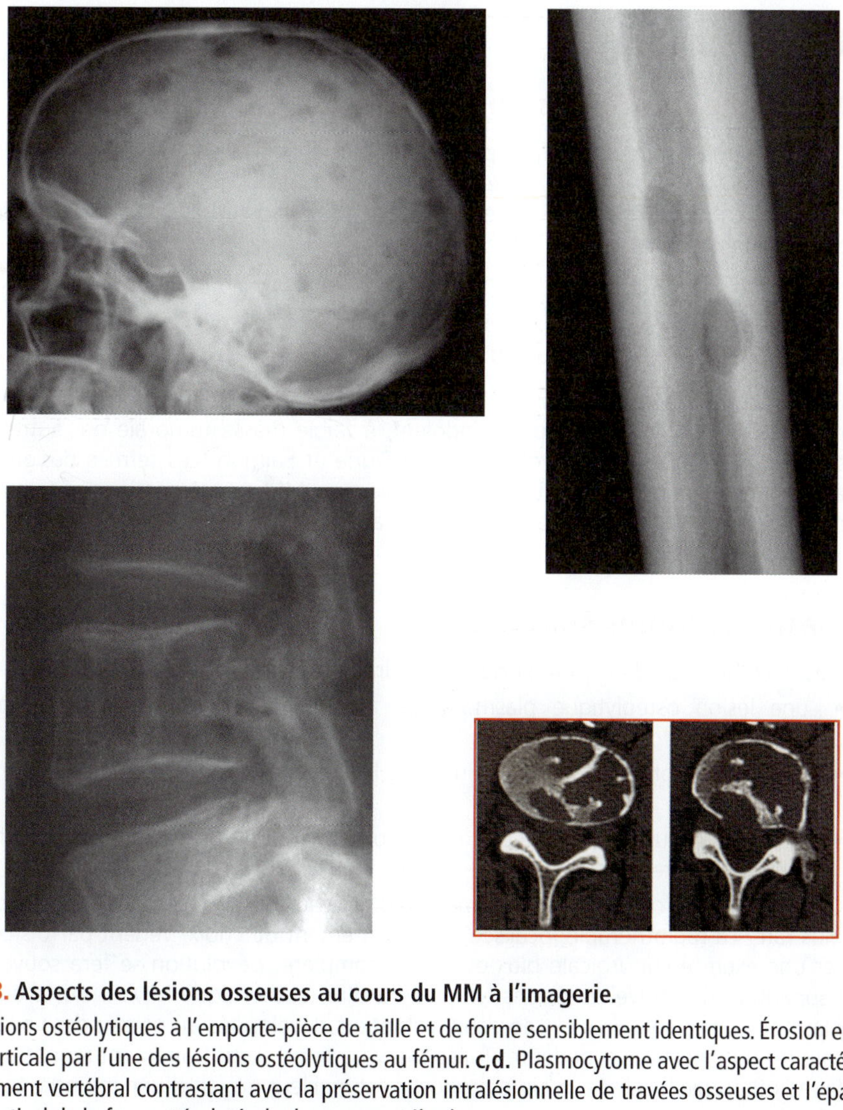

Fig. 8.3. Aspects des lésions osseuses au cours du MM à l'imagerie.

a,b. Lésions ostéolytiques à l'emporte-pièce de taille et de forme sensiblement identiques. Érosion endostée de la corticale par l'une des lésions ostéolytiques au fémur. **c,d.** Plasmocytome avec l'aspect caractéristique d'évidement vertébral contrastant avec la préservation intralésionnelle de travées osseuses et l'épaississement cortical de la face antérolatérale du corps vertébral.

patients, l'IRM mettra en évidence des lésions myélomateuses dans 50 % des cas, définissant un groupe de patients dont la progression se fera plus rapidement vers un stade plus avancé. Certains patients présentent des lésions osseuses radiologiques qui sont cliniquement asymptomatiques.

L'ostéolyse peut toucher tout le squelette mais prédomine là où l'hématopoïèse est plus active, notamment le rachis, les côtes, le sternum, le crâne et les extrémités proximales des fémurs et humérus. Au rachis, l'aspect est volontiers celui d'un tassement en galette. Sur les os longs, courts et plats, on retrouve, avec ou sans fracture, les géodes dites « à l'emporte-pièce » (c'est-à-dire sans liseré de condensation périphérique).

D'une façon générale, l'étendue des lésions osseuses est un facteur pronostique. La reminéralisation sous traitement des lésions osseuses spécifiques est rare, y compris chez les patients répondeurs au traitement.

Formes cliniques

Myélome multiple symptomatique

C'est la forme habituelle, définie par une ou plusieurs atteintes dites d'organe. Il valide un ou plusieurs des critères appelés CRAB, acronyme anglo-saxon correspondant à : hyperCalcémie, insuffisance Rénale, Anémie et atteinte osseuse (*Bone disease*) selon une classification internationale.

Myélome multiple asymptomatique

Il présente les critères diagnostiques du MM, mais sans l'atteinte d'organe (absence de critères CRAB). Il est aussi appelé indolent, à faible masse tumorale ou, autrefois, au stade I de la classification pronostique de Durie et Salmon (ces termes désignent des entités proches sinon identiques). Il évolue vers un MM symptomatique avec un temps de progression variable, parfois de plusieurs années.

Plasmocytomes solitaires

Il est recommandé de ne retenir dans ce cadre que les patients présentant :

- une lésion ostéolytique plasmocytaire avec absence d'infiltration plasmocytaire médullaire en dehors de ce site ;
- des radiographies osseuses et une IRM normales en dehors de l'unique lésion lytique ;
- l'absence ou un taux faible d'Ig monoclonale sérique et/ou urinaire, sans effondrement des autres classes d'Ig.

Considérant ces critères, cette forme clinique tend aujourd'hui à devenir de plus en plus rare. La radiothérapie localisée est le traitement de choix, venant parfois compléter une exérèse chirurgicale plus ou moins complète. L'évolution se fera souvent vers l'apparition de nouvelles lésions lytiques ou d'un authentique MM. Il existe aussi des plasmocytomes solitaires extraosseux, volontiers développés au niveau des voies respiratoires ou digestives supérieures (nasopharynx, sinus). Leur traitement repose aussi sur la radiothérapie localisée, mais le pronostic est meilleur du fait d'une moindre tendance à la dissémination.

Formes selon l'immunoglobuline monoclonale

Le MM à chaîne légère isolée se complique volontiers d'insuffisance rénale. Les MM IgD (2 % des cas) sont presque toujours de type λ, avec insuffisance rénale, hypercalcémie et amylose, de mauvais pronostic. Il existe aussi des MM non excrétants (2 % des cas), biclonaux, et d'exceptionnels MM IgM ou IgE. Parfois, l'Ig monoclonale précipite à basse température (cryoglobuline).

Myélomes ostéocondensants

Très rares, ils s'associent à une polyneuropathie dans 30 à 50 % des cas, alors que celle-ci est rare (3 %) dans la forme habituelle du MM. Cette polyneuropathie, sensitivomotrice, diffuse et progressive, s'intègre parfois dans le cadre plus général d'un syndrome POEMS (Polyneuropathie, Organomégalie, Endocrinopathie, protéine Monoclonale, lésions cutanées [*Skin*]).

Leucémie à plasmocytes

La présentation clinique est proche de celle d'une leucémie aiguë, avec anémie et thrombopénie sévères, plasmocytose sanguine supérieure à 2 G/L, hépatosplénomégalie et fièvre. Le pronostic reste très péjoratif malgré les traitements actuels.

DIAGNOSTIC DIFFÉRENTIEL

Le diagnostic de MM est en règle facile à établir.

- Parfois, les lésions osseuses font discuter une ostéoporose commune sévère ou un cancer secondaire des os, mais le myélogramme et l'étude du sérum et des urines établiront le diagnostic.
- La maladie de Waldenström (composant monoclonal IgM), les exceptionnelles maladies des chaînes lourdes, l'amylose primitive et la maladie des dépôts de chaînes légères ne posent pas de problème diagnostique (présentation bioclinique différente).
- Il en est de même des Ig monoclonales associées aux lymphomes malins non hodgkiniens (organomégalie), à la leucémie lymphoïde chronique (hyperlymphocytose sanguine), de celles rencontrées de façon transitoire au décours d'épisodes infectieux ou de vaccinations, ou associées aux déficits immunitaires.
- Le problème majeur du diagnostic différentiel se situe entre les dysglobulinémies monoclonales de signification indéterminée (MGUS) et les MM à faible masse tumorale. Aucun moyen simple ne permet à ce jour de certifier le caractère bénin d'une dysglobulinémie monoclonale. Seule l'évolution permettra de trancher, l'expansion plasmocytaire médullaire et l'élévation de la protéine monoclonale, a fortiori l'apparition de lésions ostéolytiques et de signes cliniques signant le diagnostic de MM. En pratique, certains éléments simples ont valeur d'orientation. Les MGUS ont un taux d'Ig monoclonale plutôt faible (< 20 g/L si pic IgG, < 10 g/L si pic IgA), une protéinurie de Bence-Jones nulle ou minime, une plasmocytose médullaire faible (< 10 %) faite de plasmocytes non dystrophiques. Bien entendu, il n'existe ni douleurs osseuses ni lésions ostéolytiques et le patient ne présente ni anémie, ni insuffisance rénale ou hypercalcémie (sauf à considérer que ces anomalies aient une autre étiologie). Les MGUS sont fréquentes, retrouvées chez 1 à 2 % des sujets de plus de 50 ans.

Environ 1 % des patients porteurs d'une MGUS évoluent chaque année vers un authentique MM (risque de 10 % à 10 ans), ce qui justifie le maintien d'une surveillance clinique et biologique régulière. La surveillance biologique consiste à contrôler, habituellement tous les 6 mois, l'hémogramme, la créatinine sérique, la calcémie, les EPS et EPU.

FACTEURS PRONOSTIQUES DU MYÉLOME

Les principaux facteurs de mauvais pronostic sont rapportés dans le tableau 8.1.

Une β2m sérique élevée, des anomalies chromosomiques des plasmocytes malins, notamment la translocation t(4;14) et la délétion 17p, une albumine sérique basse constituent les facteurs de mauvais pronostic essentiels. La classification pronostique en usage de nos jours est l'index pronostique international définissant, selon la β2m et l'albumine sérique, trois stades de gravité croissante (tableau 8.2).

PRINCIPALES COMPLICATIONS

Elles sont détaillées dans la figure 8.4.

- Les complications osseuses – fractures pathologiques, compressions radiculaires ou médullaires – et l'hypercalcémie sont fréquentes.
- Cinquante pour cent des patients développeront une insuffisance rénale au cours de leur maladie. L'insuffisance rénale est surtout le fait d'une tubulopathie liée à la toxicité des chaînes légères d'Ig.
- Les infections sont la première cause de décès des patients atteints de MM. Elles sont favorisées par le déficit des classes normales d'Ig et leur risque est majoré par la chimiothérapie (phases de neutropénie). Les infections les plus redoutables sont les pneumopathies (également favorisées par les fractures costales et les tassements vertébraux, responsables d'une insuffisance respiratoire restrictive) et les septicémies. Tous les germes peuvent être en cause, avec une prédominance des cocci à Gram positif (pneumocoques) et des bacilles à Gram négatif (infections favorisées par la chimiothérapie).
- Le syndrome d'hyperviscosité est rare dans le MM.
- L'amylose s'observe dans 5 à 15 % des MM avec des manifestations neurologiques (neuropathie périphérique), rénales, cardiaques et synoviales (syndrome du canal carpien).
- Les syndromes myélodysplasiques et leucémies secondaires sont rares (2 à 3 % des cas), favorisés par l'usage prolongé des alkylants.

Tableau 8.2. Index pronostique international (2005).

Stade	Critères	Survie médiane (mois)
I	β2m < 3,5 mg/L et albumine sérique > 35 g/L	62
II	Ni I ni III	44
III	β2m > 5,5 mg/L	29

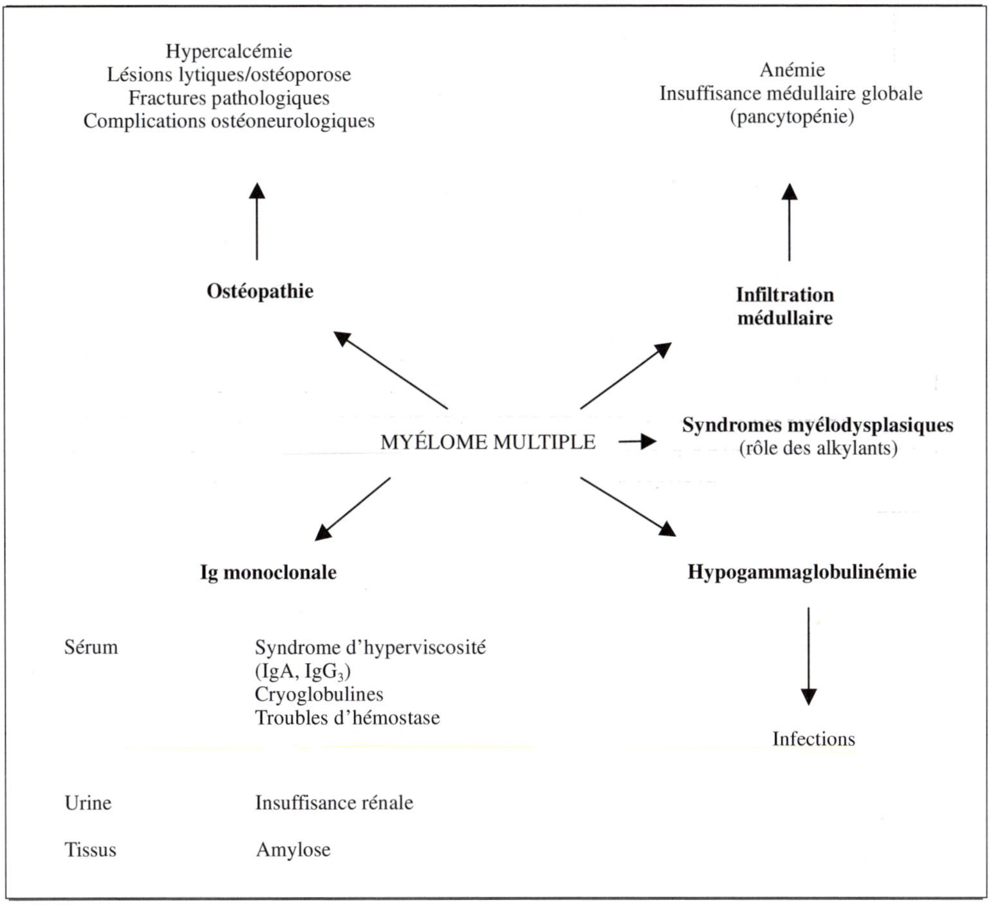

Fig. 8.4. Principales complications du myélome.

TRAITEMENT

Traitement antitumoral

Patients concernés

Il est admis que les MM asymptomatiques ne justifient pas la mise en route immédiate d'une chimiothérapie. Ces patients feront l'objet d'une surveillance clinique et biologique attentive, la chimiothérapie devenant indiquée en cas d'évolution vers un MM symptomatique. Les MM symptomatiques justifient d'emblée la prescription d'une chimiothérapie. L'âge très avancé ne doit pas être en soi un motif d'abstention thérapeutique, mais le traitement sera adapté.

Médicaments

Les médicaments les plus actifs dans le MM sont :

- les alkylants (melphalan [Alkéran®] ou cyclophosphamide [Endoxan®]) ;
- les corticoïdes (dexaméthasone) ;

- le thalidomide ;
- le bortezomib (Velcade®) ;
- le lénalidomide (Revlimid®).

Il faut y ajouter les biphosphonates (clodronate, pamidronate, acide zolédronique), indiqués pour traiter les épisodes hypercalcémiques mais également en traitement au long cours, associés à la chimiothérapie, pour réduire l'atteinte osseuse. Certains patients bénéficient, pour prévenir ou traiter l'anémie, d'un traitement par une EPO recombinante.

Indications thérapeutiques

Schématiquement, les patients les plus jeunes (≤ 65 ans le plus souvent) font l'objet d'un traitement intensif avec administration de melphalan à forte posologie supporté par une autogreffe de cellules souches du sang périphérique. Les patients les plus âgés, considérés comme non éligibles à l'autogreffe, reçoivent une chimiothérapie conventionnelle, habituellement par l'association melphalan-prednisone-thalidomide ou melphalan-prednisone-bortezomib.

Traitement symptomatique

Il est essentiel et associera de façon variable :

- *le traitement de l'anémie* par une EPO recombinante ou les transfusions ;
- *le traitement des infections* par une antibiothérapie précoce, en évitant si possible les antibiotiques néphrotoxiques. Il n'est pas de pratique courante de prévenir les complications infectieuses par la perfusion d'Ig polyvalentes à forte posologie. La vaccination contre la grippe n'est pas contre-indiquée. Le recours à la vaccination antipneumococcique est discuté ;
- *le traitement de l'atteinte osseuse :* la chimiothérapie est le plus efficace des traitements antalgiques. L'existence des douleurs osseuses doit faire prescrire des antalgiques en quantité suffisante, débutant par le paracétamol mais en n'hésitant pas à utiliser les morphiniques. La radiothérapie localisée peut être indiquée sur un foyer tumoral particulièrement douloureux ou sur un site douloureux circonscrit, persistant malgré la chimiothérapie. Une lésion lytique à haut risque de fracture, sur un fémur ou un humérus, pourra justifier une chirurgie orthopédique préventive (enclouage centromédullaire), complétée par la radiothérapie localisée ;
- *les épidurites et compressions médullaires* sont des urgences. Il faudra distinguer, après l'IRM et un avis neurochirurgical, les patients nécessitant une laminectomie décompressive (souvent suivie d'une radiothérapie) de ceux pour lesquels la chirurgie pourra être évitée grâce à la radiothérapie, volontiers associée à la dexaméthasone à forte posologie ;
- *l'insuffisance rénale :* elle doit être prévenue par le maintien d'une bonne hydratation et le traitement des épisodes de déshydratation. Il faut s'abstenir le plus possible de la prescription de drogues néphrotoxiques, prévenir et traiter les épisodes d'hypercalcémie et les infections urinaires. L'utilisation des anti-inflammatoires non stéroïdiens (AINS) est contre-indiquée. L'injection de produits de contraste iodés expose au risque d'insuffisance rénale. De rares patients devront avoir recours à l'épuration extrarénale ;
- *le traitement de l'hypercalcémie :* les épisodes hypercalcémiques sont devenus moins fréquents, du fait de l'utilisation large des biphosphonates. L'hypercalcémie est une

urgence thérapeutique dont le traitement repose maintenant sur l'hydratation et les biphosphonates ;

- *le traitement du syndrome d'hyperviscosité* par les échanges plasmatiques (plasmaphérèses) et la mise en route rapide du traitement hématologique spécifique.

Évolution sous traitement

L'évolution du MM symptomatique ne se conçoit que traitée. La réponse thérapeutique est jugée sur la disparition des signes cliniques et la réduction des anomalies biologiques, en particulier du taux de la protéine monoclonale sérique et/ou urinaire (critère usuel de réponse). La réponse complète se définit par la normalisation de la plasmocytose médullaire et la disparition du composant monoclonal en immunofixation.

Les patients répondeurs atteignent une phase d'indolence de la maladie, dite « phase de plateau », correspondant à des niveaux variables de masse tumorale, pendant laquelle la poursuite de la chimiothérapie par les alkylants est inutile, voire préjudiciable (accroissement du risque de syndrome myélodysplasique secondaire). La « phase de plateau » correspond à une diminution de l'activité proliférante de la tumeur. De durée variable (12 à 36 mois pour la première phase de plateau), elle est toujours suivie d'une rechute, justifiant la reprise de la chimiothérapie. Une à quatre rechutes environ sépareront le diagnostic du décès avec, à chaque reprise évolutive, des réponses plus rares (chimiorésistance) et plus courtes, la dégradation de l'état osseux et la multiplication des complications (figure 8.5).

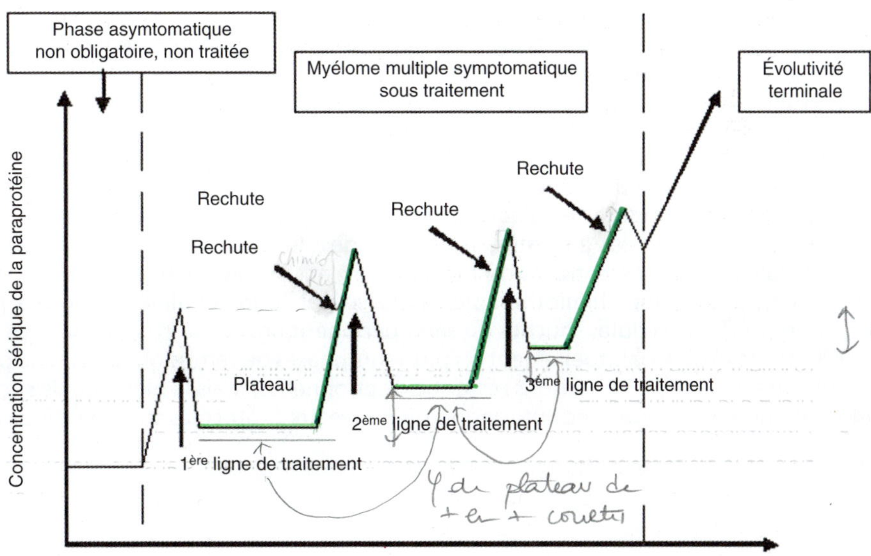

Fig. 8.5. Schéma évolutif classique du MM.

Une succession de phases indolentes post-thérapeutiques (= phases de plateau) et de périodes de reprise évolutive de la maladie se déroulent sur une durée variable s'étendant de moins de 1 an à plus de 10 ans selon les patients.

CONCLUSION

Le MM est une affection hétérogène, avec une survie allant de quelques jours à plus de 10 ans. La médiane de survie est de 40 à 70 mois, le MM restant une hémopathie presque toujours non curable. Le terme de guérison peut être avancé avec prudence chez de rares patients ayant reçu une allogreffe de cellules souches hématopoïétiques. Les traitements intensifs les plus récents, utilisés chez des patients n'ayant pas de facteurs pronostiques défavorables au diagnostic, pourraient permettre des survies très prolongées confinant peut-être à la guérison. Les médicaments les plus récemment introduits, thalidomide, bortezomib et lénalidomide, participent de façon importante à l'amélioration du pronostic.

Points clés

- Le MM est une hémopathie maligne du sujet âgé (âge médian au diagnostic de 65 ans).
- Dans la forme habituelle, le MM associe : infiltration plasmocytaire médullaire supérieure à 10 %, présence d'une Ig monoclonale (dans le sérum et/ou les urines) et atteinte osseuse.
- Altération de l'état général et douleurs osseuses sont les signes cliniques les plus fréquemment rencontrés au diagnostic. L'anémie est aussi fréquente.
- Certaines présentations (20 % des cas de MM) sont des situations d'urgence : insuffisance rénale, infection grave, hypercalcémie, complications osseuses, signes de compression médullaire ; elles constituent aussi les principales complications de l'évolution de la maladie.
- La radiologie conventionnelle est indispensable au diagnostic et comprend des clichés du crâne, rachis complet, bassin, thorax et grils costaux, humérus et fémurs. Les signes radiologiques essentiels sont l'ostéoporose (ostéopénie), les lésions ostéolytiques (géodes ou lacunes) et les fractures.
- Une valeur élevée de la β2m sérique, une valeur basse de l'albuminémie et la présence de certaines anomalies chromosomiques sont les principaux facteurs biologiques de mauvais pronostic.
- Les dysglobulinémies monoclonales de signification indéterminée (MGUS) sont des situations non rares après l'âge de 50 ans, ne présentent aucun signe d'atteinte d'organe du MM, et leur risque d'évolution vers un MM est de 1 % par an.
- Le traitement antitumoral ne s'adresse qu'aux MM symptomatiques. Les médicaments essentiels sont les alkylants, les corticoïdes, le thalidomide, le bortezomib et le lénalidomide. Les patients de moins de 65 ans reçoivent souvent, dans leur traitement initial, une chimiothérapie intensive par le melphalan, supportée par une autogreffe de cellules souches du sang périphérique.
- Le MM traité évolue habituellement en plusieurs phases de rémission (phases de plateau) et de rechute ; les guérisons restent exceptionnelles, mais la médiane de survie (40 à 70 mois) s'allonge avec l'utilisation de nouveaux protocoles thérapeutiques.

9

Item 291 – Adénopathie superficielle

- *Argumenter les principales hypothèses diagnostiques*
- *Justifier les examens complémentaires pertinents*

Les ganglions sont les organes qui drainent la lymphe d'un territoire anatomique. Une adénopathie est une augmentation de volume pathologique d'un ganglion lymphatique, consécutive à :

- une réaction lymphocytaire et/ou macrophagique à une stimulation antigénique locorégionale ou générale, de nature infectieuse ou tumorale, filtrée par le ganglion ;
- une prolifération tumorale primitive du tissu lymphoïde ;
- un envahissement par des cellules malignes non lymphoïdes (métastase ganglionnaire).

La recherche étiologique sera essentielle, à partir de deux situations distinctes selon que l'adénopathie est localisée (un ou plusieurs ganglions dans le même territoire) ou multiple (polyadénopathie).

DIAGNOSTIC D'ADÉNOPATHIE

Circonstances de découverte

Souvent, l'adénopathie est découverte par le patient lui-même. Sinon, c'est lors d'un examen médical systématique ou orienté (par exemple par une douleur locale ou plus rarement des signes de compression).

Diagnostic positif

Il est clinique en présence d'une tuméfaction acquise (> 1 cm) dans l'un des territoires ganglionnaires superficiels : jugulocarotidien, sous-mandibulaire, occipital, sus-claviculaire, axillaire, épitrochléen ou inguinal.

Il faudra *éliminer* :

- un lipome (tuméfaction souple ou molle, située sous la peau, stable, souvent en dehors d'un territoire ganglionnaire) ;
- une tumeur parotidienne (au-dessus et en arrière de l'angle de la mâchoire) ;
- une tumeur sous-maxillaire (dans la région sous-mandibulaire, en avant de l'angle et au-dessous du rebord inférieur de la mandibule, accessible à la palpation par voie externe et endobuccale) ;
- une tumeur de la thyroïde (mobile avec la déglutition) ;

- des kystes congénitaux au niveau du cou ;
- l'hydrosadénite en zone sudoripare, en particulier axillaire : sensible, superficielle et adhérente à la peau ;
- une masse vasculaire artérielle (pulsatile) ;
- une hernie inguinale (impulsive à la toux).

Il faut préciser les caractères sémiologiques de l'adénopathie :

- la taille (exprimée en centimètres) ;
- la consistance :
  - molle, fluctuante (en faveur d'une suppuration) ;
  - dure, ligneuse, rocailleuse (en faveur d'un cancer) ;
  - ferme, élastique.
- la forme : régulière ou non, associée à une périadénite ;
- le caractère douloureux : spontanément, à la palpation ou dans certaines circonstances comme la classique douleur à l'ingestion d'alcool retrouvée dans certains lymphomes de Hodgkin ;
- l'adhérence éventuelle aux plans superficiels et profonds ;
- l'état de la peau en regard : normale, rouge, inflammatoire voire ulcérée ou fistulisée ;
- on fera préciser la date et le mode de début (brutal ou progressif).

Ces caractères seront utiles au diagnostic étiologique, mais il faut insister sur le fait qu'il n'existe *aucun signe sémiologique formel de bénignité* d'une adénopathie.

DÉMARCHE ÉTIOLOGIQUE

Les éléments de cette démarche

Le diagnostic d'adénopathie posé et ses caractéristiques connues, il faut :

- préciser s'il s'agit d'une adénopathie unique ou d'une polyadénopathie :
  - l'examen des autres aires ganglionnaires doit être systématique ;
  - on précisera le siège et la taille de ces ganglions éventuels sur un schéma daté ;
  - on y associera la recherche d'une splénomégalie, d'une hépatomégalie et d'une hypertrophie amygdalienne ;
- recueillir des éléments d'interrogatoire et d'examen clinique utiles à la démarche étiologique :
  - les antécédents et le mode de vie : vaccinations, voyages, cancer, médicaments, métier, animaux, tabagisme… ;
  - une atteinte de l'état général (asthénie, anorexie, amaigrissement…) ;
  - une fièvre, des sueurs voire des frissons ;
  - des signes locaux-régionaux dans chacun des territoires de drainage ;
  - des signes cutanés ou osseux, un syndrome anémique et/ou hémorragique ;
- pratiquer des examens complémentaires : ces examens sont orientés selon les données cliniques :
  - *un hémogramme* sera pratiquement systématique à la recherche de signes en faveur d'une infection (polynucléose neutrophile, syndrome mononucléosique), d'une inflammation (anémie microcytaire ou normocytaire avec vitesse de sédimentation [VS] augmentée) ou d'une hémopathie.

- une radiographie pulmonaire sera souvent utile ;
- *d'autres examens* seront pratiqués en fonction du contexte :
  - prélèvements bactériologiques ;
  - sérodiagnostics ;
  - bilan sanguin inflammatoire et hépatique ;
  - imagerie : échographie ganglionnaire ou abdominale, scanner.

Démarche étiologique en présence d'une adénopathie isolée

L'étude minutieuse du territoire physiologique de drainage lymphatique est alors essentielle à la recherche d'une pathologie infectieuse ou tumorale.

- *Adénopathie cervicale :* cuir chevelu, dents, sinus, ORL, thyroïde.
- *Adénopathie sus-claviculaire* : à gauche, ganglion de Troisier : tube digestif, reins, testicules, pelvis, abdomen ; à droite : poumon, médiastin.
- Une étiologie maligne est de loin la plus vraisemblable en présence d'une adénopathie sus-claviculaire.
- *Adénopathies axillaires* : seins, membres supérieurs, paroi thoracique.
- *Adénopathies inguinales :* membres inférieurs, organes génitaux externes, anus.

Dans tous les cas on recherchera, dans la zone drainée et accessible, une tumeur cutanée (mélanome) et une porte d'entrée infectieuse potentielle : plaie, morsure, griffure.

Trois groupes étiologiques prédominent : les infections, les cancers, les lymphomes.

Infection

Une infection sera d'autant plus suspectée qu'il existe une porte d'entrée, de la fièvre et un caractère inflammatoire de l'adénopathie.

Les infections à staphylocoque ou streptocoque sont souvent en cause en présence d'une plaie ou d'une infection cutanée (panaris et ganglion axillaire, par exemple).

Parmi les autres causes infectieuses :

- la maladie des griffes du chat (lymphoréticulose bénigne d'inoculation), avec une adénopathie parfois volumineuse et une possible fistulisation ;
- la tularémie après contact avec du gibier ;
- les maladies sexuellement transmissibles pour les adénopathies inguinales : syphilis, chancre mou, maladie de Nicolas et Favre ;
- la tuberculose, qui donne souvent une adénopathie « froide » sans signes inflammatoires et évoluant vers la fistulisation (« écrouelle ») ;
- la toxoplasmose, qui peut donner également une polyadénopathie.

La *cytoponction ganglionnaire* avec examen microbiologique pourra être utile pour dépister le germe en cause dans ces adénopathies infectieuses.

Cancer

La recherche d'un cancer dans le territoire de drainage doit être pratiquée en second lieu chaque fois qu'une cause infectieuse ne peut être affirmée.

Des examens complémentaires spécifiques seront nécessaires : imagerie, biopsie.

La *cytoponction ganglionnaire* pourra être utile pour affirmer le caractère néoplasique quand le cancer primitif n'est pas encore connu ou pour affirmer une dissémination.

Le tableau 9.1 résume les localisations les plus fréquentes.

Lymphome

Le diagnostic de lymphome devra être systématiquement envisagé devant toute adénopathie isolée qui n'a pas fait sa preuve au bout de 3 semaines d'évolution. L'atteinte de l'état général (amaigrissement, sueurs ou fièvre) n'est pas systématique et l'hémogramme sera souvent normal, ou ne montrera que des signes indirects inflammatoires.

Les deux examens essentiels sont alors la cytoponction et la biopsie ganglionnaires.

La *cytoponction* a l'avantage d'être facile à réaliser, de donner un résultat rapide et de permettre une étude microbiologique. Elle permet souvent de retrouver des cellules lymphomateuses ou des cellules de Sternberg (lymphome de Hodgkin). Une cytoponction normale ne permet cependant pas d'éliminer un lymphome d'une part et, d'autre part, la biopsie du ganglion sera toujours nécessaire pour affirmer le lymphome et préciser son type histologique.

La *biopsie ganglionnaire* nécessite une organisation préalable et elle est souvent réalisée sous anesthésie générale. Elle permet une étude histologique mais aussi de l'immunomarquage, de la biologie moléculaire ou la réalisation d'un caryotype. C'est le seul examen permettant la classification histologique du lymphome. Une congélation du tissu tumoral prélevé doit être faite. En cas d'anesthésie générale et de forte suspicion de lymphome, une biopsie ostéomédullaire pourra être associée, puisqu'elle sera nécessaire au bilan de ce lymphome.

Tableau 9.1. Territoires physiologiques de drainage lymphatique/métastases ganglionnaires de cancers selon ces territoires.

Siège de l'adénopathie	Territoire physiologique de drainage	Métastases ganglionnaires de cancers
Cervical	Cuir chevelu	
	Sphères ORL et stomatologique	Cancers ORL, langue
	Thyroïde	Cancer thyroïde
Sus-claviculaire	Médiastin, poumons	
	Tube digestif (sous-diaphragmatique)	Cancer abdominal ou pelvien, cancer du sein
	Testicules	
Axillaire	Membres supérieurs	
	Seins	Cancer du sein
Inguinal	Périnée : anus, pénis, scrotum, vulve	Cancer des organes génitaux externes, canal anal
	Membres inférieurs	
Quel que soit le territoire de drainage		Mélanome

Démarche étiologique en présence d'une polyadénopathie

L'hémogramme est l'examen d'orientation principal dans ce contexte. Il peut retrouver :

- des blastes de leucémie aiguë, souvent associés à une anémie et à une thrombopénie. La prise en charge spécialisée et la réalisation d'un myélogramme sont indispensables ;
- une hyperlymphocytose constituée de lymphocytes morphologiquement normaux très évocatrice de leucémie lymphoïde chronique (LLC). Un immunophénotypage des lymphocytes sanguins devra être réalisé ;
- un syndrome mononucléosique révélant souvent une mononucléose infectieuse (avec classiquement fièvre, angine et splénomégalie ; la sérologie EBV [virus Epstein-Barr] sera demandée). Il peut également être en rapport avec une autre cause : virus de l'immunodéficience humaine (VIH), toxoplasmose (adénopathies cervicales postérieures surtout ; la sérologie sera demandée) ;
- des lymphoplasmocytes évocateurs de maladie de Waldenström (avec VS augmentée) ;
- une plasmocytose modérée évocatrice de virose (rubéole) ;
- des cellules lymphomateuses évocatrices de lymphome avec dissémination sanguine.

Lorsque l'hémogramme n'oriente pas, il faudra rechercher :

- une infection VIH ou une toxoplasmose sans syndrome mononucléosique ;
- une syphillis secondaire ;
- une brucellose ;
- une leischmaniose viscérale ;
- une sarcoïdose ;
- un lupus, une polyarthrite rhumatoïde ;
- un médicament (hydantoïnes) ;
- une histiocytose sinusale…

Chacune de ces étiologies aura ses investigations complémentaires propres.

La *biopsie ganglionnaire* reste l'examen de recherche étiologique à pratiquer en l'absence de diagnostic précis.

CHEZ L'ENFANT

La découverte d'adénopathies chez l'enfant est fréquente, en particulier cervicales et particulièrement l'hiver dans un contexte d'épisodes rhinopharyngés. Les étiologies les plus fréquentes sont infectieuses. La crainte d'une cause maligne ou liée à une maladie de système doit cependant imposer une démarche rigoureuse et la consultation de spécialistes.

Parmi les causes, on retrouve principalement :

- la mononucléose infectieuse ;
- l'infection à cytomégalovirus ;
- la rubéole (ganglions occipitaux) ;
- l'infection par le VIH ;
- le syndrome de Kawasaki ;

- les infections à pyogènes ;
- la pasteurellose ;
- la maladie des griffes du chat ;
- la tuberculose.

Points clés

- Toute adénopathie palpable supérieure à 1 cm est pathologique et doit faire rechercher son étiologie.
- Une adénopathie doit faire explorer son territoire de drainage puis faire pratiquer un examen clinique complet et orienté.
- Il n'existe pas de critères sémiologiques de bénignité d'une adénopathie.
- La plupart des adénopathies sont bénignes et infectieuses, mais toute adénopathie qui persiste au-delà de quelques semaines doit être biopsiée.
- Les adénopathies sus-claviculaires évoquent en premier lieu une étiologie maligne.
- Une adénopathie isolée évoque prioritairement une infection locorégionale, un cancer ou un lymphome.
- Devant une polyadénopathie, l'examen prioritaire d'orientation est l'hémogramme.
- La ponction ganglionnaire est très utile pour une étude microbiologique, pour dépister un cancer ou évoquer un lymphome.
- La biopsie ganglionnaire sera toujours nécessaire pour affirmer et typer un lymphome.

10

Item 297 – Orientation diagnostique devant une anémie

Objectifs pédagogiques

- *Argumenter les principales hypothèses diagnostiques*
- *Justifier les examens complémentaires pertinents*
- *Argumenter l'attitude thérapeutique dans les anémies carentielles et planifier leur suivi*

L'hémoglobine contenue dans les globules rouges du sang transporte l'oxygène vers les tissus utilisateurs : tout au long de la vie (adulte), la quantité d'hémoglobine sanguine demeure stable et assure cette fonction vitale.

Si la quantité d'hémoglobine du compartiment sanguin diminue, il apparaît un défaut d'oxygénation tissulaire (hypoxie), que l'organisme va pouvoir compenser (adaptation cardiorespiratoire) ou non, induisant alors une partie de la symptomatologie clinique des anémies.

Interrogatoire, examen clinique et examen attentif de tous les paramètres de l'hémogramme constituent le socle de la démarche diagnostique d'une anémie.

DÉFINITION

L'anémie correspond à la diminution de l'hémoglobine sanguine au-dessous des valeurs de référence à l'hémogramme[1].

La valeur de l'hémoglobine sanguine varie en fonction du sexe (chez l'adulte) et de l'âge, et on évoque une anémie quand :

- homme adulte : hémoglobine < 130 g/L ;
- femme adulte : hémoglobine < 120 g/L ;
- jeune enfant : hémoglobine < 110 g/L ;
- nouveau-né : hémoglobine < 140 g/L ;
- femme enceinte, à partir du 2e trimestre de grossesse : anémie si hémoglobine < 105 g/L.

Chez le sujet âgé, voire très âgé, et en bonne santé, les valeurs normales de l'hémoglobine ne diffèrent pas de celles de l'adulte plus jeune.

1 En réalité, l'anémie correspond à une baisse de la quantité totale d'hémoglobine du compartiment circulatoire, c'est-à-dire une baisse du volume globulaire total (VGT) [VGT et volume total de plasma circulant (VPT) constituent la masse sanguine ou volume sanguin total (VST)]. Le VGT, le VPT et le VST ne sont pas mesurables en pratique quotidienne (ils nécessitent des techniques isotopiques) : on considère que l'hémogramme obtenu après ponction d'un échantillon sanguin (au pli du coude chez l'adulte) est le reflet du VGT et du VPT, ce qui n'est vrai que si le VGT du compartiment circulatoire est inchangé.

Cette définition d'une anémie n'est valable que si le volume plasmatique total (VPT) est resté stable. Si le VPT est augmenté, l'hémogramme va montrer une « *fausse anémie* » ou « anémie par hémodilution ». De telles situations sont facilement identifiables :

- grossesse, à partir du second trimestre ;
- splénomégalies volumineuses ;
- certaines dysglobulinémies monoclonales à taux élevés (myélome IgA, macroglobulinémie de Waldenström) ;
- insuffisance cardiaque sévère.

À l'opposé, une baisse du VPT peut minimiser une anémie vraie (hémoconcentration, panhypopituitarisme, insuffisance surrénale chronique, hypothyroïdie).

Le nombre d'hématies et l'hématocrite n'entrent pas dans la définition d'une anémie ; les autres paramètres de l'hémogramme fournissent en revanche des informations essentielles pour le diagnostic étiologique.

SYNDROME ANÉMIQUE CLINIQUE

Les plaintes les plus fréquentes sont : faiblesse, diminution de la tolérance à l'exercice, fatigabilité accrue au travail, essoufflement, palpitations (ou d'autres signes d'ajustement cardiorespiratoire à l'anémie).

Parfois le patient consulte pour une autre raison, qu'il faut cerner, mais l'interrogatoire et l'examen clinique vont retrouver des signes en rapport avec une anémie.

Parfois, l'anémie est découverte à l'hémogramme : il faut alors rattacher ce signe à la maladie du patient ou savoir s'il est surajouté.

Interrogatoire

Il cherche à préciser le syndrome anémique et les divers éléments permettant d'orienter le diagnostic étiologique ; la démarche est complétée avec l'hémogramme.

Sont indispensables à la démarche : le contexte de découverte de l'anémie, la rapidité d'installation de l'anémie, les antécédents (médicaux et chirurgicaux), les traitements en cours ou passés (notamment : anticoagulants, antiagrégants, anti-inflammatoires non stéroïdiens [AINS]), un recueil des hémogrammes antérieurs, la notion de voyages, les antécédents familiaux (maladie constitutionnelle ?), les signes fonctionnels digestifs, les habitudes alimentaires (régime…), des modifications menstruelles chez la femme en activité génitale, l'existence de troubles digestifs, de douleurs osseuses…

Signes liés à la baisse de l'hémoglobine circulante

Indépendamment de la cause de l'anémie, on observe habituellement l'association d'une pâleur et d'une symptomatologie fonctionnelle liée à l'hypoxie tissulaire.

Pâleur

- Généralisée, cutanée et muqueuse.
- Surtout nette au niveau de la coloration sous-unguéale et des conjonctives.

- Très variable d'un patient à l'autre pour un taux d'hémoglobine identique.
- Elle a d'autant plus de valeur diagnostique que son caractère acquis peut être retrouvé.

Manifestations fonctionnelles hypoxiques

Elles sont souvent révélatrices :

- asthénie ;
- dyspnée d'effort puis de repos ;
- vertiges, céphalées, acouphènes, scotomes, crises convulsives ;
- tachycardie, angor d'effort ;
- souffles cardiaques anorganiques.

L'anémie peut par ailleurs provoquer la décompensation ou l'aggravation d'une pathologie cardiaque ou respiratoire préexistante.

Tolérance clinique de l'anémie (signes de gravité)

Elle dépend :

- de l'intensité de l'anémie définie par le taux d'hémoglobine ;
- de l'existence de pathologies antérieures et en particulier cardiovasculaires, souvent liées à l'âge ;
- de sa rapidité d'installation.

Ainsi, pour une valeur d'hémoglobine identique, une anémie d'installation rapide sera moins bien supportée qu'une anémie d'installation progressive : dans cette deuxième situation, l'organisme a le temps de développer les mécanismes d'adaptation à l'hypoxie tissulaire.

Des manifestations d'intolérance sévère peuvent imposer un traitement transfusionnel d'urgence après réalisation d'un bilan étiologique a minima.

Autres signes à rechercher

Les troubles digestifs ne sont pas rares (modifications du rythme des selles)...

À côté des signes en rapport avec la baisse de l'hémoglobine, il faudra rechercher les signes d'une maladie sous-jacente qui aura pu provoquer l'anémie, et préciser au minimum l'existence (encadré 10.1) :

ENCADRÉ 10.1

DIAGNOSTIC ÉTIOLOGIQUE D'UNE ANÉMIE DE L'ADULTE : APPORT DE L'EXAMEN CLINIQUE.

Ictère, splénomégalie → anémie hémolytique

Signes cliniques de sidéropénie (muqueuses, phanères) → carence martiale

Ascite, circulation collatérale abdominale, hépatosplénomégalie → cirrhose

Glossite, troubles neurologiques → carence en vitamine B_{12}

Syndrome hémorragique cutanéomuqueux → insuffisance médullaire

Adénopathies, splénomégalie → hémopathie maligne

- d'une fièvre évoquant une symptomatologie infectieuse ou inflammatoire ;
- d'une insuffisance rénale ;
- d'une insuffisance hépatique (hépatomégalie, signes d'hypertension portale…) ;
- d'une endocrinopathie ;
- d'un cancer ;
- d'une maladie hématologique (splénomégalie, adénopathies) ;
- d'un ictère…

L'anémie n'est pas un diagnostic, mais un symptôme imposant une recherche étiologique.

Examens biologiques d'orientation devant une symptomatologie anémique

La prescription d'un hémogramme, d'une numération des réticulocytes et une étude de la morphologie des globules rouges sont indispensables. Selon le contexte, on prescrira quelques examens complémentaires :

- bilan inflammatoire ;
- bilan hépatique ;
- bilan d'hémolyse ;
- bilan martial ;
- groupage sanguin si une transfusion est envisagée.

MÉCANISMES DES ANÉMIES

Les anémies sont classées en deux grands groupes selon leur mécanisme (encadré 10.2) :

- les anémies d'origine centrale sont arégénératives : conséquence d'une insuffisance de production médullaire, elles s'accompagnent de réticulocytopénie (réticulocytes < 100 G/L) ;
- les anémies d'origine périphérique sont régénératives : conséquence d'un raccourcissement de la durée de vie dans le compartiment circulatoire, elles s'accompagnent habituellement d'un nombre élevé de réticulocytes (> 150 G/L).

Remarque : il existe des anémies « mixtes », multifactorielles, non régénératives : cirrhoses, insuffisances rénales, cancers, endocrinopathies… fréquemment rencontrées en médecine courante.

L'hémogramme (voir l'item 316) :

- précise l'importance de la baisse de l'hémoglobine ;
- fournit deux indices érythrocytaires essentiels :
  - le volume globulaire moyen (VGM) : normalement compris entre 82 et 98 fL, il définit les anémies microcytaires, normocytaires et macrocytaires ;
  - la concentration corpusculaire moyenne en hémoglobine (CCMH) : elle définit les anémies normochromes et hypochromes (CCMH < 32 g/dL).

S'il existe d'autres anomalies de l'hémogramme (modification du nombre des plaquettes [thrombopénie ou thrombocytose] et/ou du nombre des leucocytes et/ou présence de

ENCADRÉ 10.2

CLASSIFICATION PHYSIOPATHOLOGIQUE DES ANÉMIES.

Anémies d'origine centrale

En commun : un nombre de réticulocytes < 100 G/L (= anémies arégénératives)

- aplasie médullaire : disparition des cellules souches de la moelle osseuse, idiopathique ou secondaire (chimiothérapies, autres...)
- érythroblastopénie pure : disparition isolée des progéniteurs érythroblastiques
- dysmyélopoïèse secondaire à un manque de vitamine B_{12} ou de folates, ou de fer
- dysmyélopoïèse primitive : syndromes myélodysplasiques (états préleucémiques)
- envahissement de la moelle osseuse par des cellules hématopoïétiques anormales (leucémies, lymphomes, myélome...) ou extrahématopoïétiques (métastases d'un cancer, par exemple)
- anomalie de la structure de la moelle osseuse (myélofibrose)
- stimulation hormonale diminuée (déficit en érythropoïétine, hormones)
- présence d'inhibiteur(s) de l'érythropoïèse (TNF, par exemple, dans les inflammations).

Anémies d'origine périphérique

En commun : un nombre de réticulocytes > 150 G/L (= anémies régénératives)

- après pertes sanguines aiguës (hémorragies digestives...)
- régénérations après anémie centrale (chimiothérapies...)
- hémolyses pathologiques (destruction trop précoce des hématies dans l'organisme) :
  - cause extracorpusculaire (extérieure à l'hématie), comme par exemple la présence d'anticorps antiérythrocytaires (situation la plus fréquente)
  - cause corpusculaire (fragilité intrinsèque excessive de l'hématie) : anomalies de la membrane, du système enzymatique ou de l'hémoglobine, presque exclusivement d'origine constitutionnelle (= « anémies hémolytiques constitutionnelles »)

cellules anormales à la formule leucocytaire), elles sont souvent à mettre en avant et aident à orienter plus rapidement la démarche diagnostique de l'anémie.

La numération des réticulocytes est indispensable pour compléter la démarche des anémies normocytaires et macrocytaires.

ANÉMIES MICROCYTAIRES

À la baisse de l'hémoglobine s'associe une diminution du VGM, en pratique :

- < 80 fL pour l'homme et la femme ;
- < 72 fL chez l'enfant.

Ce sont des anémies d'origine centrale, avec trois étiologies principales :

- anémie par carence martiale ;
- anémie des états inflammatoires très chroniques ;
- syndromes thalassémiques.

La réalisation d'un bilan biologique de carence martiale lors de la découverte d'une anémie microcytaire est indispensable.

Anémie par carence martiale +++

C'est la plus fréquente des anémies (elle touche un quart de la population mondiale). Elle est secondaire à la diminution de la synthèse de l'hème dans les érythroblastes de la moelle osseuse par défaut de fer. Chez le sujet sain, il y a peu d'absorption et peu de pertes (1mg par jour chez l'homme, 2 mg chez la femme non ménopausée), car la majorité du fer utilisé par l'érythropoïèse provient du catabolisme des globules rouges sénescents.

Signes cliniques

- Anémie souvent bien tolérée car d'installation très progressive.
- Sera révélée par le syndrome anémique : on recherche des signes de sidéropénie (perte de cheveux, rhagades, anomalies des ongles…).
- Pas d'autre symptomatologie d'ordre hématologique : ni purpura, ni fièvre, ni adénopathies, ni splénomégalie.
- Parfois, la carence martiale est découverte lors d'un hémogramme systématique.

Hémogramme

- Anémie souvent marquée (avec hémoglobine parfois < 60 g/L).
- Microcytaire, avec un VGM diminué, parfois < 60 fL chez l'adulte et < 55 fL chez l'enfant.
- Hypochrome, avec une CCMH pouvant diminuer jusqu'à 26 %.
- Le nombre des leucocytes est normal (avec formule leucocytaire normale), mais la numération des plaquettes sanguines est parfois modérément augmentée.
- La numération des réticulocytes n'est pas utile (elle est basse = anémie arégénérative).

Bilan biologique martial

Il est très anormal, car l'anémie est un processus tardif dans la carence martiale : il doit être réalisé avant tout traitement (par fer ou transfusion).

Le fer sérique (sidérémie) est diminué ou effondré (< 11 µmol/L). Ce résultat ne peut être interprété qu'en association avec :

- soit la capacité totale de fixation de la transferrine (augmentée) et le coefficient de saturation de la transferrine (diminué) ;
- soit le dosage de la transferrine ou sidérophiline (augmentée) ;
- soit le dosage de la ferritine sérique (effondrée : < 20 µg/L chez la femme, < 30 µg/L chez l'homme et la femme ménopausée).

Diagnostic positif et différentiel

Le diagnostic positif ne nécessite que l'hémogramme et le bilan martial.

Le diagnostic différentiel s'effectue avec l'anémie des états inflammatoires chroniques et des syndromes thalassémiques, en prenant en compte la situation clinique, l'hémogramme et le bilan martial, avec un bilan inflammatoire et une électrophorèse de l'hémoglobine selon les cas.

Diagnostic étiologique

Une anémie par carence en fer est presque toujours liée chez l'adulte à une hémorragie chronique, distillante, parfois occulte, d'origine digestive ou gynécologique :

- chez la femme jeune, les causes gynécologiques prédominent ;
- les causes digestives sont les plus fréquentes chez l'homme et la femme ménopausée.

L'interrogatoire est primordial ; la recherche de sang dans les selles est souvent décevante, et les explorations endoscopiques seront indispensables en l'absence de cause gynécologique[2]. Indépendamment de l'étiologie, une cause favorisante devra être recherchée : médicament (AINS, traitement anticoagulant), pathologie de l'hémostase.

La carence d'apport s'observe surtout chez le nourrisson et parfois chez la femme jeune multipare avec grossesses rapprochées. On évoque une carence d'absorption en cas de gastrectomie (couplée à une carence en B_{12}), de maladie cœliaque… Les autres situations de carence (dénutrition, causes psychiatriques [syndrome de Lasténie de Ferjol], géophagie ou hémosidérose pulmonaire de l'enfant) sont à évoquer au cas par cas.

Traitement

Le traitement étiologique doit toujours être réalisé lorsqu'il est possible (retrait d'un stérilet ou ablation d'un polype utérin, d'un polype digestif…). Le traitement martial comporte la prescription d'un sel de fer ferreux per os, à la posologie de 100–200 mg par jour chez l'adulte, et ce pendant une durée minimale de 3 mois. Le patient doit être prévenu des conséquences digestives de ce traitement : selles noires, nausées (elles seront moins importantes en cas de prise du médicament au cours du repas, mais l'absorption sera moindre). La consommation importante de thé gêne l'absorption du fer, de même que la prescription de gels d'alumine. Le traitement parentéral doit être réservé aux très rares cas où un traitement per os bien conduit s'avère impossible ou inefficace (maladies rénales, maladie cœliaque).

Le fer sérique puis l'hémogramme se normalisent en environ 1 mois, mais le traitement doit être poursuivi au moins 3–4 mois : le critère d'arrêt est la normalisation de la ferritinémie (reflet de la reconstitution du stock de fer). Un bilan martial et un hémogramme seront donc réalisés après 3 mois, puis renouvelés éventuellement en fonction des résultats. L'absence de normalisation de l'hémogramme devra faire rechercher une non-compliance au traitement ou une recherche étiologique incomplète.

Les transfusions sanguines sont exceptionnellement nécessaires, l'indication reposant sur la tolérance clinique.

Anémie inflammatoire, ou anémie des maladies chroniques

Secondaire à un excès de cytokines pro-inflammatoires, elle est observable dans tous les grands états inflammatoires chroniques (cancers, arthrite rhumatoïde…). Elle est habituellement modérée et normochrome normocytaire. Cependant, lorsque l'état inflammatoire

2 La découverte d'une lésion digestive bénigne (hernie hiatale par exemple) ne dispense pas d'une exploration endoscopique complète afin de ne pas méconnaître une pathologie néoplasique (cancer colique).

persiste au-delà de 6–8 semaines, une microcytose et une hypochromie s'installent progressivement (déviation du fer vers les macrophages). Une polynucléose neutrophile et/ou une augmentation des plaquettes sanguines sont fréquentes. En dehors des signes cliniques de la maladie causale, on retrouve des signes biologiques d'inflammation : augmentation de la CRP, du fibrinogène, des α2-globulines.

Le bilan martial retrouve un fer sérique diminué, mais :

- la ferritinémie est normale ou augmentée ;
- la CTF est basse ;
- la transferrine sérique est basse (hypercatabolisme de cette protéine).

Remarque : la prescription de l'un de ces trois paramètres biochimiques suffit en pratique.

Syndromes thalassémiques et hémoglobinoses microcytaires

Ils se caractérisent par une anémie souvent très discrète voire absente, mais parfois sévère, et une microcytose importante (VGM = 55–70 fL). Plus de 400 millions d'individus sont concernés dans le monde, avec une répartition géographique qui concentre la majorité des cas dans le pourtour méditerranéen et en Asie du Sud (thalassémies), en Afrique (α-thalassémie et hémoglobinose C) ou en Asie (thalassémies, hémoglobinose E).

Le diagnostic est évoqué en France dans deux situations :

- parfois devant une anémie sévère découverte à la naissance ou qui se constitue au cours de la première année de vie, dans un contexte familial évocateur et correspondant respectivement à une α- ou une β-thalassémie majeures. Il existe une hémolyse excessive dans ces situations. L'électrophorèse de l'hémoglobine permet de porter rapidement le diagnostic ;
- le plus souvent, il s'agit de la découverte, sur un hémogramme prescrit pour des raisons non hématologiques, d'une microcytose nette (VGM = 55–70 fL) associée à une hémoglobine à peine diminuée voire normale, sans signe fonctionnel d'anémie.

Parfois, le nombre de globules rouges est un peu augmenté (= micropolycytémie ou pseudopolyglobulie) ; la CCMH est normale ou un peu diminuée. Le nombre des réticulocytes et le bilan martial sont normaux. Diverses anomalies morphologiques des globules rouges aident à orienter le diagnostic, mais celui-ci sera affirmé avec l'électrophorèse de l'hémoglobine (α- ou β-thalassémie mineure, hémoglobinose C des Africains ou hémoglobinose E des Asiatiques) [Figure 10.1].

Autres causes d'anémie microcytaire

Une anémie avec microcytose, inconstante et d'importance variable, est signalée dans diverses circonstances rares : déficit en vitamine B_6 (alcoolisme ++), anémies sidéroblastiques constitutionnelles (exceptionnelles), parfois le saturnisme.

Anémies normocytaires non régénératives

Le VGM est normal (en pratique compris entre 80 et 100 fL chez l'adulte) ; le nombre de réticulocytes est normal ou diminué (< 100 G/L), ce qui traduit l'origine centrale de l'anémie.

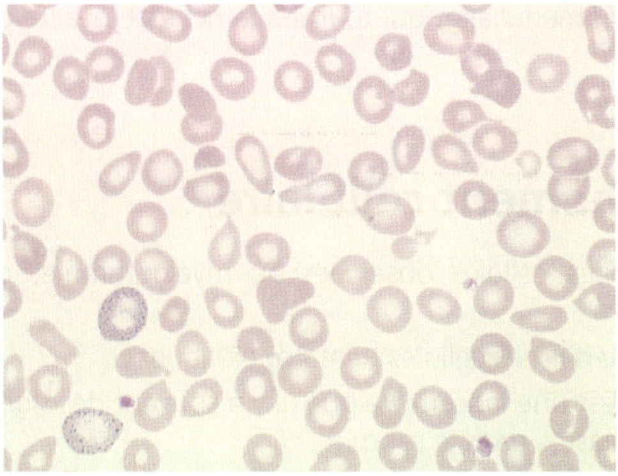

Figure 10.1. Anomalies morphologiques des hématies au cours d'une β-thalassémie mineure hématies ponctuées, hématies déformées en forme de larme ou de poire.

Anémies multifactorielles

Dans de nombreuses situations, l'anémie n'est que l'un des symptômes d'une maladie plus générale et son exploration sera limitée.

Selon le contexte, il convient de réaliser quelques examens complémentaires orientant vers :

- un état inflammatoire chronique : augmentation des paramètres de l'inflammation (CRP, fibrinogène, vitesse de sédimentation, hyper-α2 à l'électrophorèse des protides), avec fer sérique diminué et transferrine basse ;
- une hépatopathie : dosage des γGT ;
- une insuffisance rénale chronique : créatinémie, en tenant compte de l'âge ;
- une pathologie endocrinienne : dosages de cortisol, TSH et T4 ;
- une hémodilution ou un hypersplénisme (recherche d'une splénomégalie).

En dehors de ces situations (majoritaires), la ponction médullaire avec myélogramme doit être réalisée. Elle permet de caractériser différents tableaux.

Moelle osseuse pauvre à l'aspiration

Érythroblastopénie isolée

Il y a peu d'érythroblastes (< 5 %) au myélogramme, mais les autres lignées médullaires ne sont pas atteintes. Situation peu fréquente, évoquant :

- chez le petit enfant : soit une maladie constitutionnelle (maladie de Blackfan-Diamond : rarissime), soit une infection virale (parvovirus B_{19}) ;
- chez l'adulte : la prise de certains médicaments, une maladie auto-immune ou l'existence d'un cancer digestif ou d'un thymome.

Frottis médullaire globalement pauvre en cellules

Après avoir éliminé un échec du prélèvement médullaire, il faut envisager l'existence d'une *aplasie médullaire* ou d'une *myélofibrose* : ce sont les deux indications principales d'une biopsie ostéomédullaire, qui fournira la richesse exacte de la moelle et portera le diagnostic définitif.

Moelle richement cellulaire

Selon la nature des cellules observées au myélogramme, on retient trois grandes situations :

- moelle envahie par des cellules hématopoïétiques :
  - blastes : c'est une leucémie aiguë (il y a souvent des signes d'insuffisance médullaire, des blastes dans le sang) ;
  - plasmocytes en grand excès : c'est un myélome multiple (il y a souvent des douleurs osseuses, une anomalie à l'électrophorèse des protéines sériques) ;
  - lymphocytes matures : leucémie lymphoïde chronique ou lymphome lymphocytique selon qu'il existe ou non une lymphocytose sanguine (il y a souvent des adénopathies, parfois une splénomégalie) ;
  - cellules lymphomateuses : c'est un lymphome malin (il y a souvent un syndrome tumoral).
- moelle envahie par des cellules non hématopoïétiques (cellules métastatiques) : sein, rein, thyroïde, prostate (la maladie cancéreuse est habituellement symptomatique) ;
- moelle riche en cellules de l'hématopoïèse mais qui présentent des anomalies morphologiques (dysplasie) : c'est un syndrome myélodysplasique (voir l'item 161).

ANÉMIES NORMOCYTAIRES RÉGÉNÉRATIVES

Le nombre des réticulocytes est supérieur à 150G/L : ce sont des anémies d'origine périphérique. Trois grandes situations sont à envisager : anémie après hémorragie aiguë ou associée à une régénération médullaire (dans ce dernier cas, le contexte est le plus souvent évident, par exemple une chimiothérapie), ou à une hémolyse pathologique.

Anémie posthémorragie aiguë et régénération médullaire

L'hémorragie aiguë se caractérise par une perte de sang total (= perte d'une partie de la masse sanguine totale) : « on saigne à hématocrite constant ». Les signes cliniques sont parfois discrets (penser aux hémorragies non extériorisées) mais peuvent aller jusqu'à un état de choc. Après arrêt du saignement, le VST se reconstitue par afflux liquidien et l'anémie apparaît (après 1 à 2 jours) : elle est habituellement normocytaire et proportionnelle à la perte sanguine.

L'augmentation du nombre des réticulocytes ne survient que 3 à 5 jours après l'hémorragie aiguë, délai nécessaire à la moelle osseuse pour réagir à la baisse de l'hémoglobine. Il est nécessaire de vérifier l'absence de carence martiale secondaire avec la prescription d'un hémogramme et d'un bilan martial après 4–6 semaines.

En début de traitement des anémies non régénératives, ou en phase de sortie d'aplasie médullaire (souvent après chimiothérapie), le nombre des réticulocytes augmente, prémisse à la correction ultérieure de l'anémie.

Anémies hémolytiques

On distingue deux tableaux cliniques : l'hémolyse chronique (pâleur, ictère, splénomégalie) et l'hémolyse aiguë (tableau de douleur lombaire ou abdominale atypique, choc et hémoglobinurie). L'hémolyse induit une augmentation de la bilirubine libre traduisant le catabolisme de l'hémoglobine, et une haptoglobine basse ou effondrée (traduit la fixation de l'hémoglobine libre et l'élimination du complexe hémoglobine-haptoglobine). LDH et fer sérique élevés sont des signes indirects d'hémolyse.

On recherche en premier lieu un contexte évocateur : hémolyse constitutionnelle, maladie hématologique, intoxication par des toxiques, accident transfusionnel. Deux examens sont prioritaires dans la recherche étiologique :

- l'hémogramme, qui retrouve une anémie d'importance variable selon les situations, normocytaire ou parfois modérément macrocytaire du fait de la forte réticulocytose, et parfois une érythromyélémie (accompagne la régénération médullaire) ; il sera précisé une *recherche d'anomalies morphologiques des globules rouges sur frottis sanguin*, de *Plasmodium* (selon le contexte)…
- le test de Coombs direct, qui met en évidence un anticorps antiérythrocytaire fixé à la membrane du globule rouge.

En cas de fièvre, la réalisation d'hémocultures et d'une goutte épaisse à la recherche de *Plasmodium* (selon le contexte) sera immédiate.

Anémies hémolytiques extracorpusculaires

Elles sont secondaires à la destruction des globules rouges par un élément externe.

Anémies hémolytiques immunologiques : test de Coombs direct positif

L'anamnèse oriente souvent le diagnostic étiologique :

- hémolyse allo-immune post-transfusionnelle, ou dans le cadre d'une maladie hémolytique du nouveau-né ;
- anémie hémolytique auto-immune (AHAI), pour laquelle l'étude immunohématologique précisera la nature de l'anticorps fixé sur les globules rouges (IgG, IgM, complément), le titre et l'optimum thermique (chaud ou froid) [tableau 10.1] ;
- hémolyse immunoallergique médicamenteuse (nombreuses classes thérapeutiques). Rares, elles sont liées à une sensibilisation par un médicament et à la formation d'un complexe antigène-anticorps.

Tableau 10.1. AHAI.

AHAI à autoanticorps chauds	AHAI à autoanticorps froids
Anticorps de type IgG Optimum d'activité à 37 °C	Anticorps de type IgM Actifs dès 4 °C
Pathologies associées : – idiopathiques – hémopathies lymphoïdes – lupus – kyste de l'ovaire – infections (virales) – traitement α-méthyldopa	Pathologies associées : – idiopathiques – maladie des agglutinines froides – lymphomes – infections bactériennes (mycoplasme) – infections virales (cytomégalovirus [CMV], mononucléose infectieuse [MNI], virus de l'immunodéficience humaine [VIH])

Hémolyses mécaniques

Il existe un obstacle au flux sanguin, et les globules rouges se fragmentent au contact de cet obstacle. Le test de Coombs direct est négatif. L'examen du frottis sanguin montre la présence de schizocytes (= globules rouges fragmentés). Selon le contexte, on envisage : microangiopathies thrombotiques, hémolyses sur valve, circulations extracorporelles….

Hémolyses infectieuses

Paludisme, septicémies constituent des urgences médicales (Figure 10.2).

Hémolyses toxiques

Elles surviennent souvent dans un contexte évocateur : venin de serpent, champignons vénéneux, saturnisme, hydrogène arsénié…

Anémies hémolytiques corpusculaires

Ce sont des anémies héréditaires, constitutionnelles : l'un des composants du globule rouge est défectueux. Le test de Coombs direct est toujours négatif.

Anomalies de la membrane du globule rouge

- La sphérocytose héréditaire ou maladie de Minkowski-Chauffard : fréquente en France, elle est autosomale dominante, liée à divers types d'anomalies moléculaires altérant la membrane du globule rouge, qui se sphérise lors du passage dans le sang (Figure 10.3). Splénomégalie et ictère sont presque constants, alors que l'hémolyse est d'importance variable, chronique, avec des poussées, et l'anémie est souvent modérée, parfois compensée ; il y a toujours une grande hyperréticulocytose ; le VGM est normal. En dehors du contexte familial, le diagnostic repose sur la présence de sphérocytes sur le frottis sanguin (Figure 10.3), la diminution de la résistance des hématies aux solutions hypotoniques, l'autohémolyse in vitro augmentée. L'Ektacytométrie et le test à l'éosine 5 malmeimide (EMA) (test cytométrique mettant en évidence la perte de protéines membranaires) affirment le diagnostic.
- La splénectomie améliore les formes symptomatiques.

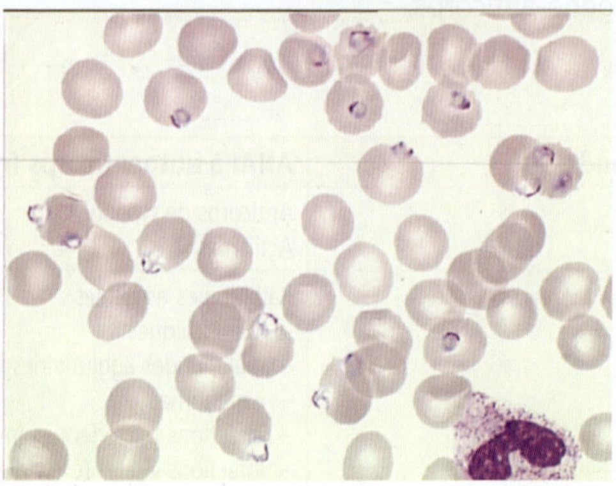

Figure 10.2. Présence de Plasmodium falciparum dans les globules rouges.

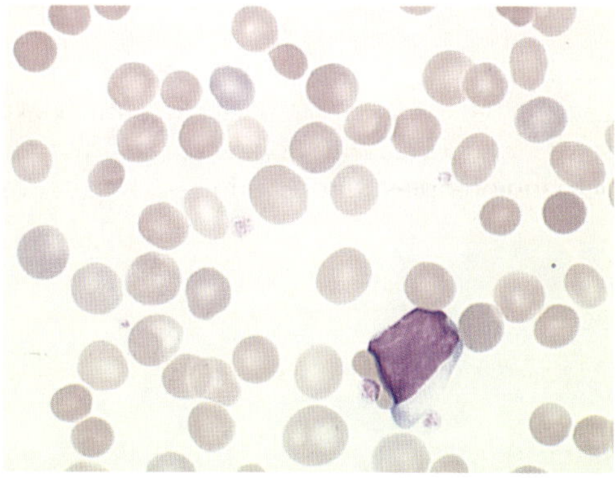

Figure 10.3. Sphérocytose héréditaire de Minkowski-Chauffard.

Présence de sphérocytes : hématies qui ont perdu leur aspect biconcave et sont devenues des sphères, devenant très denses et de diamètre réduit.

Anomalies du système enzymatique du globule rouge

De nombreuses enzymes du globule rouge peuvent être déficientes. Le déficit en glucose-6-phosphate déshydrogénase (G6PD) est le plus fréquent, lié au chromosome X, souvent observé dans la race noire (il en existe de nombreux variants moléculaires). Souvent il s'agit d'une hémolyse aiguë, d'intensité variable mais parfois très sévère, induite par un médicament oxydant ou un toxique (parfois par la fièvre, l'infection, l'ingestion de fèves) ; l'hémogramme revient à la normale en dehors des crises. Parfois, la maladie se présente comme une anémie hémolytique chronique modérée avec poussées hémolytiques déclenchées par des médicaments ou par la fièvre.

Anomalies de l'hémoglobine

- Les syndromes thalassémiques dans leurs formes homozygotes ont une composante hémolytique ; ils ont été abordés avec les anémies microcytaires.
- La drépanocytose : maladie autosomique récessive, c'est la plus fréquente des hémoglobinopathies. Elle touche principalement les sujets originaires d'Afrique noire et est liée à mutation de la chaîne β de la globine. Seuls les homozygotes sont symptomatiques et présentent une anémie profonde avec hémolyse dès l'enfance, associée à des manifestations thrombotiques sous la forme de douleurs articulaires ou abdominales (crises vaso-occlusives liées à l'absence de déformabilité des globules rouges qui contiennent de l'hémoglobine S). Les complications infectieuses (secondaires à une asplénie progressive) sont la principale cause de décès durant l'enfance. Le diagnostic est évoqué par la présence de drépanocytes ou hématies en faucille (Figure 10.4) sur le frottis sanguin, et affirmé par l'électrophorèse de l'hémoglobine (absence d'hémoglobine A, jusqu'à 100 % d'hémoglobine S).
- Il existe de nombreuses autres hémoglobinoses, sans ou avec anémie (voir également « Anémies microcytaires »).

Hémoglobinurie nocturne paroxystique

C'est la seule anémie hémolytique d'origine corpusculaire qui soit acquise : elle est liée au déficit en une protéine de la membrane du globule rouge. Maladie rare de l'adulte, elle se caractérise par des poussées d'hémolyse nocturne. L'immunophénotypage des

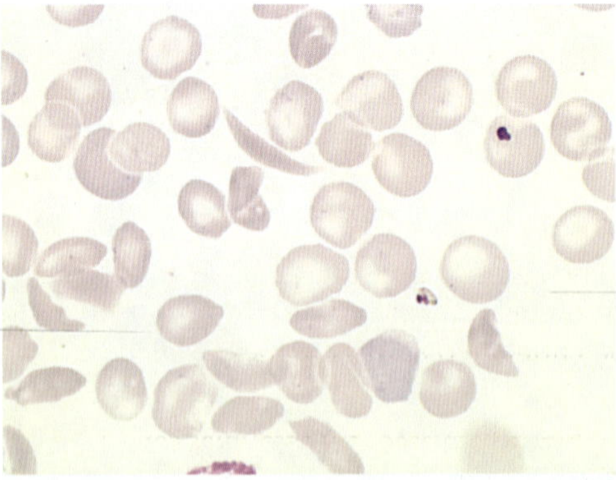

Figure 10.4. Drépanocyte (hématie en faucille) caractéristique d'une drépanocytose homozygote.

globules rouges ou des leucocytes sanguins montre le défaut en certaines protéines membranaires (favorisant l'hémolyse).

ANÉMIES MACROCYTAIRES

Elles sont définies par un VGM supérieur à 100 fL chez l'adulte. Il s'agit le plus souvent d'anémies non régénératives (réticulocytes < 100 G/L). Si le nombre de réticulocytes est augmenté (> 150 G/L), on réoriente le diagnostic vers celui des anémies régénératives (les grandes hyperréticulocytoses provoquent souvent une petite macrocytose).

Diagnostics à envisager en premier lieu

- Insuffisance thyroïdienne, évoquée par l'examen clinique et confirmée par le dosage des hormones thyroïdiennes.
- Cirrhose, évoquée par l'examen clinique et confortée par un bilan hépatique.
- Prise de certains médicaments, essentiellement ceux qui interviennent dans le métabolisme de l'ADN : les chimiothérapies (alkylants, hydroxyurée, méthotrexate), les sulfamides, les anticomitiaux, certains antirétroviraux…

En dehors de ces circonstances, et avant tout traitement, en particulier transfusionnel, il faudra prescrire un dosage de vitamine B_{12} et des folates sériques, puis une ponction médullaire si les dosages ne sont pas effondrés. Deux situations doivent être envisagées : une carence en vitamine B_{12} ou en folates, ou un syndrome myélodysplasique.

Les syndromes myélodysplasiques sont traités dans l'item 161.

Anémies par carence en vitamine B_{12}

Maladie de Biermer

Elle est rare, surtout rencontrée au-delà de 50–60 ans et chez la femme. Il s'agit d'une maladie auto-immune provoquant une absence de sécrétion du facteur intrinsèque, indispensable à l'absorption intestinale de la vitamine B_{12}.

La vitamine B_{12} (tout comme l'acide folique) est indispensable à la synthèse de la thymidine et donc de l'ADN : son absence provoque un défaut de reduplication de l'ADN, qui perturbe tous les organes à renouvellement cellulaire rapide, principalement les érythroblastes et le tissu digestif.

Aspects cliniques

Symptomatologie anémique d'intensité variable, généralement bien tolérée malgré sa profondeur, du fait d'une installation progressive, accompagnée de différents symptômes témoignant de l'atteinte d'autres organes.

- Signes digestifs :
  - glossite atrophique vernissée, avec troubles sensitifs à l'absorption de mets chauds ou épicés, caractéristique mais inconstante. La langue est lisse, dépapillée, avec plaques érythémateuses saillantes et sèches (glossite de Hunter) ;
  - d'autres troubles digestifs sont parfois au premier plan : douleurs, diarrhées, constipation.
- Signes cutanés :
  - peau sèche, squameuse, ongles cassants ou perte de cheveux sont parfois présents. Parfois, une hyperpigmentation est notée au niveau des paumes et des plantes ;
  - vitiligo fréquent ;
  - ictère.
- Manifestations neurologiques :
  - inconstantes, parfois trompeuses, prenant l'aspect d'un déficit sensitivomoteur périphérique : paresthésies, disparition des réflexes, multinévrites ou atteinte centrale (ataxie, signe de Babinski, incontinence anale ou urinaire) ;
  - dans la forme évoluée, le tableau neurologique réalise une sclérose combinée de la moelle avec une quadriparésie associée à une incontinence (tableau généralement irréversible) ;
  - manifestations neuropsychiques parfois au premier plan (souvent troubles du comportement qui, chez un sujet âgé, peuvent être trompeurs et égarer le diagnostic).
- Manifestations auto-immunes parfois associées : myxœdème, thyroïdite, diabète.

Biologie générale

- Hémogramme :
  - anémie souvent sévère avec hémoglobine parfois inférieure à 50 g/L ;
    - macrocytaire avec un VGM généralement supérieur à 110 fL ;
    - arégénérative (nombre de réticulocytes $<$ 50 G/L).
  - le nombre des leucocytes est normal ou diminué (neutropénie), et les neutrophiles présentent une hypersegmentation nucléaire (nettement visible sur le frottis sanguin) ;
  - le nombre des plaquettes est normal ou diminué. Plus rarement, il est très faible ($<$ 30 G/L), associé à des signes hémorragiques.
- Signes biologiques d'hémolyse : augmentation de la bilirubine libre et des LDH, baisse de l'haptoglobine (secondaires à la destruction intramédullaire excessive d'érythroblastes dans la moelle osseuse) : associés à un nombre faible de réticulocytes, ils évoquent une hémolyse intramédullaire.
- Dosage sérique de la vitamine B_{12} :
  - il doit être réalisé avant tout traitement : il montre des valeurs inférieures aux normales (N = 200–800 pg/ml), mais la baisse est variable et non proportionnelle à l'anémie ou aux troubles neurologiques ;

- le dosage des folates sanguins retrouve des valeurs normales, parfois augmentées ou diminuées (par malabsorption).

- Ponction médullaire :
  - elle n'est pas toujours réalisée, surtout quand le diagnostic est évident ;
  - elle objective une moelle riche en précurseurs érythroblastiques, dont la taille est très importante (= mégaloblastes), avec un noyau d'aspect immature contrastant avec un cytoplasme plus différencié : c'est l'aspect d'asynchronisme de maturation nucléocytoplasmique. Cet aspect caractéristique ne s'observe que dans les situations de carence en vitamine B_{12} ou folates (indépendamment de l'étiologie).

Diagnostic positif et diagnostic différentiel

La définition de la maladie de Biermer nécessite :

- d'affirmer la carence en vitamine B_{12} (dosage sérique) ;
- par maladie gastrique : achlorhydrie totale, histaminorésistante, au tubage ;
- par déficit de sécrétion du facteur intrinsèque, démontré :
  - soit par un dosage direct dans le liquide gastrique ;
  - soit par le test de Schilling avec et sans facteur intrinsèque ;
  - soit par la présence d'anticorps anti-facteur intrinsèque dans le sérum et/ou le suc gastrique (spécifique mais absent dans au moins 30 % des cas).

En pratique : dosage de la vitamine B_{12} sérique, mise en évidence d'anticorps sériques anti-facteur intrinsèque, dosage de la gastrine (toujours augmentée en cas d'achlorhydrie) et mise en évidence d'anticorps antiestomac (75 % des cas, mais spécificité imparfaite) sont les éléments clés du diagnostic.

Remarque : le test de Schilling, qui consiste en l'administration orale de vitamine B_{12} radiomarquée suivie de la mesure de la radioactivité urinaire (témoin de l'absorption ou non de la B_{12}), n'est plus réalisé en pratique courante.

Diagnostic différentiel de la maladie de Biermer : les autres causes de carence en vitamine B_{12}, les carences en folates, les autres situations d'anémie macrocytaire.

Autres causes de carences en vitamine B_{12}

Carences d'apport en vitamine B_{12}

Elles sont exceptionnelles, et ne s'observent que chez les végétaliens stricts qui s'abstiennent de toute protéine animale. On en rapproche les déficits en vitamine B_{12} observés lors des traitements prolongés par des antiacides.

Malabsorptions

- Les gastrectomies, les résections étendues de l'iléon terminal ou les shunts (les patients doivent être supplémentés à vie en vitamine B_{12}).
- Chez le sujet âgé, la non-dissociation de la vitamine B_{12} de ses complexes alimentaires doit être systématiquement évoquée.
- Diverses anomalies de la paroi digestive (affections iléales : maladie de Crohn) peuvent provoquer à terme une carence en vitamine B_{12}, mais plus rarement qu'une carence en folates.
- Les pullulations microbiennes, parfois provoquées par un acte chirurgical (anse borgne, diverticulose, sténose), consomment la vitamine B_{12} intraluminale (la recherche de pullulation microbienne au tubage jéjunal ou un traitement antibiotique d'épreuve aident le diagnostic).

Situations plus rares

- Anomalies d'utilisation : certains médicaments (néomycine, metformine), l'anesthésie utilisant l'oxyde d'azote sont parfois mis en avant.
- L'infection par le bothriocéphale, parasite des poissons des lacs du nord de l'Europe, entraîne le même résultat (exceptionnel).
- La maladie d'Imerslund est liée à un défaut du récepteur de la vitamine B_{12} de la cellule intestinale (anémie mégaloblastique congénitale exceptionnelle).

Carences en folates

- La symptomatologie anémique est comparable à celle d'une carence en vitamine B_{12}. Les manifestations digestives existent, la glossite est parfois nette mais on ne retrouve pas les critères de la glossite de Hunter. D'éventuels signes neurologiques propres à la carence en folates sont très discutés. Une carence dans les premières semaines de grossesse peut favoriser une anomalie du tube neural chez le fœtus (un traitement par acide folique débuté avant la conception diminue de moitié le risque de *spina bifida*).
- L'hémogramme, le bilan d'hémolyse et l'aspect du myélogramme sont comparables à ceux de la carence en vitamine B_{12}.
- Le dosage sérique de l'acide folique est diminué (valeurs normales : 5–15 µg/L), de même que le dosage des folates érythrocytaires (reflet des réserves en folates). Ils affirment le diagnostic.
- Étiologie :
  - les carences d'apport sont les plus fréquentes (réserves de l'organisme limitées à 3–4 mois) :
    - alimentation exclusivement cuite, ou sans légumes crus, ou sujets dénutris ;
    - malabsorption intestinale : maladie de Crohn, maladie cœliaque, atteinte de la muqueuse par un lymphome ou une sclérodermie, atteinte postradique de la région iléale terminale, pullulations microbiennes…
    - interactions médicamenteuses : méthotrexate, triméthoprime, certains sulfamides, hydantoïnes…
  - une carence relative est observable quand les besoins sont accrus : femmes enceintes, adolescents (rare), anémies hémolytiques chroniques…

Traitement des anémies par carence en vitamine B_{12} ou en folates

Il faut éviter une démarche transfusionnelle irréfléchie, même si l'hémoglobine est très basse, car la masse sanguine totale et le système cardiovasculaire se sont adaptés à l'anémie d'installation très progressive.

Carence en vitamine B_{12} de la maladie de Biermer

Le traitement repose sur un traitement parentéral de vitamine B_{12} (cyanocobalamine) en deux temps :

- reconstituer les réserves : 10 injections de 1000 µg chacune (une tous les deux jours) ;

- un traitement d'entretien : injection par voie intramusculaire de vitamine B_{12} 1000 µg une fois tous les 3 mois, à vie.

L'administration de la vitamine B_{12} per os ne s'impose que dans les carences d'apport (rares), dans les exceptionnelles allergies à la vitamine B_{12}, et chez des patients qui reçoivent un traitement anticoagulant : l'administration per os de fortes doses de B_{12} permet une absorption faible mais suffisante.

Carence en folates

- Le traitement de la cause est nécessaire.
- Traitement oral : un comprimé d'acide folique (Spéciafoldine®) dosé à 5 mg, chaque jour pendant quelques semaines pour une carence d'apport.
- Traitement parentéral (acide folinique) : justifié en cas de grande malabsorption ou de traitement par antifoliques.

Attention : l'administration de folates à un patient porteur d'une carence en vitamine B_{12} peut aggraver les troubles neurologiques et entraîner des dommages neurologiques irréversibles : en l'absence de résultat des dosages vitaminiques, on prescrit simultanément les deux vitamines.

Surveillance du traitement

Particulièrement pour la maladie de Biermer, une fibroscopie gastrique (sans grand intérêt au diagnostic car sans aspect spécifique) sera programmée tous les 3 ans pour rechercher un cancer gastrique.

Un hémogramme réalisé 6 à 8 semaines après le début du traitement confirme généralement la normalisation de l'hémoglobine, et on contrôle le bilan martial pour prévenir ou corriger une éventuelle carence en fer (secondaire à la reprise de l'érythropoïèse ou à une carence martiale latente).

Points clés

- Le diagnostic d'anémie repose sur la valeur de l'hémoglobine sanguine en fonction de l'âge et du sexe.
- L'hémodilution peut provoquer une fausse anémie ou majorer une anémie préexistante.
- Interrogatoire, examen clinique et quelques examens biologiques basiques orientent rapidement le diagnostic d'anémie dans la plupart des cas.
- L'anémie n'est pas un diagnostic mais un symptôme imposant une recherche étiologique.
- L'examen clinique recherche les signes liés à la baisse de l'hémoglobine et les signes généraux.
- Des signes de gravité doivent systématiquement être recherchés.
- Le VGM définit des anémies microcytaires, normocytaires et macrocytaires.
- Le nombre des réticulocytes définit le caractère régénératif ou non des anémies.
- Les réticulocytes doivent être demandés devant toute anémie nouvellement découverte.

- Les dosages du fer sérique, de la ferritine, de la vitamine B_{12} et des folates sanguins, lorsqu'ils sont nécessaires, doivent être pratiqués avant tout traitement.
- La carence martiale est la plus fréquente des anémies microcytaires.
- Le myélogramme ne doit pas être réalisé pour le diagnostic d'une carence martiale (point négatif).
- Une insuffisance hépatique, rénale ou endocrine est fréquemment associée à une anémie.
- Le test de Coombs direct est un examen simple et indispensable au diagnostic des anémies hémolytiques d'origine immunologique.
- La découverte d'une anémie macrocytaire (non régénérative) doit faire évoquer en premier lieu une insuffisance thyroïdienne, une cirrhose, ou l'administration de certains médicaments.
- Les carences en folates sont souvent des carences d'apport ou des défauts d'absorption.
- Les carences en vitamines B_{12} sont liées à un défaut de facteur intrinsèque, et plus rarement à un défaut d'absorption.
- On n'administre jamais de folates à un patient suspect de carence en vitamine B_{12} (point négatif).
- Les syndromes myélodysplasiques sont envisagés chez les patients au-delà de 50–60 ans présentant une anémie normocytaire ou macrocytaire non régénérative.

11 Item 311 – Éosinophilie

Objectifs pédagogiques

- *Argumenter les principales hypothèses diagnostiques*
- *Justifier les examens complémentaires pertinents*

Une hyperéosinophilie (HE) peut être la conséquence d'un dérèglement d'origine *centrale* ou médullaire induisant un excès de production de polynucléaires éosinophiles (PNE) et/ou d'un dérèglement *périphérique* induisant le recrutement accru des PNE de la moelle vers les tissus, particulièrement les sites de surface en contact avec l'environnement (muqueuses digestive, respiratoire, urogénitale…).

Au cours de l'hématopoïèse, l'engagement de cellules souches hématopoïétiques (CSH) pluripotentes de la moelle osseuse en progéniteurs granuleux, qui deviendront des PNE, est conditionné par l'environnement stromal, l'expression de facteurs de transcription et de divers facteurs de croissance et de cytokines (surtout l'IL5). Toute altération de chacune de ces étapes, liée par exemple à un événement oncogène, aura un retentissement sur la lignée éosinophile (voir HE « primitives »).

L'action conjuguée de facteurs chimioattractants (cytokines [interleukine 5 (IL5)], médiateurs lipidiques [leucotriènes, PAF…], anaphylatoxines [C5a], histamine) et l'expression coordonnée de molécules d'adhérence (sur les cellules sanguines et endothéliales) vont conditionner la domiciliation tissulaire des PNE : ceci va expliquer la constitution préférentielle d'infiltrats de PNE dans certains sites agressés. Toute production ou expression dérégulée de ces facteurs sera également à l'origine d'une HE (voir « Démarche étiologique en présence d'une HE "réactionnelle" »).

La découverte d'une HE sanguine et/ou tissulaire nécessite une approche méthodique et rigoureuse en raison de l'extrême variété des circonstances de survenue. Aucune HE ne sera négligée. Elle peut être le signe d'appel d'une maladie grave (cancer, maladie systémique…) ou favoriser le développement de lésions viscérales (cardiopathies) liées à la toxicité des médiateurs libérés par le PNE activé (protéines cationiques, métabolites toxiques de l'oxygène).

DIAGNOSTIC D'UNE HYPERÉOSINOPHILIE

Circonstances de découverte

La découverte d'une HE peut être fortuite (hémogramme systématique lors d'un bilan de santé, en médecine du travail). Cette HE isolée sera un signe d'appel précieux qui nécessitera la recherche impérative d'une pathologie sous-jacente. Le plus fréquemment, l'HE s'inscrit dans un contexte évocateur, chez l'enfant ou chez l'adulte (allergie, parasitose…), avec une symptomatologie à valeur souvent indicative (urticaire, rhinite, asthme, prurit…). L'HE peut aussi s'intégrer dans un tableau de maladie de système (vascularites…) ou d'une pathologie spécifique d'organe (poumon éosinophile, gastroentérite à éosinophiles, dermatoses éosinophiliques…). Enfin, l'HE peut être associée à un cancer : soit une tumeur solide, soit une hémopathie maligne (leucémie…)

Diagnostic positif

Il est biologique, avec la mise en évidence d'un nombre excessif de PNE sanguins (nombre absolu supérieur à 0,5 G/L) confirmé par des hémogrammes répétés. Cette HE sanguine peut être associée à une HE tissulaire.

D'emblée, on s'attachera à préciser les caractéristiques de cette HE :

- degré d'ancienneté (HE récente ou négligée de longue date ; examens des hémogrammes antérieurs) ;
- interprétation des hémogrammes et frottis sanguins : appréciation du niveau de l'HE qui peut être modérée (< 1 G/L) ou massive (> 1,5 G/L) ; avec ou sans hyperleucocytose associée ; avec ou sans anomalie morphologique des PNE (cytoplasme hygogranuleux, noyau plurisegmenté…) ; avec ou sans anomalie des autres lignées (anémie de type inflammatoire ou ferriprive, myélémie, anomalies morphologiques des neutrophiles, présence de blastes, de cellules de Sézary…) ;
- évaluation de la courbe évolutive (HE fluctuante ou persistante ; éventuelle notion de corticosensibilité ou de corticorésistance de l'HE…) ;
- recherche de signes cliniques associés, mêmes fugaces (altération ou non de l'état général, présence ou non d'un syndrome inflammatoire associé, de signes cutanés, de manifestations viscérales…).

Ces éléments seront précieux pour l'enquête étiologique.

DÉMARCHE ÉTIOLOGIQUE

Les éléments de cette démarche

Devant toute HE, *un interrogatoire* méthodique et minutieux s'attachera à préciser :

- les antécédents personnels et familiaux (atopie, cancers…) ;
- le mode et l'hygiène de vie (exposition éventuelle à des toxiques, à des allergènes en milieu professionnel, habitudes alimentaires, contact avec des animaux…) ;
- le contexte ethnogéographique et la notion de séjour en zone d'endémie parasitaire (même ancienne) [tableau 11.1] ;
- la notion de prises médicamenteuses et leur antériorité par rapport à l'apparition de l'HE.

L'anamnèse, puis *l'examen clinique* permettront ainsi de guider la prescription d'examens complémentaires. Trois situations peuvent être rencontrées :

- soit l'origine de l'HE est fortement suspectée et nous disposons de moyens d'analyse pour objectiver le mécanisme en cause : c'est le cas pour *l'allergie* (réalisation de tests cutanés suivis, si nécessaire, de la recherche d'IgE [immunoglobulines E] sériques spécifiques d'allergènes. Le dosage de l'IgE sérique « totale » est souvent d'un intérêt limité en raison de l'existence de fréquents faux positifs ou faux négatifs), pour *les parasitoses* où les tests seront à adapter en fonction du parasite qui paraît être impliqué (tableau 11.1), ou pour les *cancers*. Dans ce dernier cas, il peut s'agir d'une hémopathie maligne (hémogramme, myélogramme voire ponction biopsie médullaire, caryotype, biologie moléculaire…) ou d'une tumeur solide (imagerie :

Tableau 11.1. Principales parasitoses associées à une HE et modalités d'investigation.

Contexte ethnogéographique	Méthodes d'analyse
Parasitoses en France métropolitaine Distomatose* Toxocarose* Trichinellose* Oxyurose** Hydatidose** Teaniasis** Hypodermose** Anisakiase**	Scotch Test (oxyurose) Sérologies parasitaires (toxocarose, distomatose, hydatidose, hypodermose, trichinellose, bilharzioses, filarioses…) Examen des selles (teaniasis, ascaridiose, trichocéphalose, ankylostomose, bilharzioses…) avec méthodes de concentration spécifique, Baerman (anguillulose) Examen des urines (bilharziose urinaire) Imagerie (toxocarose, distomatose, hydatidose) Fibroscopie (anisakiase) Biopsie musculaire (trichinellose), bioposie rectale (bilharzioses), biopsie cutanée exsangue (onchocerca volvulus) Recherche de microfilaires sanguicoles à midi (loase), à minuit (filariose lymphatique) Présence de larves au niveau cutané (hypodermose : myiase rampante ou furonculeuse)
Parasitoses tropicales Bilharzioses digestives ou urinaires* Filarioses (loase, filariose lymphatique, onchocercose)* Ankylostomose* Ascaridiose** Anguillulose***	

*HE élevée ou chronique : la toxocarose ou *Larva migrans* viscérale peut être asymptomatique, alors que la distomatose et la trichinellose s'accompagnent souvent de symptômes évocateurs.
**HE modérée ou transitoire : dans l'hypodermose ou lors de la rupture d'un kyste hydatique, l'HE peut être élevée (> 1,5 G/L) avec dans ce dernier cas le risque de choc anaphylactique.
***HE oscillante cyclique.

radiologie, échographie, scanner, imagerie par résonance magnétique [IRM] ou examen anatomopathologique sur pièce biopsique ou chirurgicale) ;

- soit l'origine de l'HE est fortement suspectée mais nous ne disposons pas de moyens d'analyse pour objectiver le mécanisme en cause :
  - c'est le problème que pose, par exemple, l'imputabilité d'un médicament dans le développement d'une HE ou le rôle incident d'un environnement professionnel (enquête avec les services de pharmacovigilance, de médecine du travail). La preuve d'une relation de cause à effet n'est parfois apportée que par la disparition progressive et parfois lente de l'HE après éviction du produit ou du milieu incriminé ;
  - c'est le problème que pose aussi l'HE associée à *des maladies de système* (recherche d'un syndrome inflammatoire, de marqueurs biologiques d'auto-immunité : autoanticorps antinucléaires, ANCA…) ou à des *maladies spécifiques d'organe* (radiographie de thorax pour les poumons éosinophiles, biopsies et examens anatomopathologiques pour les dermatoses à éosinophiles…).
- soit l'origine de l'HE reste indéterminée et les enquêtes diagnostiques demeurent infructueuses : ces HE persistantes inexpliquées sont rassemblées sous le vocable de syndrome hyperéosinophilique (SHE). Celui-ci recouvre en fait des situations très variées. Des données nouvelles permettent aujourd'hui de mieux classer ce cadre hétérogène des SHE (tableau 11.2).

Le plus souvent, l'origine de l'HE est identifiée : il s'agit fréquemment d'une HE réactionnelle et beaucoup plus rarement d'une HE primitive (anomalie clonale affectant la lignée éosinophile).

Cependant, malgré des explorations longues et difficiles et le recours à des enquêtes sophistiquées, l'origine de l'HE peut demeurer incomprise. Il est alors indispensable de renouveler les investigations, au moins tous les 6 mois, pour dépister une cause sous-jacente jusqu'alors non identifiée et pour évaluer l'éventuel risque d'une atteinte viscérale associée à toute HE chronique (échocardiographie, par exemple, à la recherche d'une fibrose endomyocardique).

Démarche étiologique en présence d'une HE « réactionnelle »

Ici, l'HE s'inscrit dans un contexte clinicobiologique très évocateur. Le traitement de l'événement causal de l'HE entraîne le plus souvent sa disparition plus ou moins rapide. Cette situation fréquente ne permet néanmoins pas d'établir constamment une relation de cause à effet entre la symptomatologie et l'HE. On s'interroge parfois sur le rôle de la maladie dans le développement de l'HE et, inversement, sur l'incidence de l'HE sur l'évolution de la maladie.

Dans certains cas, le mécanisme d'induction de l'HE est bien argumenté : il est lié à la production de facteurs, notamment l'IL5, qui agiront sur la production, l'activation, le recrutement tissulaire des PNE. C'est ce que l'on observe dans l'allergie (hypersensibilité dépendante d'IgE), dans les parasitoses (réaction inflammatoire qui accompagne la phase de migration larvaire), dans les cancers (production d'IL5 par la cellule transformée par un événement oncogène).

- HE et *allergie* : l'HE sanguine est ici souvent modérée (< 1 G/L), parfois associée à une élévation du taux sérique des IgE totales. Différents tableaux cliniques peuvent être rencontrés : asthme, rhinite spasmodique, dermatite atopique, urticaire. Devant un asthme avec HE élevée, on évoquera plus volontiers d'autres étiologies que l'asthme allergique extrinsèque. On recherchera une angéite de Churg et Strauss (ANCA) ou une aspergillose bronchopulmonaire allergique (ABPA avec taux sérique souvent très élevé d'IgE totales). Devant un prurit avec HE élevée, on évoquera les hypothèses de lymphome cutané épidermotrope, de pemphigoïde bulleuse ou de parasitose.
- HE et *parasitose* : il s'agit le plus souvent d'helminthiases qui nécessitent des examens complémentaires adaptés (tableau 11.1). Si l'enquête parasitologique demeure infructueuse, un traitement antihelminthique d'épreuve, réalisé sous surveillance (suivi de l'HE), peut être proposé. En revanche, toute corticothérapie aveugle est à proscrite formellement (risque de syndrome d'hyperinfestation parasitaire).
- HE et *cancer* : ce contexte est rapidement évoqué devant une altération de l'état général, un syndrome inflammatoire et des signes d'appel (douleurs, troubles fonctionnels, adénopathies…). Ces signes ne sont pas toujours présents et devant une HE isolée persistante, il faudra rechercher un cancer sous-jacent. L'HE réactionnelle est souvent liée à la production de facteurs de croissance ou de cytokines, notamment l'IL5. Le traitement chirurgical avec ablation de la tumeur entraîne souvent la disparition de l'HE.

Un événement oncogène peut aussi entraîner une surproduction d'IL5, et explique l'HE observée au cours d'exceptionnelles leucémies aiguës lymphoblastiques. Au cours de certains lymphomes, comme la maladie de Hodgkin ou certains lymphomes T, une sécrétion inappropriée d'IL5 est responsable de l'HE.

Dans d'autres circonstances d'HE réactionnelles, *le mécanisme d'induction de l'HE est mal défini ou très hypothétique*. C'est le cas dans les situations suivantes :

- HE *iatrogènes* : de nombreux médicaments ont été incriminés (β-lactamines, sulfamides, antiépileptiques, allopurinol, anti-inflammatoires non stéroïdiens [AINS], ranélate de strontium) et la liste ne cesse d'être réactualisée. Des signes cliniques variés, sans spécificité, ont été décrits. Ils peuvent être discrets ou fugaces (prurit, rash, maculopapules…) ou parfois très sévères (« *drug reaction with eosinophilia and systemic symptoms* » [DRESS]) ;
- HE et *maladies du système immunitaire* : toute dérégulation de l'homéostasie lymphocytaire induite par des traitements ou liée à un processus pathogène peut avoir un retentissement sur la lignée éosinophile.

- l'HE peut être associée à des signes cliniques ou biologiques *d'autoréactivité* : dans la pemphigoïde bulleuse, dans l'angéite de Churg et Strauss, dans la périartérite noueuse ;
- l'HE peut être associée à des signes d'*alloréactivité* : dans le cadre des réactions du greffon versus hôte (GVH chronique) ;
- dans le cadre d'un *déficit immunitaire*, on décrit la survenue possible d'une HE (Syndrome de Wiskott-Aldrich, syndrome hyper-IgE, par exemple).

- HE et *maladies spécifiques d'organe* : l'HE sanguine est ici associée à des pathologies ciblées sur certains tissus ou organes et peuvent concerner :
  - *la sphère ORL ou bronchopulmonaire* (asthme allergique, rhinite allergique ou non allergique : « *non allergic rhinitis with eosinophilia* » [NARES], syndrome de Fernand Widal associant une polypose nasosinusienne avec un asthme et en relation avec la prise d'aspirine ou d'AINS, syndrome de Löffler avec des signes cliniques et radiologiques modestes et fugaces liés à une parasitose, à la prise d'un médicament ou idiopathique, pneumonie chronique à éosinophiles ou maladie de Carrington…) ;
  - *la sphère cutanée* (maladie de Kimura ou granulome éosinophile des tissus mous, hyperplasie angiolymphoïde avec HE, autres…) ;
  - *la sphère digestive :* de nombreuses affections du tube digestif, outre les parasitoses, s'accompagnent d'une HE sanguine : rectocolite hémorragique, maladie de Crohn, maladie cœliaque. D'autres affections (hémopathies à localisation digestive, vasculaires), doivent être recherchées. En revanche, aucune cause évidente (atopie ?) n'est retrouvée dans la gastroentérite à éosinophiles ou dans l'œsophagite à éosinophiles. Souvent, le diagnostic sera confirmé par biopsie ;
  - *le tissu musculaire* peut aussi être concerné : en dehors des parasitoses (trichinellose notamment), un tableau de myalgie avec HE se rencontre dans la fasciite de Shulman.

Démarche étiologique en présence d'une HE « primitive »

Dans l'HE « primitive » ou « essentielle », une anomalie clonale affecte directement la lignée éosinophile.

On y retrouve :

- les exceptionnelles HE « familiales », maladies à transmission autosomique dominante qui ne s'accompagnent que rarement de complications viscérales ;
- diverses HE secondaires à des remaniements chromosomiques acquis, identifiables avec les techniques cytogénétiques conventionnelles ou après recours à la biologie moléculaire. Par exemple :
  - l'HE peut entrer dans le cadre d'une leucémie myéloïde, et il s'agit le plus souvent de la leucémie myéloïde chronique avec chromosome Philadelphie, où l'HE peut représenter jusqu'à la moitié des leucocytes de l'hémogramme. Dans quelques cas de leucémie myélomonocytaire chronique une petite HE est présente, marqueur important car évoquant l'existence d'une anomalie moléculaire particulière et une grande sensibilité aux médicaments inhibiteurs d'activité tyrosine kinase ;
  - l'HE peut aussi correspondre à la « leucémie chronique à éosinophiles », appelée variant myéloïde du SHE. Le SHE se caractérise par une HE (> 1,5 G/L) évoluant depuis au moins 6 mois, associée à diverses lésions viscérales où domine la fibrose endomyocardique.

Si l'on évoque la possibilité d'un SHE, il faut l'envisager en premier lieu comme un diagnostic d'exclusion, qui ne sera retenu qu'après une enquête étiologique exhaustive. Il existe plusieurs variants du SHE, classés en fonction de l'existence (ou non) d'anomalies moléculaires (variants « myéloïdes ») ou d'anomalies fonctionnelles des lymphocytes T (souvent secondaires à une hyperproduction d'IL5). Le pronostic autrefois très péjoratif a été bouleversé avec la découverte de l'efficacité des inhibiteurs d'activité tyrosine kinase sur plusieurs de ces variants de SHE.

(Pour en savoir plus, consultez le tableau 11.2.)

Points clés

- **Ne jamais négliger une HE (même modérée, surtout si elle est persistante).**
- **Toute HE nécessite une enquête méthodique et rigoureuse.**
- **Trois causes d'HE sont à évoquer en priorité (parasites, allergies, médicaments).**
- **Savoir adapter l'enquête parasitaire (sérologies à la phase précoce, examens répétés des selles, à la phase d'état pour identifier des œufs ou des larves).**
- **Savoir interpréter l'enquête parasitaire : la localisation ou l'enkystement des larves ou des vers adultes dans les tissus peuvent compliquer leur mise en évidence.**
- **Une HE peut révéler une hémopathie maligne (HE primitive ou HE réactionnelle).**
- **Devant un asthme avec HE élevée, évoquer une vascularite de Churg et Strauss ou une aspergillose bronchopulmonaire allergique (ABPA).**
- **Toute HE chronique inexpliquée nécessite des investigations complémentaires réalisées en milieu spécialisé.**
- **Toute HE chronique inexpliquée nécessite des investigations à renouveler tous les 6 mois.**

Tableau 11.2. Pour en savoir plus sur les hyperéosinophilies « primitives » ou « essentielles ».

Sans événement oncogène : HE « familiale »
Événement oncogène avec anomalie clonale affectant la lignée éosinophile
Cellule souche hématopoïétique pluripotente
Leucémie aiguë myéloïde avec HE
Leucémie chronique à éosinophiles ou variant myéloïde du SHE
Cellule souche myéloïde et progéniteurs de lignées
Leucémie aiguë myéloïde avec HE
Leucémie myéloïde chronique : Ph1 + ; BCR-ABL + ; t(9;22) (q34;q11)
Syndromes myélodysplasiques ou syndromes myéloprolifératifs
t(5;12) (q33;p13) : transcrit de fusion PDGFRβ-TEL (leucémie myélomonocytaire chronique)
t(8;13) (p11;q12) : transcrit de fusion FGFR1-ZNF 198
t(6;8) (q27;p12) : transcrit de fusion FGFR1-FOP
t(8;9) (p11;q34)) : transcrit de fusion FGFR1-FAN
SHE sans anomalie moléculaire détectable mais sensible au traitement par antityrosine kinase
Leucémie chronique à éosinophiles ou variant myéloïde du SHE

12

Item 316 – Hémogramme : indications et interprétation

Objectifs pédagogiques

- *Argumenter les principales indications de l'hémogramme*
- *Discuter l'interprétation des résultats*
- *Justifier la démarche diagnostique si nécessaire*

L'hémogramme, ou numération formule sanguine (NFS), est le premier examen biologique utilisé pour dépister, explorer et suivre la plupart des hémopathies. Ses indications sont par ailleurs très nombreuses et dépassent largement le cadre des pathologies hématologiques. C'est l'examen le plus prescrit en France.

Il est réalisé à partir d'un échantillon de sang prélevé par ponction veineuse et recueilli dans un tube contenant un anticoagulant sec de type EDTA (acide éthylène diamine tétra acétique) [il n'est pas indispensable que le patient soit à jeun]. On peut pratiquer un prélèvement par microméthode au talon chez le nouveau-né ou au bout du doigt chez les patients dont il convient de protéger le capital veineux (chimiothérapie, insuffisance rénale…). L'hémogramme est un examen automatisé. Il a pour but d'apporter des informations quantitatives, mais également qualitatives sur les cellules sanguines.

Il comprend :

- la mesure de la quantité d'hémoglobine ;
- la mesure du nombre des globules rouges ;
- la mesure du volume globulaire moyen (VGM) ;
- la détermination de la concentration corpusculaire moyenne en hémoglobine (CCMH) ;
- la numération des plaquettes ;
- la formule leucocytaire (automatisée ou, après étalement sur lame, coloration et examen microscopique).

Un frottis sanguin sera réalisé à partir du tube ou, mieux, à partir de sang qui n'a pas été mis en contact avec l'anticoagulant. L'identification précise des cellules et de leurs anomalies éventuelles nécessite un frottis sanguin de bonne qualité.

INDICATIONS

Les indications de l'hémogramme sont très nombreuses et difficiles à standardiser.

Un hémogramme doit être pratiqué devant :

- des signes évoquant une diminution d'une ou plusieurs lignées sanguines :
  - syndrome anémique : pâleur et/ou signes d'anoxie (palpitations, dyspnée…) ;
  - syndrome hémorragique, purpura, ecchymoses ou hématomes anormaux… ;
  - syndrome infectieux inexpliqué, persistant, récidivant ou grave.
- des signes évoquant une augmentation d'une ou plusieurs lignées sanguines :
  - érythrose cutanée ou prurit à l'eau ;
  - thromboses artérielles ou veineuses ;
  - syndrome tumoral : adénopathies, splénomégalie ;
  - altération de l'état général : asthénie, anorexie, amaigrissement, fièvre au long cours, douleurs osseuses…
- certaines situations systématiques ou bilans :
  - grossesse ;
  - médecine du travail ;
  - médecine de dépistage ;
  - bilans préopératoires ;
  - bilans préthérapeutiques ;
  - suivis thérapeutiques.

Dans tous les cas, l'hémogramme à visée diagnostique doit être pratiqué avant toute thérapeutique pouvant en modifier les données et l'interprétation (fer, vitamine B_{12}, acide folique, transfusion…).

Un hémogramme doit être pratiqué *en urgence* devant :

- un état de choc ;
- une pâleur intense ;
- une angine ulcéronécrotique ou résistante aux antibiotiques ;
- une fièvre élevée après prise de médicament, surtout après chimiothérapie antimitotique ;
- une fièvre résistante aux antibiotiques ;
- un purpura pétéchial avec syndrome hémorragique.

VALEURS NORMALES

- Elles varient en fonction de l'âge, du sexe et de l'origine ethnique.
- Les laboratoires donnent les résultats du patient, les valeurs normales en fonction de l'âge et du sexe et au moins une antériorité quand elle existe.
- Les valeurs normales indiquées plus bas sont des valeurs simplifiées au-delà desquelles une investigation complémentaire doit être entreprise.
- Quelques principes généraux d'interprétation de l'hémogramme peuvent être dégagés :
  - chaque lignée doit être interprétée quantitativement (nombre de cellules en valeur absolue, volumes, indices…) et qualitativement (anomalies morphologiques, cellules anormales) ;
  - les données de l'hémogramme sont des mesures de concentration : la numération cellulaire tient compte à la fois des cellules et du contenant (plasma).

Hémoglobine et hématies

Hémoglobine

Les valeurs de référence de l'hémoglobine sont les suivantes :

- homme adulte : 130 à 180 g/L ;
- femme adulte : 120 à 160 g/L ;
- nouveau-né : 140 à 230 g/L.

Une anémie est définie en pratique par une diminution de l'hémoglobine au-dessous de ces valeurs seuils. N'interviennent donc pas dans cette définition d'une anémie ni le nombre d'hématies, ni l'hématocrite.

Tout nouveau diagnostic d'anémie doit s'accompagner de la numération des *réticulocytes* : elle ne fait pas partie de l'hémogramme standard. Les valeurs normales sont de 20 à 100 G/L, que cette numération soit effectuée par coloration particulière du frottis sanguin ou par cytométrie. Des réticulocytes supérieurs à 150 G/L définissent une anémie regénérative (voir l'item 297).

La mesure d'hémoglobine s'exprimant en concentration, il faut se méfier des « fausses anémies » par hémodilution :

- physiologique chez la femme enceinte, où la limite inférieure de l'hémoglobine est de 105 g/l à partir du deuxième trimestre de grossesse ;
- pathologique lors des hyperprotidémies importantes (par exemple les gammapathies monoclonales), de l'insuffisance cardiaque et de l'hypersplénisme.

À l'inverse, une hémoconcentration peut augmenter l'hémoglobine (déshydratation, diurétiques) et induire de « fausses polyglobulies ».

Il existe des valeurs élevées de l'hémoglobine de façon physiologique chez le nouveau-né : elle baisse progressivement pour atteindre sa valeur minimale chez le nourrisson de 3 à 12 mois. Elle augmente très progressivement pour atteindre les valeurs de l'adulte vers l'âge de 15 ans.

Volume globulaire moyen

Mesuré par les automates, il peut être calculé par le rapport entre l'hématocrite et le nombre d'hématies. La valeur normale est de 82 à 98 fl. En pratique, on retient généralement les définitions suivantes :

- microcytose : VGM < 80 fL ;
- macrocytose : VGM > 100 fL ;
- normocytose : 80 < VGM < 100 fL.

Concentration corpusculaire moyenne en hémoglobine

La CCMH correspond à la concentration moyenne en hémoglobine par hématie (hémoglobine divisée par hématocrite). Les valeurs normales, comprises entre 32 et 36 g/dl, permettent de définir :

- l'hypochromie : CCMH < 32 g/dL ;
- la normochromie : 32 < CCMH < 36 g/dL.

Une CCMH supérieure à 36 g/dL évoque en premier lieu un artifice d'hémogramme lié le plus souvent à la présence d'une agglutinine froide.

Teneur globulaire moyenne en hémoglobine

La teneur globulaire moyenne en hémoglobine (CGMH) correspond au poids moyen d'hémoglobine contenu dans une hématie (hémoglobine divisée par le nombre d'hématies). Les valeurs normales sont de 27 à 32 pg par cellule. C'est un indice érythrocytaire peu utilisé.

Leucocytes sanguins : numération

La numération des leucocytes sanguins varie en fonction de l'âge :

- naissance : 10 à 26 G/L ;
- 3 mois : 6 à 12 G/L ;
- 1 an : 6 à 15 G/L ;
- 3 à 6 ans : 10 à 15 G/L ;
- 10 à 12 ans : 4,5 à 13,5 G/L ;
- adulte : 4 à 10 G/L.

Chez l'adulte, les valeurs sont identiques chez l'homme et la femme. Les valeurs au-delà des valeurs seuils définissent :

- l'hyperleucocytose : leucocytes > 10 G/L ;
- la leucopénie : leucocytes < 4 G/L.

En pratique, il faudra, à l'aide de la formule leucocytaire, définir quel(s) type(s) cellulaire(s) est (sont) en excès ou en défaut.

Leucocytes sanguins : formule

La formule leucocytaire, exprimée en pourcentage, n'a aucun intérêt prise isolément. Il faut privilégier les valeurs absolues, dont les normes sont les suivantes chez l'adulte :

- polynucléaires neutrophiles : 1,5–7 G/L ;
- polynucléaires éosinophiles : 0,05–0,5 G/L ;
- polynucléaires basophiles : 0,01–0,05 G/L ;
- lymphocytes : 1,5–4 G/L ;
- monocytes : 0,1–1 G/L.

La numération-formule leucocytaire du nouveau-né donne de façon physiologique des résultats plus élevés pour chaque type de leucocyte :

- polynucléaires neutrophiles : 6 à 26 G/L ;
- lymphocytes : 2 à 11 G/L ;
- monocytes : 0,4 à 3,1 G/L.

Au cours du premier mois de la vie, il y a une diminution du nombre des polynucléaires neutrophiles et des monocytes. Il s'installe une formule à prédominance lymphocytaire dans le contexte d'une leucocytose totale plus élevée que chez l'adulte (jusqu'à 15 G/L).

Plaquettes sanguines : numération

Elle est incluse dans la demande d'un hémogramme et n'a pas besoin d'une demande spécifique.

Quel que soient l'âge et le sexe, les valeurs sont les suivantes :

- 150–400 G/L : normale ;

- < 150 G/L : thrombopénie ;
- > 400 G/L : hyperplaquettose (thrombocytose).

Toute thrombopénie sans signe hémorragique doit faire rechercher une fausse thrombopénie induite par l'EDTA (cet anticoagulant provoque une agglutination des plaquettes chez environ 1 personne sur 5000).

PRINCIPALES ANOMALIES

Anomalies demandant une prise en charge urgente par un spécialiste

- Hémoglobine < 60 g/L ou mal tolérée.
- Hématocrite > 60 %.
- Neutropénie < 0,2 G/L (agranulocytose).
- Thrombopénie < 10 G/L même en l'absence de syndrome hémorragique.
- Hyperleucocytose avec cellules immatures > 20 G/L.

Anémies (voir l'item 297)

En pratique, l'anémie est définie par une diminution de l'hémoglobine à l'hémogramme, après avoir éliminé une fausse anémie par hémodilution. Les anémies sont classées en fonction du VGM (voir l'item 297).

Les anémies *microcytaires* (VGM < 80 fL) traduisent un trouble de la synthèse de l'hémoglobine. Les plus fréquentes sont les anémies hyposidérémiques par carence martiale. Elles nécessitent une exploration du métabolisme du fer et une recherche étiologique. Les syndromes thalassémiques ne sont pas rares, souvent asymptomatiques et de découverte fortuite. Les anémies inflammatoires deviennent hypochromes et microcytaires quand elles sont très chroniques.

Les anémies *macrocytaires* (VGM > 100 fL) évoquent en premier lieu trois grandes étiologies :

- éthylisme ;
- déficit en vitamine B_{12} ou en acide folique ;
- syndromes myélodysplasiques.

D'autres étiologies seront systématiquement recherchées et faciles à éliminer : régénération médullaire (réticulocytes augmentés), hypothyroïdie (clinique, TSH), hépatopathies autres que l'éthylisme, hémopathies malignes (le plus souvent normocytaires ou peu macrocytaires).

Les anémies *normocytaires* (80 < VGM < 100 fL) seront distinguées en fonction de la numération des réticulocytes :

- anémies regénératives avec réticulocytes > 150 G/L : elles traduisent une regénération médullaire après hémorragie aiguë, hémolyse ou chimiothérapie ;
- anémies aregénératives avec réticulocytes <150 G/L : elles traduisent une atteinte centrale et seront explorées par le myélogramme après avoir éliminé systématiquement :
  - une insuffisance rénale ;
  - une pathologie thyroïdienne ;
  - une inflammation.

Polyglobulies

L'augmentation du nombre des globules rouges à l'hémogramme évoque une polyglobulie.

Les valeurs seuils sont :

- 6 T/L chez l'homme ;
- 5,5 T/L chez la femme.

En pratique, c'est la valeur de l'hémoglobine qui est utilisée pour caractériser une polyglobulie (voir l'item 165 portant sur la maladie de Vaquez).

Polynucléoses neutrophiles

Chez l'adulte = polynucléaires neutrophiles > 7 G/L

Les polynucléoses neutrophiles *isolées* (sans anémie, thrombopénie ou myélémie) sont exceptionnellement liées à une hémopathie.

Causes physiologiques

Elles doivent être éliminées :

- effort physique ;
- postprandiales ;
- grossesse, suites de couches ;
- suites opératoires ;
- nouveau-né.

Polynucléoses neutrophiles « d'entraînement », par hyperstimulation de la production médullaire

Elles sont facilement reconnues : hémolyse, traitement par facteur de croissance (G-CSF)…

Autres causes pathologiques

- Infections bactériennes.
- Tabagisme.
- Maladies inflammatoires.
- Nécroses tissulaires (infarctus, pancréatite).
- Cancers.
- Lymphomes.
- Médicaments (corticoïdes, lithium).
- Syndromes myéloprolifératifs.

Les *infections bactériennes* s'accompagnant de polynucléose neutrophile peuvent être :

- généralisées : *septicémies* ;

- ou *localisées* : angines, dents, autres infections ORL, infections urinaires, biliaires, ostéomyélites, appendicite…

Certaines infections ne s'accompagnent pas de polynucléose neutrophile : ce signe négatif a une bonne valeur d'orientation au cours de la fièvre typhoïde, de la brucellose et de la tuberculose. Les infections virales n'entraînent pas en général de polynucléose neutrophile en dehors d'une surinfection.

Dans les syndromes myéloprolifératifs, la leucémie myéloïde chronique (LMC) et la myélofibrose primitive comportent toujours une myélémie associée. La maladie de Vaquez et la thrombocytémie essentielle (TE) peuvent s'accompagner d'une polynucléose neutrophile.

Myélémies

La myélémie est le passage dans le sang de formes immatures de la lignée granuleuse de la moelle : métamyélocytes, myélocytes et moins souvent promyélocytes. Une myélémie significative (supérieure à 2 %) est pathologique.

Les principales étiologies des myélémies sont les suivantes :

- transitoires :
  - infections graves (septicémies) ;
  - régénérations médullaires ;
  - réparations d'hémorragies ;
  - anémies hémolytiques ;
  - réparations d'insuffisance médullaire.
- chroniques :
  - syndromes myéloprolifératifs ;
  - métastases ostéomédullaires.

L'*érythroblastose* sanguine (érythroblastémie) correspond au passage dans le sang d'érythroblastes.

L'*érythromyélémie* est l'association d'une myélémie et d'une érythroblastose sanguine.

Neutropénies

Chez l'adulte = polynucléaires neutrophiles < 1,5 G/L

Le risque d'une neutropénie, quelle qu'en soit l'étiologie, est l'infection (bactérienne et mycosique) : il est majeur au-dessous de 0,5 G/L (voir l'item 143 portant sur l'agranulocytose). Les sujets d'origine africaine (quel que soit l'endroit où ils vivent dans le monde) ont de façon physiologique une valeur normale de polynucléaires neutrophiles (PN) plus basse, pouvant aller jusqu'à 1 G/L.

Dans les neutropénies modérées, la notion d'évolution quantitative à plusieurs hémogrammes successifs sera importante dans la décision d'explorations complémentaires. Les neutropénies isolées et transitoires évoquent en premier une étiologie *médicamenteuse* ou *virale*. Les neutropénies isolées asymptomatiques et fluctuantes évoquent prioritairement un *trouble de margination* des polynucléaires neutrophiles.

Avec un prélèvement non à jeun, les neutrophiles sont démarginés (figure 12.1). Dans la moelle, les PN constituent une réserve importante, facilement mobilisable en cas de besoin (toxines bactériennes) ou de traitement par les corticoïdes. Dans le sang, les PN se répartissent entre un secteur marginal et un secteur circulant.

Ces deux secteurs s'équilibrent à l'état physiologique. Le stress, la digestion et l'exercice physique mobilisent les PN vers le secteur circulant. En pathologie, des troubles de répartition des PN sont fréquents, induisant une neutropénie. Elle est améliorée par les facteurs de mobilisation cités, mais aussi par les corticoïdes ou l'adrénaline, qui constituent des tests diagnostiques.

Les neutropénies d'aggravation progressive ou associées à d'autres anomalies (macrocytose, anémie) doivent faire évoquer une hémopathie et consulter un spécialiste.

Les principales étiologies des neutropénies sont les suivantes :

- médicaments ;
- hémopathies malignes ;
- infections :
  - typhoïde, brucellose ;
  - septicémies graves ;
  - hépatites virales.
- hypersplénisme ;
- autres :
  - troubles de répartition ;
  - congénitales ;
  - connectivites ;
  - radiations ionisantes.

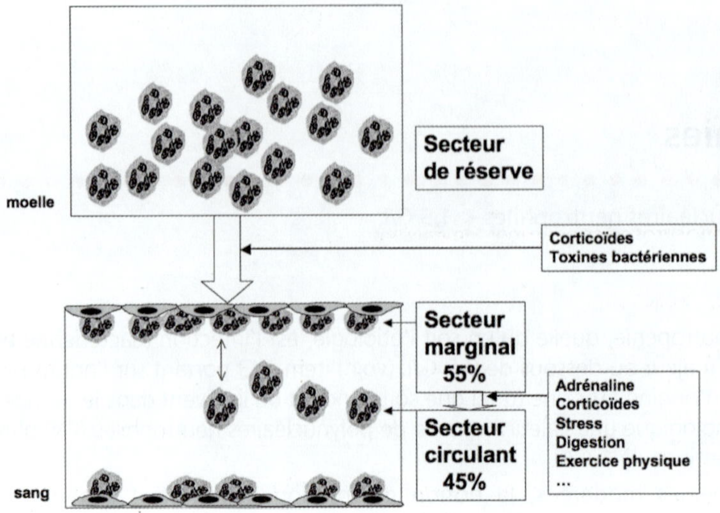

Fig. 12.1. **Les secteurs de répartition des polynucléaires neutrophiles.**

Hyperéosinophilies

Polynucléaires éosinophiles > 0,5 G/L

Elles sont rarement la traduction d'hémopathies. Les deux principales étiologies sont parasitaire et allergique (voir l'item 311 portant sur les hyperéosinophilies).

Hyperbasophilies

Polynucléaires basophiles > 0,05 G/L

L'excès de polynucléaires basophiles est souvent rencontré, de façon modérée, lors des états allergiques. Les augmentations importantes accompagnent généralement les syndromes myéloprolifératifs.

Hyperlymphocytoses

Lymphocytes > 4,0 G/L chez l'adulte

Une hyperlymphocytose vraie se définit par une augmentation du nombre absolu de lymphocytes sanguins. Le terme d'« inversion de formule leucocytaire » est sans signification précise et doit être banni. Les causes d'hyperlymphocytose sont très différentes en fonction de l'âge et de la morphologie des cellules lymphocytaires.

- L'hyperlymphocytose est affirmée par un nombre de lymphocytes sanguins supérieur à la normale. Chez l'enfant, cette normale est variable en fonction de l'âge :
  - 0–1 mois : 2,0–17,0 G/L ;
  - 6 mois : 4,0–13,5 G/L ;
  - 1 an : 4,0–10,5 G/L ;
  - 1–4 ans : 1,7–5,0 G/L ;
  - 5–9 ans : 1,4–3,6 G/L.
- Les hyperlymphocytoses constituées de cellules morphologiquement normales :
  - chez l'enfant, elles sont avant tout réactionnelles à une infection et bénignes : coqueluche, viroses ;
  - chez l'adulte, elles évoquent en premier lieu un syndrome lymphoprolifératif, surtout après 40 ans. Ce sont des maladies comportant une prolifération clonale de cellules lymphocytaires de type B dans la moelle osseuse et secondairement dans le sang et les organes lymphoïdes (ganglions, rate). Une maladie domine ce groupe : la leucémie lymphoïde chronique (LLC).
- Toute hyperlymphocytose chronique de l'adulte nécessite la réalisation d'un immunophénotypage des lymphocytes sanguins. C'est un examen essentiel pour affirmer une leucémie lymphoïde chronique ou orienter vers un autre syndrome lymphoprolifératif.

L'hyperlymphocytose doit être distinguée des autres cellules qui lui ressemblent parfois :
- « grands mononucléaires hyperbasophiles » : cellules polymorphes qui caractérisent un syndrome mononucléosique ;
- « blastes » de leucémie aiguë.

Lymphopénies

Lymphocytes < 1,5 G/L chez l'adulte

La recherche d'une étiologie doit être systématique lorsque leur nombre est inférieur à 1,0 g/L.

Les étiologies les plus fréquentes sont :
- les infections bactériennes ou virales (virus de l'immunodéficience humaine [VIH]) ;
- les cancers, radiothérapies, chimiothérapies et traitements immunosuppresseurs ;
- les lymphomes ;
- la corticothérapie ;
- les maladies auto-immunes (lupus) ;
- l'insuffisance rénale chronique ;
- les déficits immunitaires primitifs ;
- les rares formes idiopathiques.

Hypermonocytoses

Monocytes > 1 G/L

On distingue :
- les monocytoses transitoires, généralement réactionnelles à des pathologies infectieuses ou inflammatoires ;
- les monocytoses chroniques, généralement liées à une hémopathie maligne qu'il convient d'explorer en milieu spécialisé.

Les principales étiologies sont les suivantes :
- monocytoses réactionnelles :
  - bactériennes :
    - tuberculose ;
    - brucellose ;
    - endocardites ;
    - typhoïde.
  - parasitaires :
    - paludisme ;
    - leishmaniose.

- cancers ;
- inflammation ;
- nécrose tissulaire ;
- phase de réparation d'une agranulocytose.

- monocytoses primitives :
  - leucémie myélomonocytaire chronique ;
  - leucémie aiguë monoblastique.

Thrombopénies (voir l'item 335)

Plaquettes < 150 G/L

- Une thrombopénie peut être de *découverte systématique ou révélée par un syndrome hémorragique* : il s'agit typiquement d'un purpura cutanéomuqueux, pétéchial et diffus parfois associé à des hématomes spontanés.
- Une cause d'erreur doit être éliminée : la fausse thrombopénie à l'EDTA. Une thrombopénie (< 150 G/L), même profonde, peut être un résultat faux lié à l'agglutination des plaquettes en présence de l'EDTA du tube à numération. En l'absence de signe clinique hémorragique, il faut donc vérifier l'absence d'amas des plaquettes sur le frottis et contrôler la numération sur citrate.
- Le risque hémorragique est variable :
  - il n'y a pas de risque hémorragique spontané tant que les plaquettes sont supérieures à 50 G/L sauf thrombopathie associée (type insuffisance rénale ou médicament) ;
  - le risque hémorragique spontané d'une thrombopénie périphérique existe et est grave (mortalité d'environ 5 %).
- L'intérêt du myélogramme dans l'exploration d'une thrombopénie :
  - quand la thrombopénie est isolée, le myélogramme permet d'orienter vers l'origine :
    - centrale (mégacaryocytes absents ou dysmorphiques, voire présence de cellules anormales dans la moelle osseuse) ;
    - périphérique (moelle riche en mégacaryocytes normaux, pas de cellules anormales dans la moelle osseuse).
  - quand la thrombopénie n'est pas isolée, il s'agit d'une bi- ou d'une pancytopénie, pour laquelle le myélogramme est souvent nécessaire.
- Des précautions doivent être prises chez les patients thrombopéniques.

Les gestes à éviter ou à encadrer de précautions (transfusion de plaquettes par exemple en cas de thrombopénie centrale), surtout en cas de thrombopénie inférieure à 50 G/L :
- injection intramusculaire ;
- biopsies percutanées ;
- toute intervention chirurgicale (y compris avulsion dentaire) ;
- ponction lombaire ;
- ponction pleurale ou péricardique ;
- sports traumatisants.

Hyperplaquettoses ou thrombocytoses

Plaquettes > 400 G/L

En pratique, on explorera les hyperplaquettoses supérieures à 450 g/l. Elles comportent un risque thrombotique et un risque hémorragique.

Elles sont réactionnelles le plus souvent :

- à un stress : chirurgie, accouchement...;
- à un syndrome inflammatoire ;
- à une carence martiale ;
- à une splénectomie.

Elles sont souvent présentes dans les syndromes myéloprolifératifs : maladie de Vaquez, LMC, myélofibrose primitive et TE (voir l'item 165).

Points clés

- **L'hémogramme est l'examen biologique le plus demandé.**
- **Il doit être pratiqué avant toute thérapeutique pouvant en modifier les données et l'interprétation.**
- **Les valeurs normales varient en fonction de l'âge, du sexe et de l'origine ethnique.**
- **C'est en pratique la valeur de l'hémoglobine qui définit une anémie ou une suspicion de polyglobulie.**
- **L'hémogramme donne des valeurs d'hémoglobine en concentration. Il existe donc de fausses anémies par hémodilution et des pseudopolyglobulies par hémoconcentration.**
- **La formule leucocytaire exprimée en pourcentage n'a pas d'intérêt : il faut interpréter chacune des lignées leucocytaires en chiffres absolus.**

13

Item 332 – Orientation diagnostique devant une splénomégalie

Objectifs pédagogiques

- *Argumenter les principales hypothèses diagnostiques*
- *Justifier les examens complémentaires pertinents*

RAPPEL ANATOMOFONCTIONNEL

La rate est un organe (de 150 à 250 g chez l'adulte), localisé dans l'hypochondre gauche, en position thoracoabdominale, en regard de la dixième côte, et en dérivation entre la grande circulation et la circulation portale.

La rate a été un organe hématopoïétique entre les 3e et 5e mois de la vie intra-utérine, et peut le redevenir dans certaines situations pathologiques.

Elle possède une fonction de régulation du flux sanguin, de stockage (elle contient environ 30 % de la masse plaquettaire de l'organisme) et de filtre, les macrophages assurant l'élimination des hématies anormales, vieillies, ou contenant des inclusions (corps de Howell-Jolly, parasites), et enfin une fonction immunitaire impliquant des cellules lymphoïdes et des macrophages, avec production d'anticorps (surtout immunoglobulines M [IgM] et anticorps dirigés contre des bactéries encapsulées).

Le diagnostic d'une splénomégalie est avant tout clinique et repose sur la palpation.

Il faut considérer qu'une rate palpable est pathologique et nécessite une exploration étiologique. Pour en approcher le diagnostic étiologique, il faut tenir compte de l'interrogatoire, de l'examen clinique (notion de fièvre, présence d'une hépatomégalie, de signes d'hypertension portale, d'adénopathies périphériques), et savoir prescrire et interpréter quelques examens complémentaires simples (hémogramme, bilan inflammatoire, bilan hépatique).

CIRCONSTANCES DE DÉCOUVERTE

La splénomégalie est le plus souvent indolore. Elle peut être découverte dans diverses circonstances :

- par l'examen clinique, de manière fortuite ou devant un tableau clinique évocateur conduisant à la recherche d'emblée d'une grosse rate (fièvre, hépatomégalie, adénopathies périphériques, hypertension portale, ictère cutanéomuqueux) ;

- par des troubles fonctionnels : pesanteur ou douleur de l'hypochondre gauche augmentée à l'inspiration profonde et irradiant en bretelle vers l'épaule gauche, gêne postprandiale, douleur, constipation… ;
- à la suite de diverses modifications de l'hémogramme : thrombopénie, leucopénie, leuconeutropénie, anémie, présence de cellules anormales dans le sang (voir plus bas)… ;
- beaucoup plus rarement, par certaines complications qui peuvent être révélatrices :
  - l'infarctus splénique, se manifestant par des douleurs du flanc et/ou basithoraciques gauches (fièvre souvent présente ; l'échographie ou le scanner confirme le diagnostic) ;
  - la rupture de rate, se manifestant par un tableau de choc hémorragique, souvent précédé par des douleurs qui doivent faire rechercher un hématome sous-capsulaire splénique par l'échographie ou le scanner (= rupture en deux temps).

DIAGNOSTIC DE LA SPLÉNOMÉGALIE

Comment palper la rate

La palpation se fait chez un patient allongé en décubitus dorsal, la tête à l'horizontale. La rate est palpée avec la main posée à plat en oblique, le patient respirant profondément. Le bord inférieur, recherché depuis la fosse iliaque gauche en remontant vers le rebord costal, vient toucher la pulpe des doigts. On retrouve ici une masse de l'hypochondre gauche, antérieure, superficielle, dont on palpe l'extrémité inférieure et parfois le bord antéro-interne crénelé. Elle est mobile à l'inspiration profonde et sans contact lombaire.

Il faut mesurer la taille de la splénomégalie sous le rebord costal et prendre un calque qui servira de référence pour l'évolution. Le débord sous les côtes doit être mesuré en centimètres : minime (débord de 1–2 cm), modéré, ou massif (plus de 10 cm de débord).

Quand la splénomégalie est majeure, le pôle inférieur peut atteindre la fosse iliaque et dépasser l'ombilic, occuper tout le flanc gauche et poser une difficulté de palpation (piège classique de la palpation).

Diagnostic différentiel à la palpation

La découverte d'une masse de l'hypochondre gauche doit faire également évoquer :

- une hypertrophie du lobe gauche hépatique ;
- un gros rein gauche, mais la masse est plus postérieure, avec contact lombaire, immobile à l'inspiration profonde ;
- un kyste ou une tumeur de la queue du pancréas ;
- une tumeur digestive ou mésentérique ; une tumeur de l'angle colique gauche est parfois antérieure mais immobile, avec un pôle inférieur mal limité et un bord antérieur non crénelé ;
- une tumeur surrénale gauche ;
- un cancer gastrique.

L'échographie abdominale ou le scanner aident à lever les incertitudes.

Confirmation de la splénomégalie par l'imagerie

L'imagerie n'est pas indispensable pour confirmer la splénomégalie, mais elle permet en outre une mesure tridimensionnelle et le calcul du volume splénique, et apporte en plus des renseignements sur la structure de la rate (homogène ou non) et des autres organes intra-abdominaux.

Elle a une utilité diagnostique en cas de doute ou dans les cas difficiles (ascite, obésité, masse de l'hypochondre gauche d'origine indéterminée…).

- L'abdomen sans préparation n'a plus d'intérêt.
- L'échographie abdominale confirme la nature splénique de la masse palpée, visualise la taille de la rate et renseigne sur la forme (globuleuse et non concave), l'homogénéité (kyste, hématome), et visualisera d'éventuelles anomalies associées (hépatomégalie, adénopathies profondes, signes d'hypertension portale). La rate est augmentée de volume lorsque deux de ses dimensions sont anormales (valeurs normales : 12 à 14 cm pour le grand axe [longueur], 4 à 8 cm pour l'axe transversal [épaisseur], 6 à 12 cm pour l'axe antéropostérieur [largeur]).
- La tomodensitométrie n'est pas utilisée en première intention pour évaluer le volume de la rate. Elle montre la perte de la concavité, la densité et l'homogénéité du parenchyme, et la présence éventuelle d'adénopathies ou autres masses associées.
- L'étude isotopique a un intérêt fonctionnel, uniquement pour la mise en évidence d'une métaplasie myéloïde (injection d'indium 111).
- Les explorations radiologiques vasculaires n'ont pas d'intérêt dans la démarche diagnostique.

DIAGNOSTIC ÉTIOLOGIQUE

L'augmentation du volume de la rate est le plus souvent en rapport avec l'une des fonctions de cet organe : l'étiologie d'une splénomégalie peut s'envisager selon le mécanisme physiopathologique (tableau 13.1), ou selon les principales situations cliniques rencontrées (tableau 13.2).

La splénomégalie est parfois isolée et la démarche diagnostique va nécessiter, outre l'interrogatoire et l'examen clinique, la prescription de quelques examens de première intention. Quand la splénomégalie peut s'intégrer dans un tableau clinique dont elle n'est qu'un élément, la démarche ira à l'essentiel.

Tableau 13.1. Étiologie des splénomégalies selon le mécanisme physiopathologique.

Fonction macrophagique (ou de filtre macrophagique)	Pathologies infectieuses bactériennes, virales, parasitaires Pathologies inflammatoires Hémolyses chroniques constitutionnelles ou acquises du globule rouge Maladies de surcharge
Fonction de filtre vasculaire	Lésion ou obstacle préhépatique, intrahépatique ou posthépatique
Fonction hématopoïétique	Syndromes myéloprolifératifs Syndromes lymphoprolifératifs Leucémies aiguës
Divers	Traumatismes, kystes, hémangiome, métastases de tumeurs solides…

Tableau 13.2. Découverte d'une splénomégalie principales situations à envisager

État infectieux : – bactérien : septicémies, typhoïde, tuberculose, maladie d'Osler – viral : mononucléose infectieuse (virus d'Epstein-Barr), VIH, hépatite virale – parasitaire : paludisme, leishmaniose viscérale
Lésion ou obstacle préhépatique (thrombose porte, compression tumorale), intrahépatique (cirrhose quelle qu'en soit la cause, hémochromatose, sarcoïdose, bilharziose) ou posthépatique (thrombose des veines sus-hépatiques [syndrome de Budd-Chiari], insuffisance cardiaque droite)
Maladie hématologique : – hémolyse chronique secondaire à une maladie du globule rouge, constitutionnelle (maladie de la membrane [sphérocytose], de l'hémoglobine [thalassémie], ou d'une enzyme [pyruvate kinase]) ou acquise, – syndrome myéloprolifératif (leucémie myéloïde chronique, splénomégalie myéloïde chronique, maladie de Vaquez, thrombocytémie essentielle, leucémie myélomonocytaire chronique), – syndrome lymphoprolifératif : lymphome (maldie de Hodgkin ou lymphome non hodgkinien), leucémie lymphoïde chronique, leucémie à tricholeucocytes, leucémie aiguë
Pathologie inflammatoire : polyarthrite inflammatoire, syndrome de Felty, lupus, sarcoïdose, maladie périodique
Divers : métastase de tumeur solide, traumatismes, kystes, hémangiome, maladie de surcharge (maladie de Gaucher ou de Niemann-Pick)

Démarche clinique initiale

L'interrogatoire doit faire préciser : l'âge du patient, l'histoire familiale et les notions d'éthylisme, de séjours en pays d'endémie parasitaire (paludisme, leishmaniose), de facteurs de risque pour le virus de l'immunodéficience humaine (VIH).

On recherchera successivement :

- un état infectieux (fièvre, frissons) qui est la première étape du diagnostic étiologique ;
- des signes d'hypertension portale : hépatomégalie, ascite, circulation veineuse collatérale ;
- la présence d'une ou plusieurs adénopathies périphériques, qui orientent vers une virose (mononucléose infectieuse [MNI]), une sarcoïdose ou une hémopathie maligne (leucémie aiguë, leucémie lymphoïde chronique, lymphome de Hodgkin ou non hodgkinien) ;
- un ictère qui oriente vers une hépatopathie ou une hémolyse. Toutes les formes d'hémolyse, acquises ou congénitales, dont le siège de destruction érythrocytaire est extravasculaire, s'accompagnent d'une splénomégalie ;
- l'examen des téguments est parfois utile (purpura et/ou leucémides des hémopathies, angine pseudomembraneuse de la MNI, vascularite lupique, papules des mastocytoses).

Il faut cependant avoir à l'esprit que les hémopathies malignes peuvent être fébriles (leucémies aiguës, lymphomes), de même que certaines maladies systémiques (lupus, maladie de Still), et que le syndrome de Felty (arthrite rhumatoïde, splénomégalie, neutropénie sévère) est parfois révélé par des épisodes infectieux répétés.

Prescription d'examens complémentaires

Les examens biologiques de première intention sont :

- un hémogramme avec numération des réticulocytes, étude morphologique des globules rouges, et un test de Coombs direct ;

- une étude de la fonction hépatique (γGT, transaminases, phosphatases alcalines, taux de prothrombine, électrophorèse des protides [qui précisera aussi l'existence d'un éventuel composant monoclonal dans le cadre d'un syndrome lymphoprolifératif]) ;
- une recherche d'hémolyse (bilirubine totale et libre, haptoglobine) ;
- la recherche d'un syndrome inflammatoire (fibrinogène, CRP).

Selon les circonstances, la réalisation d'hémocultures ou une recherche d'infestation paludéenne sera effectuée d'emblée.

Ce que l'hémogramme peut apporter

Anomalies de l'hémogramme liées à l'hypersplénisme

L'hypersplénisme est une manifestation pathologique liée à l'augmentation de volume de la rate, indépendamment de la cause de la splénomégalie, qui associe :

- une ou plusieurs cytopénies de séquestration, à des degrés variables ;
- une hémodilution : inconstante bien que plus ou moins proportionnelle au volume splénique, elle dépend de l'étiologie de la splénomégalie mais n'est pas spécifique de la splénomégalie. Elle est en rapport avec l'augmentation du débit sanguin qui traverse la rate, l'hypertension portale avec augmentation de l'espace vasculaire portal, et la stimulation du système rénine-angiotensine.

Les anomalies de l'hémogramme liées à l'hypersplénisme sont reportées dans le tableau 13.3.

Autres anomalies de l'hémogramme pouvant conforter ou orienter le diagnostic étiologique

- Une modification du nombre des leucocytes : polynucléose neutrophile suggérant une infection bactérienne, leucopénie évoquant une infection virale, une fièvre typhoïde ou une brucellose (savoir prescrire les sérodiagnostics adaptés), hyperleucocytose avec lymphocytose et nombreux lymphocytes stimulés qui, dans un contexte

Tableau 13.3. Anomalies de l'hémogramme liées à l'hypersplénisme

Cytopénies de séquestration :
– thrombopénie : fréquente, habituellement sans manifestation hémorragique, pouvant descendre jusqu'à 50 G/L lorsque le volume splénique est élevé, mais sans proportionnalité absolue – leucopénie globale (2–4 G/L) ou neutropénie (moins fréquentes) – parfois une anémie, habituellement modérée avec une petite composante hémolytique de stase (réticulocytes : 100–180 G/L) ; une volumineuse splénomégalie peut séquestrer 25 % de la masse sanguine totale
Remarque : une splénomégalie importante peut diminuer l'efficacité des transfusions sanguines, surtout des plaquettes.
Hémodilution :
– fausse anémie : masse globulaire totale inchangée alors que le volume plasmatique total est augmenté – majoration d'une anémie préexistante, justifiant dans les cas extrêmes une mesure isotopique de la masse globulaire et plasmatique
Remarque : on observe aussi une hémodilution de manière physiologique lors de la grossesse, dans certaines insuffisances cardiaques et quand il existe une forte quantité d'immunoglobuline monoclonale sérique.

d'angine avec adénopathie fébrile, fait soupçonner un syndrome mononucléosique chez un sujet jeune.
- Une macrocytose isolée ou une anémie macrocytaire (non régénérative) orientera vers une hépatopathie, plus rarement vers une hémopathie (les anomalies des leucocytes et des plaquettes sont alors souvent patentes).
- Une anémie régénérative (réticulocytes > 150 G/L) oriente vers une hémolyse constitutionnelle (quelle est la morphologie érythrocytaire sur frottis ?) ou acquise (le résultat du test de Coombs direct est indispensable).
- Une thrombopénie est souvent liée à l'hypersplénisme, mais parfois à d'autres circonstances (infection, lupus…) ou à une hémopathie.
- Une hémoglobine augmentée, ou une franche hyperleucocytose avec polynucléose neutrophile et myélémie, ou une hyperplaquettose chronique, ou une érythromyélémie avec hématies en larme (dacryocytes), vont orienter vers l'un des syndromes myéloprolifératifs.
- Une hyperlymphocytose chronique (> 4 G/L) chez un adulte au-delà de 40–50 ans orientera vers un syndrome lymphoprolifératif (l'immunophénotype des lymphocytes du sang permettra de préciser le diagnostic du syndrome lymphoprolifératif en cause).
- La présence de cytopénies et de cellules anormales (blastes, tricholeucocytes) conduiront à proposer un examen de la moelle osseuse : ponction médullaire et myélogramme pour rechercher une leucémie aiguë ou un syndrome myélodysplasique, biopsie ostéomédullaire pour la leucémie à tricholeucocytes.

Remarque : dans la tuberculose des organes hématopoïétiques, on peut observer une pancytopénie (sans cellules anormales circulantes).

Autres examens à prescrire dans un second temps, et séquentiellement

Une radiographie pulmonaire voire une endoscopie œsogastrique (recherche de varices œsophagiennes) seront prescrites, selon les situations.

SPLÉNOMÉGALIE ISOLÉE SANS SIGNE D'ORIENTATION

Examen de la moelle osseuse

Dans cette situation, la ponction (cytologie) et/ou la biopsie ostéomédullaire (histologie) doivent être envisagées. Cet examen peut montrer une infiltration médullaire lymphomateuse, une maladie de surcharge (très rares, essentiellement la maladie de Gaucher ou de Niemann-Pick dans leurs formes chroniques), éventuellement une splénomégalie myéloïde chronique (myélofibrose) ou une leucémie à tricholeucocytes insoupçonnées après examen de l'hémogramme. Dans un contexte de déficit immunitaire primitif ou acquis, un syndrome d'activation macrophagique pourra être évoqué (fièvre, hépatosplénomégalie, pancytopénie, hyperferritinémie, hypertriglycéridémie, cytolyse hépatique, coagulopathie de consommation).

Si toutes les investigations sont négatives

On peut alors envisager une ponction biopsie *hépatique*, en pensant à une granulomatose hépatique, une amylose, une maladie de surcharge non diagnostiquée préalablement.

SPLÉNECTOMIE À VISÉE DIAGNOSTIQUE

Cette décision doit tenir compte du contexte clinique. Après prophylaxie (voir plus bas), l'intervention sera confiée à un chirurgien entraîné et doit comporter une exploration complète de l'abdomen, une biopsie hépatique et de toute adénopathie intra-abdominale. Une étude anatomopathologique attentive de la pièce opératoire recherchera un éventuel lymphome splénique primitif, une maladie de surcharge constitutionnelle, voire une tumeur primitive. Un fragment sera adressé en microbiologie pour cultures avec recherche de mycobactéries.

Remarque : après splénectomie, on observe d'abord une hyperleucocytose et une hyperplaquettose qui s'amendent en quelques semaines ; ensuite, tout au long de la vie du patient, l'hémogramme va montrer des particularités constantes (présence d'hématies contenant un corps de Howell-Jolly, affirmant la splénectomie ou l'asplénie totale) ou non (discrète thrombocytose, autres anomalies morphologiques des hématies).

PRÉVENTION ET PRISE EN CHARGE DES COMPLICATIONS INFECTIEUSES DES SPLÉNECTOMISÉS

La splénectomie expose à des infections sévères et parfois foudroyantes (septicémies, méningites), liées en particulier à des germes encapsulés (pneumocoque, méningocoque) et à *Haemophilus influenzae*.

Prophylaxie

Elle consiste en une vaccination antipneumococcique (ne couvre pas tous les sérotypes) avant la splénectomie si possible, associée à une vaccination anti-*Haemophilus influenzae* chez l'enfant ou le patient immunodéprimé. Elle est associée à une antibioprophylaxie par pénicilline orale (on la conseille en général jusqu'à l'adolescence chez l'enfant, et pendant 1 ou 2 ans chez l'adulte). Une éducation du patient, en cas de fièvre, est nécessaire (information sur une carte).

Traitement de la fièvre du patient splénectomisé

On emploie une céphalosporine de troisième génération à dose adaptée (risque de pneumocoque à sensibilité diminuée à la pénicilline). L'antibiotique doit être adapté dès que le germe est identifié. L'asplénie fonctionnelle (par exemple lors des drépanocytoses après infarctus splénique) pose les mêmes problèmes infectieux.

Points clés

- Une rate palpable est pathologique et nécessite une exploration étiologique.
- Apprécier la taille de la splénomégalie sous le rebord costal et prendre un calque servira de référence pour l'évolution.
- L'imagerie n'est pas indispensable pour confirmer la splénomégalie, et s'envisage en fonction de l'étiologie.
- La recherche de signes d'infection ou d'hypertension portale, d'adénopathies et d'un ictère constitue la base de la démarche étiologique.
- Il ne faut jamais ponctionner ou biopsier une grosse rate (point négatif).
- Il est pertinent de prescrire quelques examens biologiques : hémogramme, bilan hépatique, bilan d'hémolyse et bilan inflammatoire.
- L'hypersplénisme (cytopénie[s] de séquestration + hémodilution) est indépendant de la cause de la splénomégalie.
- La décision de splénectomie à visée diagnostique ne s'envisage qu'en dernière intention.

14

Item 334 – Orientation diagnostique devant un syndrome mononucléosique

Objectifs pédagogiques

- *Argumenter les principales hypothèses diagnostiques*
- *Justifier les examens complémentaires pertinents*

La découverte d'un syndrome mononucléosiques est fréquente. Il est le plus souvent asymptomatique. L'hémogramme et l'examen du frottis sanguin confirment le diagnostic, ainsi que les anomalies quantitatives rapidement réversibles en quelques semaines.

La recherche étiologique est dominée par la mononucléose infectieuse (MNI), l'infection à cytomégalovirus (CMV) et la toxoplasmose.

HÉMOGRAMME ET EXAMEN DU FROTTIS SANGUIN DÉFINISSENT LE SYNDROME MONONUCLÉOSIQUE

Hémogramme

Il montre une hyperleucocytose modérée jusqu'à 30 G/L, avec une lymphocytose absolue (> 4 G/L), une discrète monocytose et au moins 10 % de cellules particulières qui ont diverses appellations : cellules lymphoïdes atypiques, cellules immunostimulées, lymphocytes activés, grands mononucléaires bleutés... Dans la forme habituelle et non compliquée, les autres paramètres hématologiques de l'hémogramme sont normaux ou peu modifiés.

Examen du frottis sanguin

Il confirme le syndrome mononucléosique, car il met en évidence les cellules lymphoïdes morphologiquement anormales (figure 14.1) :

- mélange de cellules de taille petite, moyenne et grande ;
- avec un noyau de contour régulier ou non avec une chromatine dense (« mature ») ;
- et un cytoplasme abondant, de basophilie variable et parfois intense ou formant un liseré bleu à la périphérie de la cellule.

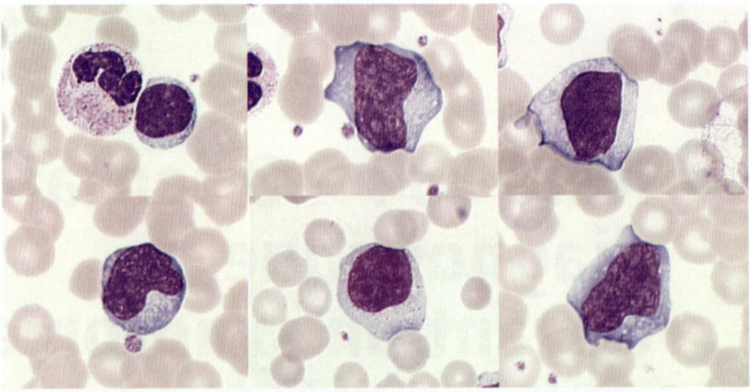

Fig. 14.1. Lymphocytes stimulés (lymphocytes atypiques ou hyperbasophiles) chez un patient présentant une MNI. À côté d'un polynucléaire neutrophile, on observe un lymphocyte normal (en haut à gauche) et diverses cellules plus grandes, polymorphes en taille et en morphologie, avec noyau de forme variable et cytoplasme plus ou moins nettement bleu (basophile).

Le polymorphisme cellulaire, avec tous les aspects s'étendant de celui proche du lymphocyte jusqu'à la grande cellule au cytoplasme hyperbasophile, est essentiel au diagnostic. Ces anomalies sont spontanément régressives en quelques semaines. L'examen du frottis ne détecte par ailleurs pas de cellule blastique et les autres cellules (non lymphoïdes) du frottis sanguin sont morphologiquement normales.

Dans cette forme de diagnostic évident, la réalisation d'un myélogramme n'est pas justifiée. De plus, aucun diagnostic différentiel n'est à évoquer, les aspects cytologiques d'une leucémie aiguë lymphoblastique ou d'un syndrome lymphoprolifératif chronique, notamment la leucémie lymphoïde chronique, étant très différents.

ÉTIOLOGIE DU SYNDROME MONONUCLÉOSIQUE

Trois causes sont fréquentes : la MNI, l'infection à CMV et la toxoplasmose.

Mononucléose infectieuse

La MNI est la cause la plus fréquente des syndromes mononucléosiques. Elle est liée à une primo-infection par le virus d'Epstein-Barr (EBV). Le virus est transmis par voie salivaire, d'où son nom de maladie du baiser. Ce virus à ADN a un fort tropisme pour les cellules épithéliales et le tissu lymphoïde des amygdales : il infecte les cellules lymphoïdes B en se fixant sur son récepteur membranaire, la molécule CD21. Les lymphocytes B infectés déclenchent secondairement une réponse cytotoxique avec expansion polyclonale transitoire des lymphocytes T, expliquant l'hyperplasie ganglionnaire et le syndrome mononucléosique.

Arguments cliniques

Elle est habituellement observée chez l'adolescent ou l'adulte jeune. La primo-infection est asymptomatique dans la majorité des cas et 80 à 90 % des adultes ont eu une primo-infection.

Dans la forme typique, le diagnostic doit être évoqué par la présence de signes généraux avec fièvre à 38 °C et syndrome pseudogrippal (asthénie, myalgies). L'examen clinique met en évidence :

- des adénopathies prédominant au niveau des aires cervicales, souvent douloureuses ; les autres aires ganglionnaires sont libres ou montrent des ganglions de petite taille ;
- une splénomégalie modérée sans hépatomégalie (ou alors modérée et non douloureuse) ;
- une angine érythémateuse, érythématopultacée, parfois pseudomembraneuse et épargnant la luette, parfois sévère et de type ulcéronécrotique ; un purpura pétéchial du voile du palais est parfois présent ;
- un exanthème avec rash du visage ou une éruption maculeuse plus généralisée, parfois provoqués par la prise d'ampicilline.

Dans une forme plus rarement compliquée, la symptomatologie est plus bruyante :

- anémie hémolytique auto-immune (AHAI) caractérisée par une positivité du test de Coombs direct, la présence d'agglutinines froides et un nombre élevé de réticulocytes ;
- thrombopénie auto-immune pouvant justifier la réalisation d'un myélogramme afin de confirmer la nature périphérique de la thrombopénie ;
- pancytopénie, habituellement modérée ;
- atteinte neurologique avec neuropathie périphérique ou syndrome de Guillain-Barré, ou atteinte méningée avec méningite ou encéphalite ;
- hépatite cytolytique avec ictère.

Arguments biologiques

L'hémogramme et l'examen du frottis sanguin montrent la présence d'un syndrome mononucléosique.

Certains examens ne font que suggérer le diagnostic de MNI :

- une cytolyse hépatique modérée avec augmentation des transaminases ;
- un MNI-test ou test d'agglutination sur lame d'hématies formolées par le sérum du patient : le résultat est rapide, mais il donne de faux positifs. De ce fait, il est, sauf urgence, peu utile en pratique quotidienne ;
- la réaction de Paul-Bunnell-Davidsohn, ou test d'agglutination d'hématies de mouton (après absorption de l'antigène de Forssman sur le rein de cobaye) par le sérum du patient : ce sont des tests complexes, avec quelques faux positifs et une positivité qui n'est que transitoire.

Le diagnostic de primo-infection par l'EBV est affirmé par la positivité des anticorps IgM (immunoglobulines M) anti-VCA(*virus capsid antigen*) ou l'ascension, à deux examens successifs, du taux des anticorps IgG anti-VCA en l'absence d'anticorps anti-EBNA (*Epstein-Barr nuclear antigen*). Les anticorps les plus précoces sont dirigés contre les antigènes capsidiques (VCA), d'abord de type IgM puis dans un second temps de nature IgG. Les anticorps dirigés contre les antigènes nucléaires EBNA sont plus tardifs. La présence de ces derniers est le témoin d'une infection ancienne.

Infection à CMV

C'est la seconde cause des syndromes mononucléosiques. Le CMV est un virus à ADN de la famille des Herpès virus, transmis par contact direct cutané ou muqueux intime avec des excrétats des patients infectés (urines, salive, lait maternel, sécrétions cervicales, sperme). Il est excrété dans l'urine et la salive pendant des mois après l'infection, voire pendant plusieurs années à la suite d'une infection congénitale. L'adulte excrète le virus pendant une période plus courte, mais celui-ci persiste à l'état de latence et peut être excrété à nouveau en cas d'immunodépression. D'autres transmissions sont possibles : transmission in utero par voie transplacentaire hématogène (1 % des nouveau-nés), transmission périnatale lors du passage dans la filière génitale, lors de l'allaitement, du maternage et surtout *transmission par le sang au cours d'une transfusion.*

Arguments cliniques

La primo-infection est asymptomatique dans la majorité des cas. Plus de 50 % de la population est porteuse du virus. Le diagnostic doit être évoqué chez tout patient sain, jeune adolescent ou adulte, devant toute fièvre prolongée de plus de 2 semaines avec splénomégalie, ictère ou cytolyse biologique et parfois des signes pulmonaires dont une toux souvent sèche et quinteuse. Il n'y a ni angine ni adénopathie.

Arguments biologiques

L'hémogramme et l'examen du frottis sanguin montrent la présence d'un syndrome mononucléosique. Une neutropénie et une thrombopénie peuvent être présentes, souvent modérées dans la forme typique. Certains examens ne font que suggérer le diagnostic, notamment l'augmentation des transaminases sériques.

La primo-infection CMV est affirmée par la mise en évidence d'IgM anti-CMV ou une ascension du taux d'IgG anti-CMV à deux examens successifs. La recherche du virus par PCR (*polymerase chain reaction*) dans les cellules mononucléées sanguines, les urines ou tout autre tissu biologique est essentielle dans les formes graves de la maladie, chez l'immunodéprimé lors du suivi de greffe de moelle osseuse, après transplantation d'organe ou chez un patient infecté par le virus de l'immunodéficience humaine (VIH).

Toxoplasmose

C'est une zoonose parasitaire due à un protozoaire intracellulaire : *Toxoplasma gondii*. La majorité des sujets adultes ont rencontré le parasite. La primo-infection à *T. gondii* représente la troisième cause des syndromes mononucléosiques. L'homme se contamine par l'alimentation (ingestion d'oocystes) en mangeant de la viande insuffisamment cuite, en buvant du lait non pasteurisé qui renferme *T. gondii*, en touchant de la viande crue ou des animaux contaminés (l'homme se contamine surtout par contact avec le chat, transmission de la main à la bouche puis avalé). Les oocystes ingérés éclatent dans les intestins et se propagent à tout l'organisme par voie sanguine. La toxoplasmose peut aussi se transmettre par transfusion sanguine et par transplantation d'organe. C'est une maladie sans aucune gravité, sauf en cas de grossesse ou si elle survient chez le patient immunodéprimé. La gravité de certaines toxoplasmoses acquises peut parfois se manifester par des lésions oculaires.

Arguments cliniques

La primo-infection à *T. gondii* est le plus souvent asymptomatique, mais elle peut aussi se révéler par une asthénie, des adénopathies cervicales postérieures, plus rarement généralisées, et de la fièvre. L'épisode est spontanément régressif, même si une asthénie peut persister pendant plusieurs semaines.

Arguments biologiques

L'hémogramme et l'examen du frottis sanguin montrent la présence d'un syndrome mononucléosique, et une éosinophilie. Le diagnostic de toxoplasmose repose sur la recherche d'anticorps anti-toxoplasme de nature IgM, ou sur une augmentation à deux examens successifs des anticorps IgG. La présence d'IgM sans IgG est en faveur d'une toxoplasmose en cours. Si les IgG sont présentes à un taux élevé, l'étude comparative de deux sérums à 21 jours d'intervalle et dans le même laboratoire est nécessaire. Chez la femme enceinte, une consultation spécialisée en urgence est nécessaire pour complément de diagnostic biologique (sérologie sur sang fœtal) et traitement (Rovamycine®).

La présence d'IgG sans IgM et à taux faible rend peu vraisemblable la présence d'une toxoplasmose, sauf si le patient est immunodéprimé. La recherche du parasite dans le ganglion est alors parfois indiquée.

Autres causes moins fréquentes de syndromes mononucléosiques

Primo-infection par le VIH

Un syndrome mononucléosique est parfois observé lors de la primo-infestation virale et ce d'autant plus qu'il est associé à un syndrome pseudogrippal, des signes cutanéomuqueux à type de pharyngite, ulcérations buccales ou génitales, des adénopathies ou de la diarrhée. Devant tout patient à risque, même si le syndrome mononucléosique biologique n'est pas typique – et c'est souvent le cas –, il est justifié compte tenu de la phase de « latence sérologique » et de l'urgence thérapeutique de demander l'antigénémie P24, qui se positive en moyenne 15 jours après le contage, persiste pendant 1 à 2 semaines puis disparaît. La recherche de l'ARN VIH plasmatique est réalisable dans certains laboratoires de virologie : c'est le marqueur le plus précoce, apparaissant environ 10 jours après le contage. La sérologie VIH confirmera a posteriori l'infection.

Ici, il est nécessaire de rechercher des co-infections, en particulier une infection à CMV associée.

Autres

- Hépatites virales aiguës : hépatite A essentiellement, parfois d'autres hépatites.
- Rubéole : les cellules lymphoïdes atypiques ressemblent plus ou moins à des plasmocytes.
- Infections bactériennes : rickettsiose, brucellose, listériose.
- Infections parasitaires, comme le paludisme.
- Lors de conflits immunologiques importants : certaines prises médicamenteuses, maladie du greffon contre l'hôte, maladie sérique.

ÉVOLUTION DES SYNDROMES MONONUCLÉOSIQUES

Elle est bénigne. Aucun traitement n'est généralement souhaitable.

Dans la forme habituelle :

- la guérison de la MNI est spontanée et l'évolution marquée par une asthénie persistante. Seules les exceptionnelles formes graves ou compliquées avec thrombopénie périphérique ou AHAI peuvent justifier une prise en charge spécialisée dans un service d'hématologie et, si besoin, une corticothérapie ;
- l'évolution de l'infection à CMV est bénigne, marquée par une asthénie ou un syndrome fébrile persistant. Dans une forme grave ou compliquée, ou chez un patient immunodéprimé, le traitement en milieu spécialisé est justifié et fait appel au traitement symptomatique et aux antiviraux comme le ganciclovir ou le foscarnet ;
- l'évolution de la toxoplasmose est bénigne. Un traitement est indiqué dans les formes sévères et chez la femme enceinte.

SITUATIONS PARTICULIÈRES À CONNAÎTRE

Mononucléose infectieuse

La symptomatologie est parfois très bruyante, avec prolifération incontrôlée des lymphocytes B infectés. Chez l'enfant atteint de déficit immunitaire grave lié à l'Xq25 (syndrome de Purtilo ou syndrome de Duncan ou XLP [*X-linked lymphoproliferative syndrome*]) ou après transplantation d'organe ou greffe de moelle osseuse, la mise en évidence de la primo-infection par l'EBV ou sa réactivation peut être difficile à travers les seuls examens sérologiques et nécessiter des techniques moléculaires ou d'hybridation in situ.

Cytomégalovirus

Chez la femme enceinte en début de grossesse, lors d'une primo-infection, la transmission de l'infection au fœtus entraîne un risque majeur mais inconstant. Les conséquences fœtales peuvent être très sévères avec mort in utero, hypotrophie, prématurité, microcéphalie, choriorétinite et surdité. La séroconversion maternelle impose une prise en charge médicale spécialisée.

Chez le patient immunodéprimé, la primo-infection et la réactivation peuvent être très graves et mortelles. La symptomatologie est marquée par la présence d'une pneumopathie interstitielle hypoxémique et désaturante parfois fatale, une encéphalite, des rétinites, une hépatite sévère ou des atteintes neurologiques de type Guillain-Barré. Le diagnostic précoce est essentiel et sur ce terrain, un traitement spécifique est justifié.

Toxoplasmose

Chez l'immunodéprimé, la symptomatologie peut être bruyante. Le parasite se reproduit dans tous ses organes de prédilection avec des lésions cérébrales, oculaires, cardiaques, voire une atteinte généralisée d'emblée au foie, au poumon, au rein et à la moelle osseuse. Cette forme est grave et met en jeu le pronostic vital, sauf si un traitement adapté antibiotique et antiparasitaire est prescrit de façon précoce.

Forme congénitale

Elle correspond à l'infection du fœtus pendant la grossesse. En tout début de grossesse, la toxoplasmose peut se manifester par un avortement spontané. Les risques sont chez le fœtus une hydrocéphalie, un retard mental, des convulsions, des troubles visuels pouvant aller jusqu'à la cécité.

Atteintes oculaires

Elles sont souvent mais non exclusivement la conséquence d'une toxoplasmose congénitale. Elles se manifestent par une choriorétinite (inflammation de la partie postérieure du globe oculaire) caractérisée par l'apparition d'une vue trouble et de mouches volantes donnant une impression de brouillard avec baisse de l'acuité visuelle. Au fond d'œil, la choriorétinite se traduit par un foyer à bords flous, jaunâtre, accompagné d'une réaction inflammatoire du vitré et de la chambre antérieure. La découverte de foyers anciens cicatrisés à distance facilite le diagnostic. Quand le foyer se situe à côté de la papille, il s'agit d'une choriorétinite juxtapapillaire de Jensen, responsable d'une baisse de vision par déficit fasciculaire. Le champ visuel met en évidence un scotome fasciculaire qui peut s'aggraver sans traitement. Des complications peuvent survenir, comme une papillite, un décollement séreux rétinien, des néovaisseaux prérétiniens ou sous-rétiniens. L'évolution se fera en quelques semaines vers un foyer pigmenté typique, le foyer cicatriciel. Il est parfois révélateur et une cicatrice maculaire peut aboutir à une cécité alors qu'une cicatrice périphérique loin du centre de la vision peut être asymptomatique. Une complication est décrite pour ces foyers pigmentés, l'apparition d'une membrane épirétinienne qui va s'étendre sur le pôle postérieur et plisser de plus en plus la rétine. Le sujet verra des images déformées (métamorphopsies). Seul un traitement chirurgical permettra l'ablation de ces membranes très invalidantes.

Points clés

- Hémogramme et examen du frottis sanguin définissent le syndrome mononucléosique.
- Les cellules lymphoïdes particulières observées au cours d'un syndrome mononucléosique sont polymorphes et ont diverses dénominations : cellules lymphoïdes atypiques, lymphocytes activés, cellules immunostimulées, grands mononucléaires bleutés…
- Dans la forme habituelle et non compliquée d'un syndrome mononucléosique, une hyperleucocytose est fréquente, mais les valeurs de l'hémoglobine et de la numération plaquettaire sont normales ou peu modifiées.
- Les modifications de l'hémogramme d'un syndrome mononucléosique sont spontanément régressives en quelques semaines.
- Trois causes sont fréquentes : la MNI, l'infection à CMV et la toxoplasmose.
- La MNI est habituellement observée chez l'adolescent ou l'adulte jeune présentant un syndrome fébrile avec adénopathies cervicales douloureuses, angine érythémateuse parfois pseudomembraneuse, splénomégalie modérée et parfois un exanthème ou une éruption maculeuse généralisée.
- Les complications de la MNI sont très rares, et la guérison spontanée avec asthénie résiduelle parfois prolongée est la règle.
- Le diagnostic de la primo-infection à CMV doit être évoqué devant une fièvre prolongée de plus de 2 semaines avec splénomégalie, ictère ou cytolyse biologique, et parfois des signes pulmonaires, sans angine ou/et adénopathie.
- La primo-infection à *T. gondii* est le plus souvent asymptomatique, mais peut se révéler par une asthénie, des adénopathies cervicales postérieures et de la fièvre, habituellement spontanément régressives en quelques semaines, avec asthénie résiduelle.

- Si le MNI-test permet un résultat rapide devant un syndrome mononucléosique, il est d'une sensibilité imparfaite.
- Il est toujours souhaitable de réaliser une recherche d'anticorps spécifiques (sérologie) de l'agent infectieux présumé responsable.
- La découverte d'un syndrome mononucléosique chez une femme enceinte, même s'il est par ailleurs peu symptomatique, nécessite une consultation spécialisée en urgence pour préciser le diagnostic final et définir la prise en charge thérapeutique, afin d'éviter les conséquences souvent très graves pour le fœtus (CMV, toxoplasmose).
- Chez le patient immunodéprimé, la primo-infection ou la réactivation CMV tout comme celle à *T. gondii* peuvent être très graves et mettre en jeu le pronostic vital.
- Un syndrome mononucléosique est parfois observé au cours de la primo-infection VIH, de la dengue, ou lors d'une réaction allergique médicamenteuse.

15

Item 330 – Purpura chez l'enfant et chez l'adulte

Objectifs pédagogiques

- *Argumentez les principales hypothèses diagnostiques*
- *Justifiez les examens complémentaires pertinents*

La démarche diagnostique initiale consiste à reconnaître le purpura, puis à rechercher par l'interrogatoire et l'examen clinique des éléments d'orientation sur le mécanisme présumé, avant de réaliser et d'interpréter l'examen complémentaire de base qu'est l'hémogramme. L'apparition d'un purpura pouvant être une urgence vitale, une action rapide est parfois nécessaire. Sur le plan physiopathologique, il est soit d'origine vasculaire par atteinte du contenu luminal ou par atteinte pariétale, soit d'origine hématologique et lié à une thrombopénie sévère.

RECONNAÎTRE UN PURPURA

Le purpura est une tache hémorragique rouge pourpre due à l'extravasation de sang dans le derme, et ne s'effaçant pas à la vitropression.

Il peut être :

- pétéchial : c'est l'aspect habituel : éléments punctiformes et lenticulaires (1 à 4 mm de diamètre) ;
- ecchymotique : épanchement en placards ou larges nappes bleu violacé, plus ou moins abondant ;
- en vibices (plus rare) : les lésions hémorragiques prenant l'aspect de traînées linéaires ;
- nécrotique : surélevé sur une zone de nécrose.

Il évolue volontiers par poussées. Il prédomine habituellement sur les membres inférieurs et les régions déclives, mais peut se découvrir sur toutes les régions du corps. Des lésions d'âges différents peuvent coexister, prenant les diverses teintes de la biligénie. Il peut soit disparaître sans séquelles en quelques jours, soit laisser place à une dyschromie brunâtre (en cas de récidive itérative) ou à des cicatrices blanchâtres lorsqu'il est nécrotique.

On ne doit pas confondre le purpura avec :

- les érythèmes ;
- les angiomes ou les télangiectasies, qui s'effacent à la vitropression ;
- la maladie de Kaposi, avec des lésions violacées ou brunâtres en règle générale nodulaires et souvent associées sur les membres inférieurs à un œdème dur.

ORIENTATION DIAGNOSTIQUE

L'apparition d'un purpura pouvant constituer une urgence vitale, il convient de l'appréhender au plus vite avec un interrogatoire et un examen clinique en ce sens. L'interrogatoire devra préciser les antécédents personnels et familiaux (pathologie hématologique ?), la notion de fièvre dans les semaines ou les jours précédents (évoquant un état infectieux), la prise récente de médicaments et la chronologie par rapport à l'apparition du purpura, les facteurs de risque d'infection virale chronique (hépatite B ou C, toxicomanie).

En plus d'affirmer le purpura, l'examen clinique couplé à l'interrogatoire devra essayer de distinguer son origine plaquettaire (thrombopénie, thrombopathie) ou vasculaire en précisant :

- le délai d'apparition ;
- le caractère maculeux ou au contraire infiltré ;
- la topographie : localisé aux membres inférieurs ou, au contraire, lésions disséminées ;
- l'association ou non à d'autres lésions dermatologiques (vésicules, pustules, bulles), avec des lésions de nécrose ou une atteinte des extrémités ;
- l'existence ou non d'une symptomatologie hémorragique, plus fréquente lors d'un purpura thrombopénique : purpura des muqueuses sous la forme de bulles hémorragiques endobuccales (signe de gravité) et/ou d'hémorragies conjonctivales, rétiniennes, urinaires ou génitales, d'épistaxis, de gingivorragies ;
- l'existence de céphalées (hémorragie cérébroméningée ? méningite ?).

Des signes extracutanés, généraux ou systémiques, orienteront plutôt vers un purpura d'origine vasculaire : modifications de la pression artérielle (hypertension ou chute tensionnelle, risque de collapsus), signes neurologiques (syndrome méningé, hypotonie chez l'enfant, polyneuropathie des vascularites…), cardiaques (souffle cardiaque), respiratoires, rénaux, articulaires, douleurs abdominales (évoquant un purpura rhumatoïde), phénomène de Raynaud…

On recherchera un syndrome tumoral hématopoïétique (adénopathies périphériques, splénomégalie, hépatomégalie), évoquant une hémopathie maligne. On recherchera enfin des stigmates d'infection virale.

À l'issue de cet examen clinique, il conviendra d'agir immédiatement si le purpura est ecchymotique, extensif et nécrotique, pétéchial aigu, associé à des signes hémorragiques des muqueuses ou à un syndrome septique.

Les deux situations d'urgence vitale nécessitant des mesures thérapeutiques immédiates sont :

- le purpura fulminans, d'origine vasculaire et de nature infectieuse ;
- le purpura thrombopénique avec signes hémorragiques graves.

L'examen complémentaire de première intention est l'hémogramme :

- une thrombopénie <inférieure à 50 G/L oriente d'emblée vers un purpura thrombopénique ;
- une numération plaquettaire normale ou une thrombopénie modérée (> 50 G/L) orientent vers un purpura vasculaire ou un purpura thrombopathique.

PURPURAS VASCULAIRES

Ils sont secondaires à une lésion de la paroi des vaisseaux. Ils sont les plus fréquents. Le purpura est le plus souvent localisé aux membres inférieurs et à l'abdomen, favorisé par l'orthostatisme, survenant par poussées, et habituellement sans hémorragies muqueuses associées. Aux pétéchies, souvent infiltrées, sont associées d'autres lésions cutanées (inflammatoires, papuleuses ou en plaques). La fièvre et l'existence de signes extradermatologiques et systémiques (voir plus haut) orientent l'étiologie.

Purpura infectieux

Survenant dans un contexte fébrile, le purpura est souvent nécrotique, avec vésicules et pustules. Parfois, l'infection (bactérienne, virale) provoque une thrombopénie et le purpura est alors d'origine mixte.

Purpura fulminans

Il survient principalement chez le nourrisson ou l'enfant, dans un contexte parfois épidémique. Le début est souvent brutal ; le purpura est nécrotique, non infiltré, rapidement extensif, surtout sur les membres inférieurs, pouvant s'associer à des pustules ; les modifications circulatoires (chute tensionnelle, signes de choc, troubles de la conscience) sont parfois d'emblée au premier plan. Le syndrome méningé est en revanche souvent discret au début, parfois absent.

Il s'agit d'une urgence absolue : la découverte d'un purpura comportant au moins un élément nécrotique ou ecchymotique de diamètre supérieur ou égal à 3 mm doit immédiatement conduire à l'administration d'une antibiothérapie appropriée aux infections à méningocoques, si possible par voie intraveineuse (céphalosporine de troisième génération et vancomycine), avec remplissage vasculaire, sans attendre les résultats des hémocultures et de la ponction lombaire[1].

Le transfert d'urgence en milieu hospitalier (SAMU, SMUR) est nécessaire, en prévenant le service des urgences de l'arrivée d'un cas suspect de *purpura fulminans* : le malade est orienté d'emblée en unité de soins intensifs.

Le *purpura fulminans* correspond à l'infection à méningocoque (*Neisseria meningitidis*), bien que d'autres agents infectieux (bacilles à Gram négatif, *Haemophilus*, plus rarement pneumocoques, staphylocoques ou streptocoques) puissent parfois être en cause. Les emboles septiques ou les dépôts de complexes immuns s'associent dans une partie des cas à une coagulation intravasculaire disséminée (CIVD), et donc une thrombopénie est parfois concomitante.

Biologie : hémogramme (hyperleucocytose, numération plaquettaire normale ou diminuée (alors en rapport avec le sepsis sévère et/ou la CIVD), bilan d'hémostase (recherche d'une CIVD, parfois présente), prélèvements bactériologiques, examen du liquide céphalorachidien.

Le pronostic reste péjoratif malgré la réanimation. Un âge inférieur à 6 ans, un purpura rapidement extensif, un collapsus prolongé sont autant de facteurs de mauvais pronostic.

Endocardite d'Osler

On l'évoque devant la triade : fièvre, purpura (conjonctival ou sus-claviculaire), souffle cardiaque. Il existe souvent d'autres signes cutanés : érythème palmoplantaire, hémorragies en flammèches sous-unguéales, nodules cutanés d'Osler à la face palmaire des doigts. Les hémocultures sont souvent positives (surtout streptocoque hémolytique groupe B). L'échographie par voie transthoracique et/ou par voie transœsophagienne recherchera les lésions valvulaires.

1 Selon l'avis du Conseil supérieur d'hygiène publique (10 mai 2000).

Purpura d'origine virale

Ce sont les plus fréquents, souvent d'évolution rapidement favorable. Le purpura peut être associé à des adénopathies, faisant suite à un syndrome mononucléosique, grippal, à une angine ou à un syndrome éruptif évoquant une varicelle ou une rougeole (exanthème purpurique), ou encore à un ictère orientant vers une hépatite. La thrombopénie, habituellement absente, est parfois retrouvée. Les sérologies habituelles anti-CMV, anti-EBV, anti-VZV et anti-HVB sont à prescrire. L'infection par le virus de l'immunodéficience humaine (VIH) peut également être révélée par un purpura, le plus souvent thrombopénique, et selon le contexte, une sérologie VIH doit être réalisée, après information du patient.

Purpura des vascularites

Les vascularites sont secondaires à l'inflammation de la paroi vasculaire et du tissu conjonctif périvasculaire, et peuvent toucher différents types de vaisseaux : veines, veinules, capillaires, artérioles, artères de petit et moyen calibre. Le purpura est souvent infiltré, prédomine dans les zones déclives, est volontiers nécrotique et associé à d'autre signes cutanés : livedo, nodules hypodermiques, papules…

Vascularites systémiques (ou angéites)

Elles sont évoquées devant une atteinte extracutanée : arthralgies, myalgies, syndrome de Raynaud, neuropathie périphérique, glomérulopathie… Le diagnostic général des vascularites nécessite la recherche d'ANCA et la recherche histologique d'une vascularite sur biopsie d'un organe atteint (rein, muscle, nerf, poumon…). La numération plaquettaire est normale, parfois augmentée (inflammation), rarement diminuée.

Vascularites systémiques de l'adulte

Les principales vascularites systémiques de l'adulte sont la périartérite noueuse, la polyangéite microscopique, la maladie de Wegener et la maladie de Churg et Strauss.

Purpura rhumatoïde

C'est la plus fréquente des vascularites systémiques chez l'enfant (purpura de Schönlein-Henoch par dépôts d'immuns complexes à IgA). Il fait parfois suite à un épisode infectieux des voies aériennes supérieures, évolue par poussées successives, et est associé de façon brutale à des arthralgies (gonflement et douleur des articulations des membres inférieurs) ainsi qu'à des signes digestifs (douleurs abdominales, vomissements, plus rarement mélaena). L'atteinte rénale est inconstante mais conditionne le pronostic à long terme. La biopsie rénale, lorsqu'elle est indiquée (protéinurie > 1 g/j, syndrome néphrotique, hypertension artérielle, insuffisance rénale, protéinurie persistant au-delà de 6 mois), met en évidence une glomérulonéphrite segmentaire et focale avec dépôt mésangial d'IgA.

Le diagnostic est clinique, mais il faut parfois savoir éliminer un rhumatisme articulaire aigu ou une urgence abdominale chirurgicale.

Biologie : absence de thrombopénie, présence d'un syndrome inflammatoire et d'une augmentation des IgA. La surveillance de la créatininémie est nécessaire.

L'évolution est souvent favorable en quelques semaines sans séquelles, mais les complications abdominales dominent le pronostic immédiat et l'insuffisance rénale le pronostic à plus long terme.

Connectivites auto-immunes

Elles sont suspectées devant des arthralgies, des myalgies, un syndrome de Raynaud, un syndrome sec oculobuccal, un trisyndrome de Gougerot (pétéchies, nodules et urticaire en cocarde). La recherche d'anticorps antinucléaires puis d'anticorps anti-ENA et anti-ADN natif aide à caractériser la connectivite (lupus systémique, polyarthrite rhumatoïde, syndrome de Gougerot-Sjögren, syndrome de Sharp).

Angéites d'hypersensibilité ou médicamenteuses

Elles sont liées à la prise de médicaments dont les plus fréquemment en cause sont les antibiotiques (sulfamides, β-lactamines, tétracyclines), les anti-inflammatoires non stéroïdiens (AINS), les diurétiques thiazidiques.

Purpuras vasculaires dysglobulinémiques

- Le purpura cryoglobulinique s'observe au cours des cryoglobulinémies (lymphoproliférations malignes, infection par le virus de l'hépatite C avec présence d'une cryoglobulinémie de type II). Les manifestations cutanées sont favorisées par l'exposition au froid et peuvent s'accompagner de manifestations plus sévères (neuropathie périphérique, glomérulopathie).
- Le purpura vasculaire hyperglobulinémique est pétéchial et parfois ecchymotique, évoluant par poussées, prédominant aux membres inférieurs, lié à l'existence d'immuns complexes circulants, surtout dans le cadre d'hypergammaglobulinémies polyclonales (cirrhose, sarcoïdose, syndrome de Sjögren).
- Dans l'amylose, on peut parfois observer du purpura siégeant aux plis, au cou, aux paupières supérieures.
- Au cours des gammapathies monoclonales, on observe parfois des manifestations hémorragiques (épistaxis), de mécanisme complexe : thrombopathie, néoangiogenèse, atteinte vasculaire…

Purpura par fragilité vasculaire

Il est pétéchial ou ecchymotique, et non infiltré.

- Le purpura sénile ou purpura de Bateman se rencontre chez le sujet âgé : il apparaît souvent sous la forme d'ecchymoses à la face dorsale des avant-bras et des mains ; il est parfois favorisé par la corticothérapie (il s'observe parfois dans le syndrome de Cushing).
- Les dermites ocre par insuffisance veineuse (stase, maladie postphlébitique) se présentent sous la forme d'un purpura chronique des membres inférieurs, avec des taches jaunâtres ou parfois des plaques violettes à la face interne des jambes.
- Les purpuras mécaniques après gros efforts : purpura du visage après vomissement, purpura thoracique et conjonctival de la coqueluche (secondaire à la toux intense).
- Diverses situations rares : fragilité vasculaire constitutionnelle (maladie de Rendu-Osler, maladies du tissu élastique), carence en vitamine C.

Purpura thrombotiques et emboliques

Il s'agit de lésions nécrotiques souvent de grande taille, entourées d'un liseré purpurique.

- La coagulation intravasculaire diffuse, secondaire à de nombreux états pathologiques (états septiques, cancers évolués, situations obstétricales, post-transfusionnelles…), est associée à un purpura rapidement extensif sur quelques heures, ecchymotique et nécrotique. Le contexte clinique est évocateur. Un temps de céphaline + activateur (TCA) allongé, un taux de fibrinogène diminué, des taux augmentés de D-dimères ou de produits de dégradation de la fibrine (PDF) et un hémogramme avec thrombopénie aident au diagnostic.

- Les nécroses cutanées lors des thrombopénies induites par l'héparine, après 7 à 21 jours de traitement : chez un petit nombre de patients, l'héparine (non fractionnée mais aussi les héparines de bas poids moléculaire [HBPM]) induit l'apparition d'anticorps anti-facteur 4 plaquettaire (dont la recherche est nécessaire au diagnostic) qui entraînent une thrombopénie parfois associée à des thromboses artérielles et/ou veineuses. L'arrêt immédiat du traitement héparinique est indispensable, avec la prescription d'un autre anticoagulant.
- Le syndrome des antiphospholipides peut associer des lésions purpuriques, un livedo et des nouures. Ce tableau peut être primitif ou secondaire à une connectivite auto-immune, en particulier un lupus systémique.
- Les emboles distaux de cholestérol surviennent sur un terrain athéromateux après un geste endovasculaire ou la mise en route d'un traitement anticoagulant. Le purpura vasculaire des membres inférieurs s'associe au « syndrome des orteils pourpres » et à un livedo. Il existe parfois des atteintes viscérales (rénales, digestives) pouvant simuler une vascularite systémique. La biopsie musculaire peut mettre en évidence la présence de cristaux de cholestérol.

PURPURA THROMBOPÉNIQUE

Examen clinique

Le purpura est pétéchial (souvent en petites taches, en tête d'épingle), *non infiltré*, isolé ou ecchymotique, parfois associé à de larges hématomes.

Au cours de l'interrogatoire et de l'examen somatique :

- on recherche les signes de gravité, liés à l'existence d'un saignement muqueux : bulles hémorragiques intrabuccales, métrorragies, gingivorragies, épistaxis, hémorragies méningées (suspectées par l'existence de céphalées) ou rétiniennes. S'ils sont présents, une démarche d'urgence, sans attendre les résultats biologiques, est à instaurer ;
- on recherche également des signes pouvant orienter l'étiologie de la thrombopénie : signes d'insuffisance médullaire (anémie, infection), organomégalie (adénopathies splénomégalie…).

Hémogramme

Le diagnostic est initialement confirmé par la numération plaquettaire : seules les thrombopénies inférieures à 50 G/L peuvent présenter un purpura (plus souvent si < 30 G/L).

Les autres paramètres de l'hémogramme seront utiles au diagnostic étiologique :

- une thrombopénie sévère isolée (absence d'anomalies franches des leucocytes et de l'hémoglobine) peut orienter vers un purpura auto-immun ou la prise de médicaments (lesquels peuvent également être responsables d'un purpura vasculaire) ;

- une thrombopénie sévère associée à un syndrome mononucléosique (ou à une hyperlymphocytose chez l'enfant) oriente vers une origine virale (abordée avec les purpuras vasculaires) ;
- dans certaines situations, on devra évoquer une CIVD : contexte infectieux sévère (sepsis grave), pathologies obstétricales, cancers actifs, accidents transfusionnels, leucémie aiguë (surtout leucémie aiguë à promyélocytes). Des hématomes non provoqués et confluents autres que des membres inférieurs, hémorragies viscérales ou hémorragies continues aux points de ponction évoquent une anomalie associée de la coagulation ;
- une thrombopénie sévère (isolée ou non) avec présence de schizocytes sur le frottis sanguin (la recherche de schizocytes se prescrit spécifiquement) oriente vers une microangiopathie thrombotique ;
- une thrombopénie sévère associée à une neutropénie (ou agranulocytose) et à une anémie oriente vers une insuffisance médullaire (= thrombopénie d'origine centrale), pouvant correspondre à :
  - une aplasie médullaire ou une moelle envahie de cellules lymphomateuses ou la métastase d'une tumeur solide ;
  - une leucémie (aiguë le plus souvent) ou un lymphome disséminé si la formule leucocytaire objective des cellules anormales (blastes, hyperlymphocytose de l'adulte évocatrice de leucémie lymphoïde chronique, cellules de lymphome…).

Autres examens complémentaires

- Pour rechercher une CIVD (importance du contexte) : outre l'exploration de la maladie causale, TCA, temps de prothrombine, fibrinogène, dosage de D-dimères ou de PDF seront prescrits (voir l'item 339).
- La ponction sternale chez l'adulte, iliaque chez l'enfant avec myélogramme, non systématique (en particulier chez le sujet jeune si, en dehors de la thrombopénie, aucune anomalie n'est retrouvée) mais souvent pratiquée, est réalisable même en cas de thrombopénie sévère.
- Si la biopsie ostéomédullaire est prescrite (suspicion d'une cause centrale et myélogramme non démonstratif), une transfusion plaquettaire est nécessaire (atteindre 70–100 G/L).

Principaux purpura thrombopéniques

Il faut envisager :

- une CIVD : le purpura n'est pas isolé ou est seul au premier plan ;
- un purpura thrombopénique immunologique (PTI) : le purpura est isolé ;
- un purpura d'insuffisance médullaire globale : aplasie médullaire ou moelle osseuse envahie (leucémies), une intoxication aiguë éthylique, plus rarement lors de carences vitaminiques sévères ou au cours des syndromes myélodysplasiques ;
- un purpura médicamenteux : purpura isolé ;
- savoir évoquer une thrombopénie allo-immune chez le nouveau-né ou dans les jours suivant un acte transfusionnel ;
- un syndrome hémolytique et urémique de l'enfant peut se révéler par un purpura (avec parfois diarrhées sanglantes, hématurie) ;

- on doit connaître certaines situations particulières : un purpura au cours d'une thrombopénie modérée évoquera l'existence d'une thrombopathie associée ou un purpura thrombopénique en cours de résolution, ou un purpura vasculaire.

THROMBOPATHIES

Les thrombopathies constitutionnelles sont exceptionnelles, parfois associées à des thrombopénies modérées et/ou à des anomalies associées de la morphologie plaquettaire (importance de l'analyse du frottis sanguin). Ces pathologies constitutionnelles sont associées à un risque hémorragique varié et peuvent se révéler à l'occasion de manifestations hémorragiques spontanées ou provoquées. Elles ne donnent habituellement pas de purpura pétéchial, mais plus souvent des purpuras ecchymotiques. Dans certains cas, la thrombopathie est asymptomatique mais peut s'intégrer soit dans un contexte polymalformatif, soit dans un contexte familial. Le diagnostic de thrombopathie est complexe : il repose sur un panel d'explorations de la structure et de la fonction plaquettaire ainsi que sur l'identification de l'anomalie génétique, lorsqu'elle est connue.

Les thrombopathies acquises, plus fréquentes que les constitutionnelles, se révèlent rarement par un purpura. Ces thrombopathies peuvent être médicamenteuses, ou secondaires à une hémopathie : thrombocytémie essentielle, myélodysplasie.

Points clés

- Il est important de savoir identifier un purpura, puisque celui-ci peut être révélateur d'une pathologie mettant en jeu le pronostic vital.
- La survenue d'un purpura dans un contexte fébrile est une urgence médicale. Le purpura fulminans constitue une urgence absolue, requérant une hospitalisation urgente en soins intensifs.
- L'hémogramme est l'un des premiers examens biologiques à réaliser devant un purpura, puisqu'il oriente soit vers une origine vasculaire, soit vers une origine hématologique.

16

Item 335 – Thrombopénie

Objectifs pédagogiques

- *Argumenter les principales hypothèses diagnostiques*
- *Justifier les examens complémentaires pertinents*

DÉFINITION

Elle est biologique : la numération plaquettaire (N° PLT) est inférieure à 150 G/L, quel que soit l'âge (y compris chez le nouveau-né). La thrombopénie se met en évidence en prescrivant un hémogramme (qui inclut systématiquement la N° PLT) : la démarche diagnostique tiendra compte du motif de cette prescription. Les plaquettes sanguines ont un rôle essentiel dans l'hémostase, et leur raréfaction dans le sang peut entraîner un syndrome hémorragique.

CIRCONSTANCES DE DÉCOUVERTE DE LA THROMBOPÉNIE

Présence d'un syndrome hémorragique

Les thrombopénies sévères provoquent un purpura : il est pétéchial (souvent en petites taches, en tête d'épingle), *non infiltré*, isolé ou ecchymotique, parfois associé à de larges hématomes. La découverte d'un purpura impose une démarche d'urgence (voir l'item 335), dont la prescription d'un hémogramme. La N° PLT est habituellement inférieure à 20 G/L. L'interprétation des autres paramètres de l'hémogramme et l'analyse soigneuse du frottis aident dans la plupart des cas à compléter rapidement la démarche clinique. Les signes de gravité immédiate doivent être recherchés et évalués pour appliquer une conduite d'urgence, parfois sans attendre les résultats du laboratoire.

Absence de syndrome hémorragique

C'est une situation fréquente : la thrombopénie est soit attendue, modérée ou non, soit inconstante dans la maladie par ailleurs bien définie du patient, soit de découverte fortuite (bilan de santé, bilan préopératoire).

Présence d'un syndrome hémorragique associé à un syndrome thrombotique

Au cours de certaines thrombopénies, le syndrome hémorragique est quasi inexistant, et ce sont au contraire les manifestations thrombotiques qui prédominent (thrombopénie induite par l'héparine, lupus, syndrome des antiphospholipides).

SYNDROME HÉMORRAGIQUE AU COURS DES THROMBOPÉNIES ET CONDUITE À TENIR IMMÉDIATE

Interrogatoire et examen somatique

L'interrogatoire, indispensable, devra préciser :

- quel que soit l'âge, les antécédents personnels et familiaux, médicochirurgicaux, la notion de transfusions récentes. Chez l'enfant, la notion de syndrome hémorragique familial ou de thrombopénie connue chez les parents devra être particulièrement recherchée ;
- le mode de début (le patient a-t-il connaissance de résultats biologiques antérieurs mentionnant l'existence d'une thrombopénie ou au contraire d'une N° PLT normale ?) ;
- l'existence d'épisodes infectieux à répétition (surtout chez l'enfant), d'une infection récente, d'une fièvre ;
- la prise récente de médicaments, l'introduction d'un nouveau traitement ;
- les habitudes de vie, les voyages (en pensant au paludisme) ;
- la prise d'alcool, de toxiques.

L'examen clinique recherchera des signes d'infection, d'anémie, d'hépatopathie, une splénomégalie ou des adénopathies. Chez l'enfant, l'examen clinique doit aussi être orienté vers la recherche d'une dysmorphie, d'anomalies osseuses, évoquant certaines thrombopénies constitutionnelles syndromiques, un eczéma, souvent associé à la thrombopénie dans le syndrome de Wiskott-Aldrich.

La démarche diagnostique est orientée selon les circonstances :

- patient hospitalisé : penser à une complication infectieuse (état de choc ? syndrome hémorragique associé ?), à une thrombopénie médicamenteuse, à un traitement par une héparine, à une transfusion récente ;
- grossesse en cours : date de début, de fin ;
- nouveau-né ou petit enfant ;
- patient présentant une maladie connue au cours de laquelle une thrombopénie est attendue ou possible (maladie auto-immune…).

Syndrome hémorragique

Signes de gravité

Ce sont ceux liés à l'existence d'un saignement muqueux : bulles hémorragiques intrabuccales, métrorragies, gingivorragies, épistaxis, hémorragies méningées (suspectées par l'existence de céphalées : envisager la réalisation d'un scanner cérébral) ou rétiniennes (fond d'œil en urgence). Existe-t-il des ecchymoses, spontanées ou favorisées par des traumatismes mineurs ? Sont-elles confluentes[1] ?

Un purpura ecchymotique disséminé, surtout s'il est associé à des hémorragies muqueuses importantes, céphalées, signes cliniques neurologiques, fait craindre la survenue d'un syndrome hémorragique grave (méningé, digestif, cérébral…).

Existe-t-il des hématomes ? Des hématomes non provoqués et confluents autres que ceux des membres inférieurs, des hémorragies viscérales ou des hémorragies continues aux points de ponction ? Leur présence évoque une anomalie associée de la coagulation.

Facteurs aggravants

- Âge avancé, jeunes enfants.
- Lésions viscérales associées : ulcère gastroduodénal, anévrisme…
- Nécessité d'un geste chirurgical (exploration invasive, ponction…) ou d'un geste invasif récent.
- Pathologies et traitements associés : l'existence concomitante de facteurs de risque vasculaire (vasculopathie, hypertension artérielle) ou d'une autre anomalie de l'hémostase (prise d'antiagrégants plaquettaires, exceptionnelles thrombopathies constitutionnelles) ou de la coagulation (traitement anticoagulant, coagulation intravasculaire disséminée [CIVD], maladie constitutionnelle de la coagulation) majore le risque de saignement.

Comme mentionné ci-dessus, il faut savoir rechercher des manifestations thrombotiques dans certaines situations, notamment lors des traitements hépariniques (voir l'item 182).

Conduite à tenir immédiate

Disposer d'une N° PLT en urgence permet de préciser le risque hémorragique.

- Syndrome hémorragique grave : hospitalisation en urgence ; pronostic vital engagé si signes muqueux ; traitement indispensable en urgence ; contre-indication à la chirurgie et aux gestes invasifs.
- Pas de syndrome hémorragique notable, mais si la N° PLT est inférieure à 20 G/L : hospitalisation, traitement à envisager en urgence ; contre-indication à la chirurgie et aux gestes invasifs (ponction lombaire, pleurale, péricardique).
- N° PLT comprise entre 20 et 50 G/L : avis hématologique en urgence, car il existe un risque hémorragique ; traitement à envisager ; contre-indication aux actes chirurgicaux non vitaux, aux injections intramusculaires, aux gestes invasifs (décaler tout geste non indispensable, sinon : transfusion de concentrés plaquettaires pour atteindre une N° PLT $>$ 60–70 G/L).
- N° PLT comprise entre 50 et 80 G/L : avis hématologique non indispensable pour guider les investigations. Pas de risque hémorragique particulier (sauf si facteurs aggravants). Traitement immédiat souvent non nécessaire. Éviter les actes chirurgicaux très hémorragiques.
- N° PLT supérieure à 80 G/L : pas de risque hémorragique ; appliquer la démarche étiologique classique.

1 Ces divers signes évoquent l'existence d'une thrombopénie.

Il faut préciser à tout patient ambulatoire qui présente une thrombopénie à risque hémorragique potentiel ou réel la nature des lésions annonciatrices d'un syndrome hémorragique.

Lorsqu'une hémorragie grave est suspectée, le traitement préventif est indispensable, car le saignement est alors souvent de survenue spontanée et imprévisible (surtout hémorragies cérébroméningées).

L'utilisation de concentrés plaquettaires pour le traitement d'urgence d'un syndrome hémorragique grave lié à une thrombopénie doit être réfléchie, leur efficacité étant très rapide dans les thrombopénies d'origine centrale mais plus modérée et fugace dans les thrombopénies d'origine périphérique où elles ne sont indiquées qu'en cas d'hémorragie : préciser l'étiologie est indispensable à la prise en charge thérapeutique.

PLACE DE L'HÉMOGRAMME DANS L'INTERPRÉTATION DE LA THROMBOPÉNIE

L'EDTA (acide éthylène diamine tétra acétique) est l'anticoagulant de choix pour la réalisation de l'hémogramme. Paradoxalement, il provoque chez un petit nombre de patients (1/5000) l'agglutination des PLT entre elles in vitro (dans le tube de prélèvement), et les automates d'hémogramme sous-estiment le nombre réel de PLT, provoquant ce qui est appelé « pseudothrombopénie à l'EDTA[2] ».

Cette situation particulière doit être connue : elle n'est pas associée à une pathologie quelconque, mais peut persister des mois ou des années. Il faut savoir l'évoquer chez un patient « thrombopénique » qui ne présente aucun syndrome hémorragique.

En dehors du nombre de PLT, les autres paramètres de l'hémogramme sont utiles au diagnostic étiologique :

- une thrombopénie sévère isolée (absence d'anomalies franches des leucocytes et de l'hémoglobine) peut orienter vers un purpura auto-immun ou vers la prise de médicaments ;
- une thrombopénie sévère (isolée ou non) avec présence de schizocytes sur le frottis sanguin oriente vers une microangiopathie thrombotique (la recherche de schizocytes se prescrit spécifiquement mais l'analyse du frottis sanguin doit être systématique) ;
- une thrombopénie associée à un syndrome mononucléosique (ou à une hyperlymphocytose chez l'enfant) oriente vers une origine virale (en sachant que les viroses peuvent provoquer un purpura vasculaire, sans thrombopénie) [voir l'item 330] ;
- une thrombopénie sévère associée à une neutropénie (ou agranulocytose) [contexte fébrile ?] et/ou une anémie évoque une origine centrale et oriente vers une insuffisance médullaire.

La présence de cellules anormales sur la formule leucocytaire permet souvent de s'orienter :

- blastes des leucémies aiguës ;
- cellules lymphoïdes atypiques de lymphome ;
- hyperlymphocytose chez un adulte évoquant une leucémie lymphoïde chronique ;

2 L'agglutination des PLT liée à l'EDTA survient *in vitro*. Les automates ne dénombrent que les PLT libres et pas celles des agrégats : ils sous-estiment la N° PLT ou ne peuvent pas fournir de résultat fiable. Les recommandations internationales nécessitent de la part des biologistes un contrôle avec recherche d'agrégats pour toute thrombopénie inférieure à 100 G/L, et la demande d'un nouvel hémogramme prélevé sur un autre anticoagulant (citrate de sodium) en cas de positivité.

- polynucléaires avec noyau hypersegmenté des carences vitaminiques ;
- polynucléaires dépourvus de granulations des syndromes myélodysplasiques ;
- présence d'inclusions bleues intraleucocytaires (corps de May-Hegglin de la thrombopénie constitutionnelle à grandes plaquettes du même nom) ;
- étude de la morphologie plaquettaire (plaquettes géantes, plaquettes non granulées) qui, avec le volume moyen plaquettaire, permettra d'évoquer l'unes des thrombopénies-thrombopathies constitutionnelles.

MÉCANISMES À L'ORIGINE DE LA THROMBOPÉNIE ET EXAMENS COMPLÉMENTAIRES

Origine de la thrombopénie (tableau 16.1)

Elle peut être secondaire à :

- un défaut ou une anomalie de production (origine centrale) :
  - rarement isolée sur l'hémogramme ;
  - son risque hémorragique est majeur si la N° PLT est inférieure à 20 G/L ;
  - conséquence d'un déficit quantitatif ou qualitatif de la mégacaryocytopoïèse.
- une séquestration splénique (anomalie de répartition dans l'organisme) ;
- une consommation ou une destruction excessive (origine périphérique) :
  - thrombopénie souvent isolée sur l'hémogramme ;

Tableau 16.1. Principales thrombopénies classées en fonction du mécanisme d'apparition.

Thrombopénies d'origine centrale Aplasie médullaire (toutes circonstances) Carence en vitamine B_{12} ou en folates Syndromes myélodysplasiques Envahissement de la moelle osseuse (leucémies, lymphomes, myélofibrose, métastases de tumeurs solides) Toxiques, médicaments (chimiothérapies) Alcool : intoxication aiguë alcoolique Thrombopénies/thrombopathies acquises ou constitutionnelles Syndrome d'activation macrophagique
Séquestration splénique Thrombopénie de dilution après transfusions massives (au moins 10 concentrés érythrocytaires) Hyperthermie
Thrombopénies d'origine périphérique Consommation excessive : – CIVD, indépendamment de l'origine (hémorragies et thromboses) – microangiopathies thrombotiques (thromboses) – Auto-immunes : – infections virales (VIH, hépatites B ou C, EBV, CMV…) – purpura thrombopénique immunologique (enfant, adulte) – maladies auto-immunes (lupus, syndrome des antiphospholipides : risque thrombotique) – médicaments (immunoallergiques) : risque hémorragique ou thrombotique (héparine) – Allo-immunes : – néonatale (anti-HPA), équivalent de la maladie hémolytique du nouveau-né (Rhésus, ABO) – post-transfusionnelle (purpura post-transfusionnel)
Divers (mécanisme souvent composite) : certaines tumeurs vasculaires, circulation extracorporelle…

- son risque hémorragique est réel si la N° PLT est inférieure à 20 G/L ou associée à des facteurs aggravants ;
- la consommation ou la destruction périphérique dépassent les capacités de compensation par la moelle osseuse.

Examens complémentaires

- Un hémogramme, avec analyse du frottis, recherche de schizocytes et numération des réticulocytes. L'étude du volume plaquettaire si le diagnostic étiologique de la thrombopénie n'est pas rapidement porté, en particulier chez l'enfant.
- Un bilan d'hémostase, qui recherchera une CIVD (importance du contexte) [voir l'item 339].
- La ponction sternale chez l'adulte, iliaque chez l'enfant, avec myélogramme est réalisable même en cas de thrombopénie sévère (suivie d'une compression pour éviter l'hématome au point de ponction). Elle est parfois nécessaire pour affirmer ou éliminer une origine centrale de la thrombopénie : ses indications devront être justifiées.
- La biopsie ostéomédullaire est rarement indispensable. Elle est prescrite quand le myélogramme est non démonstratif et que le diagnostic la nécessite (aplasie médullaire, myélofibrose…), et elle sera envisagée en fonction des données cliniques et de l'hémogramme. Une N° PLT supérieure à 70 G/L est nécessaire (transfusion) avant le geste de biopsie.
- La recherche d'anticorps antiplaquettes (voir plus bas).
- Les analyses explorant plus spécifiquement les fonctions des PLT (agrégation plaquettaire, expression d'antigènes de la membrane des PLT par cytométrie de flux…) ne sont envisagées qu'en seconde intention et avec l'avis d'un spécialiste.

Selon le contexte, diverses autres analyses biologiques peuvent être prescrites, en fonction de l'étiologie probable de la thrombopénie. Le cas échéant, des analyses génétiques seront réalisées si l'on suspecte une thrombopénie constitutionnelle.

CONTEXTE CLINIQUE ET HÉMOGRAMME ORIENTENT LA DÉMARCHE DIAGNOSTIQUE

Thrombopénies dans le contexte des insuffisances médullaires

L'examen clinique (signes d'insuffisance médullaire, adénopathies, splénomégalie, hépatomégalie) et une interprétation précise des diverses anomalies de l'hémogramme aideront à évoquer : une aplasie médullaire (idiopathique, toxique, chimio-induite…), une carence en vitamine B_{12} ou en folates (surtout si d'origine toxique), un syndrome myélodysplasique, un envahissement médullaire (leucémies, lymphomes, myélofibrose, métastases d'une tumeur solide), une intoxication aiguë alcoolique.

Thrombopénie et hypersplénisme

Indépendamment de la cause, l'augmentation de volume de la rate induit une hémodilution (inconstante) et une ou plusieurs cytopénies de séquestration : la thrombopénie est fréquente, jusqu'à 50 G/L lorsque le volume splénique est élevé.

Il faut préciser rapidement l'étiologie de la splénomégalie : la thrombopénie n'est habituellement pas accompagnée de manifestations hémorragiques, sauf dans certaines situations (leucémies aiguës, splénomégalies fébriles infectieuses) [voir l'item 332].

Coagulation intravasculaire disséminée

Elle survient ou est attendue dans diverses situations : contexte infectieux sévère (sepsis grave), pathologies obstétricales, cancers, accidents transfusionnels, leucémie aiguë (surtout leucémie aiguë à promyélocytes).

Outre l'exploration de la maladie causale, temps de céphaline + activateur (TCA), taux de prothrombine (TP), fibrinogène, dosage de D-dimères ou de produits de dégradation de la fibrine (PDF) seront prescrits (voir l'item 339).

Microangiopathies thrombotiques

Elles sont le résultat d'une pathologie endothéliale, responsable de microthromboses artérielles, au contact desquelles viennent se briser les hématies circulantes (fragmentation produisant des schizocytes). Ce sont des maladies rares.

- Le syndrome hémolytique et urémique (SHU) est observé essentiellement chez l'enfant (6 mois–5 ans) : souvent, une diarrhée aqueuse (qui peut évoluer en colite hémorragique) précède de quelques jours l'apparition d'une hémolyse, d'une oligoanurie et d'une thrombopénie. L'infection à *Escherichia coli*, bactérie productrice de vérotoxine ou VTEC, parfois à *Shigella dysenteriae* type I, est confirmée par l'isolement des souches dans les selles ou par la présence d'anticorps spécifiques (ou par la détection par *polymerase chain reaction* [PCR]). Le diagnostic nécessite un bilan d'anémie hémolytique avec recherche de schizocytes et un bilan d'hémostase (ici, il est normal ou peu perturbé). La thrombopénie varie de modeste à sévère ; le syndrome hémorragique n'est que rarement au premier plan.
- Le purpura thrombocytopénique thrombotique (PTT) ou syndrome de Moschowitz est évoqué devant une fièvre avec troubles de conscience plus ou moins fluctuants, des convulsions (lésions disséminées mais prédominant au niveau du cerveau), parfois une symptomatologie abdominale (nausées, vomissements, diarrhées, douleurs, fièvre) et une hypertension (parfois maligne). On tient compte du contexte : infectieux (virus de l'immunodéficience humaine [VIH] ++), cancers, maladies pouvant se compliquer de PTT (lupus, sclérodermie, infection à *E. coli*, sclérodermie, en postpartum ou lié à la contraception, après transplantation rénale ou autres [moelle osseuse], certains médicaments [immunodépresseurs]…). Parfois, la maladie est idiopathique. Anémie hémolytique avec schizocytes, dysfonction rénale (protéinurie, hématurie) sont habituellement présentes, alors que la thrombopénie est inconstante. Les anomalies du bilan d'hémostase sont parfois retrouvées, pouvant aller jusqu'à la CIVD. Un déficit constitutionnel (surtout chez l'enfant) ou acquis en ADAMTS13 ou protéase clivant le facteur Willebrand doit être recherché.

Une complication particulière à la femme enceinte sera reprise plus loin (HELLP syndrome).

Thrombopénies et contexte infectieux (souvent évocateur)

- Infections bactériennes sévères : thrombopénie parfois sévère, presque constante en cas de sepsis sévère (avec ou sans CIVD).
- Infections parasitaires : thrombopénie dans deux tiers des infestations paludéennes, parfois sévère (*Plasmodium falciparum*).
- Infections virales : une thrombopénie modérée (100–150 G/L) et transitoire (2–3 semaines) est parfois observée au cours de diverses infections virales (hépatites B et C, infection à virus Epstein-Barr [EBV] – mononucléose infectieuse [MNI] –, cytomégalovirus [CMV], rubéole, varicelle, VIH). Cependant, une thrombopénie chronique (multifactorielle : immune, médicaments) est présente dans 25 % des hépatites B, C, et VIH. Exceptionnellement, les infections EBV, hépatites B ou C provoquent une aplasie médullaire grave.
- Examens de base : l'hémogramme, avec le nombre de neutrophiles (augmenté, parfois normal voire diminué dans les infections bactériennes très sévères) et le nombre de lymphocytes (lymphopénie, ou au contraire lymphocytose avec ou sans syndrome mononucléosique dans les infections virales), les sérologies, hémocultures et autres selon l'orientation (goutte épaisse…).

Purpura thrombopénique immunologique[3]

Le purpura thrombopénique immunologique (PTI) était anciennement nommé « purpura thrombopénique auto-immun » (PTAI). Il est plus ou moins extensif.

Chez l'enfant, on l'évoque dans un contexte d'infection « virale » survenue 1 à 3 semaines auparavant (très nombreux virus responsables), parfois après injection vaccinale (ROR, hépatite B…).

Le syndrome hémorragique (parfois majeur) est associé à une thrombopénie souvent sévère, parfois inférieure à 5 G/L, mais :

- sans antécédent particulier ;
- sans autre maladie connue ;
- sans adénopathie, splénomégalie ou hépatomégalie ;
- sans autre anomalie de l'hémogramme (pas d'anémie, pas de blastes) ;
- sans contexte de médicaments ou de toxiques.

La réalisation d'un myélogramme n'est pas consensuelle au cours d'un PTI typique de l'enfant. Il sera discuté si un doute persiste (en cas d'anomalies cliniques ou hématologiques associées, et avant corticothérapie).

Plusieurs techniques peuvent mettre en évidence des anticorps fixés sur les plaquettes (cytométrie en flux) ou dans le sérum (test MAIPA), mais elles sont difficiles à mettre en œuvre, peu spécifiques ou peu sensibles et ne sont donc utilisées en pratique clinique qu'en cas de doute diagnostique.

Dans la majorité des cas, le PTI est « aigu » et disparaît en quelques semaines ou quelques mois (avec ou sans traitement). Dans une minorité de cas, on définit le PTI comme « persistant » (entre 3 et 12 mois d'évolution) ou « chronique » (si la thrombopénie se maintient au-delà de 12 mois).

3 Le protocole national de diagnostic et de soins du « Purpura thrombopénique immunologique de l'enfant et de l'adulte », validé par le Collège de la Haute Autorité de santé en octobre 2009, est téléchargeable sur www.has-sante.fr.

Chez l'adulte, soit le tableau clinicobiologique est proche de celui de la forme aiguë infectieuse transitoire de l'enfant, soit il s'agit d'une forme plus chronique, avec thrombopénie plus modérée. Rémission et guérison sont moins fréquentes que chez l'enfant, et le diagnostic est plus difficile : on devra au moins éliminer une prise de médicaments, une maladie auto-immune (lupus, syndrome des antiphospholipides) et une myélodysplasie : le myélogramme est en général nécessaire.

Maladies auto-immunes

On décrit des thrombopénies modérées au cours du lupus et dans le syndrome des antiphospholipides. Les manifestations thrombotiques sont ici à mettre en avant. Les examens nécessaires sont ceux du diagnostic de la maladie.

Thrombopénies liées à la prise de médicaments

Dans quelques cas, il s'agit d'un mécanisme toxique (anticonvulsivants, sulfonamides, sulfamides, sels d'or, anti-inflammatoires non stéroïdiens [AINS]), et la thrombopénie s'installe progressivement, en parallèle de la dose ingérée. On peut y associer les chimiothérapies cytotoxiques.

Le plus souvent, la thrombopénie résulte d'une destruction immunologique des PLT :

- une prise préalable du médicament ou une prise prolongée au-delà de 5–7 jours induit le développement d'un autoanticorps dirigé contre le couple PLT + médicament ;
- le syndrome hémorragique est souvent sévère, d'installation brutale, avec thrombopénie majeure ;
- dans plus de la moitié des cas, il s'agit d'un patient de plus de 50 ans, et plus fréquemment d'une femme ;
- il n'y a pas d'examen diagnostique de certitude qui soit rapide ou simple. L'exclusion des autres causes de thrombopénie doit être réalisée, et un myélogramme peut éliminer une autre étiologie. Les tests d'imputabilité sont réalisés, avec rapprochement du centre de pharmacovigilance. L'éviction (à vie) du médicament permet une récupération de la thrombopénie en 2 semaines (principaux médicaments incriminés : pénicillines et dérivés, céphalosporines, chlorothiazide, cimétidine, digitoxine, dépakine, dipyridamole, diphénylhydantoïne, quinidine, quinine, sels d'or, sulfamides, ticlopidine, Bactrim®...).

Les particularités de la thrombopénie induite par l'héparine (TIH) [voir l'item 182] sont les suivantes :

- une diminution modérée du nombre des plaquettes peut survenir en début de traitement (avant 5 jours) : liée à un effet proagrégant de l'héparine, elle est corrigée en quelques jours sans nécessité d'interrompre le traitement ;
- à l'opposé, la thrombopénie ou la diminution de plus de 40 % de la N° PLT (par rapport à la N° PLT initiale), survenant après 5 à 15 jours d'héparine (plus tôt si traitement héparinique récent), est liée à l'apparition d'anticorps anti-facteur 4 plaquettaire qui activent les plaquettes avec, dans un cas sur deux, des manifestations thromboemboliques souvent redoutables ;
- la thrombopénie est rarement sévère, le plus souvent modérée (> 50 G/L) ; une CIVD est possible ;

- le diagnostic n'est pas facile et repose sur la clinique et sur des tests ELISA (recherche d'anticorps anti-facteur 4 plaquettaire) et fonctionnels plaquettaires plus spécifiques (test à la sérotonine radiomarquée), à effectuer avec des prélèvements réalisés 1–2 jours après arrêt de l'héparine.

Thrombopénies chez la femme enceinte

Diverses causes de thrombopénie sont observables au cours de la grossesse : PTI (surtout au premier trimestre), maladies auto-immunes (lupus), infections virales (VIH, CMV, EBV), médicaments.

Certaines situations sont spécifiques à la grossesse : thrombopénie gestationnelle, hypertension et prééclampsie/éclampsie, HELLP syndrome (Hemolysis Elevated Liver [enzymes] Low Platelets) [et, plus rarement, stéatose hépatique aiguë gravidique].

- La thrombopénie gestationnelle est observée au cours de 5–7 % des grossesses normales et représente la vaste majorité des thrombopénies de la grossesse. Il s'agit d'une diminution progressive de la N° PLT au cours du 2e et du 3e trimestre (hémodilution), habituellement autour de 90–140 G/L (si < 70 G/L : envisager une autre étiologie). La surveillance est restreinte : recherche d'une hypertension artérielle, d'une protéinurie, et éventuellement d'anticorps antinucléaires et antiphospholipides (qui seront négatifs).
- La prééclampsie est associée à une thrombopénie dans un tiers des cas : elle survient habituellement après 5 mois de grossesse, chez les primipares de moins de 20 ans ou plus de 30 ans. On observe une hypertension artérielle plus ou moins forte, des douleurs abdominales, une protéinurie.
- Le HELLP syndrome est rare, grave, survenant au dernier trimestre de la grossesse : il se rapproche du PTT. Anémie hémolytique avec schizocytes, thrombopénie plus ou moins sévère, augmentation des transaminases et des LDH sont recherchés.

Thrombopénies chez le nouveau-né

De gravité et d'intensité variable, elles sont observées dans de nombreuses circonstances.

- Une symptomatologie hémorragique avec thrombopénie sévère (< 20 G/L) est observable dans les thrombopénies allo-immunes. La mère développe des anticorps (le plus souvent anti HPA-1a) qui traversent la barrière placentaire et provoquent la thrombopénie, durant 2 à 4 semaines. La recherche d'anticorps anti-PLT chez la mère (dirigés contre un antigène paternel) permet le diagnostic.
- Les infections congénitales (CMV, toxoplasmose, VIH), périnatales (*E. coli*, streptocoque B, *Haemophilus*) ou néonatales tardives (sepsis tardif, entérocolite nécrosante (staphylocoques à coagulase négative, bacilles à Gram négatif) s'accompagnent fréquemment d'une thrombopénie, parfois très sévère. Le diagnostic repose sur les prélèvements bactériovirologiques adéquats.
- Une thrombopénie (modérée, inconstante, rarement au premier plan) est décrite dans diverses situations : asphyxie, hypothermie (qui se complique parfois de CIVD), insuffisance placentaire (prééclampsie, diabète, retard de croissance intra-utérin), mère présentant une maladie auto-immune (lupus, PTI), ou ayant pris des médicaments.

Thrombopénies dans un contexte de transfusions sanguines

- La thrombopénie de dilution ne s'observe que lors de transfusions massives (au-delà de 10 concentrés érythrocytaires).
- L'accident transfusionnel immédiat peut revêtir plusieurs aspects, de la simple inefficacité transfusionnelle des concentrés érythrocytaires jusqu'aux formes graves, qui s'accompagnent d'un état de choc avec collapsus et se compliquent parfois de CIVD (voir l'item 178).
- Le purpura transfusionnel est un accident grave et retardé de la transfusion. Aujourd'hui peu fréquent, il survient 5 à 7 jours après transfusion d'un produit sanguin contenant des plaquettes. Le purpura est très thrombopénique et dure 7 à 10 jours. Il est lié à la présence d'anticorps antiplaquettes (anti-HPA1a) apparus lors d'une transfusion ancienne ou d'une grossesse (ils doivent être recherchés pour confirmer le diagnostic).

Thrombopénies constitutionnelles

Elles sont très rares, mais doivent être évoquées chez l'enfant devant toute thrombopénie atypique ou prolongée, d'autant plus s'il existe des anomalies morphologiques cliniques ou des anomalies de la morphologie plaquettaire sur frottis sanguin. Il faut savoir remettre en cause un diagnostic de PTI si l'évolution est inhabituelle ou si le syndrome hémorragique est plus important que ne le laisserait prévoir la N° PLT (thrombopénies constitutionnelles associées à une thrombopathie). Elles se détectent cependant parfois à l'âge adulte.

Leur caractérisation est du domaine des spécialistes, et a largement bénéficié des progrès de la biologie moléculaire.

Points clés

- Un purpura disséminé, pétéchial et ecchymotique, cutané et muqueux doit faire évoquer une thrombopénie.
- Le risque hémorragique d'une thrombopénie est important lorsque les plaquettes sanguines sont en dessous de 20 G/L. Il est, en règle générale, absent lorsque les plaquettes sont supérieures à 70 G/L (en dehors d'une thrombopathie associée).
- Une thrombopénie qui ne s'accompagne pas de signes hémorragiques (surtout si elle est importante) doit faire rechercher une « pseudo-thrombopénie » par agglutination *in vitro* liée à l'EDTA.
- L'interrogatoire, l'examen clinique et l'hémogramme (avec le frottis) permettent souvent une orientation pour le diagnostic étiologique.
- Le myélogramme permet de séparer les thrombopénies centrales et les thrombopénies périphériques, mais n'est pas indispensable en première intention, notamment chez l'enfant si la thrombopénie est isolée et se corrige rapidement.
- Les transfusions plaquettaires sont surtout efficaces dans les thrombopénies centrales.
- Une thrombopénie contre-indique de pratiquer sans mesures thérapeutiques les injections intramusculaires, les biopsies percutanées, les ponctions (lombaire, pleurale, péricardique) et les interventions chirurgicales.

Partie 2

Hémostase

17

Hémostase : physiologie et exploration en pratique courante

Résumé

L'hémostase est un processus permettant de garder le sang à l'état fluide dans les vaisseaux. Elle se décompose en trois temps : l'hémostase primaire, la coagulation et la fibrinolyse. L'hémostase primaire comporte une vasoconstriction, puis l'adhésion plaquettaire, puis l'agrégation plaquettaire. La coagulation est une séquence d'activations enzymatiques en cascade, initiée par un récepteur cellulaire, le facteur tissulaire. Les éléments intervenant ensuite sont les facteurs de coagulation qui sont des proenzymes, devenant actifs sous l'effet du facteur de coagulation activé qui les précède dans la cascade. La dernière étape est la transformation du fibrinogène en fibrine, qui constitue la trame du caillot hémostatique. Enfin, la fibrinolyse vise à détruire le caillot de fibrine ainsi formé. Ces différentes étapes sont régulées par la présence d'inhibiteurs. L'exploration de l'hémostase fait appel à des tests semi-globaux et à des dosages spécifiques de facteurs de coagulation.

Le système de l'hémostase a pour rôle de maintenir le sang à l'état fluide dans les vaisseaux. Son rôle est donc d'arrêter les hémorragies et d'éviter les thromboses. Hémorragies et thromboses constituent pour l'organisme deux urgences qui peuvent être de risque vital immédiat. Le processus d'hémostase devra donc être rapidement déclenché et exécuté, localisé et régulé afin d'éviter qu'une activation excessive, locale ou systémique n'engendre une thrombose vasculaire ou une coagulopathie de consommation.

Il est classique de considérer que le système d'hémostase se déroule en trois temps : hémostase primaire puis coagulation puis fibrinolyse. En fait, les trois phénomènes se déclenchent simultanément et sont étroitement imbriqués, des cellules, des protéines et des phospholipides participant simultanément à chacune des phases. Néanmoins, il est plus pratique d'exposer le déroulement du processus d'hémostase en conservant ce schéma en trois phases.

HÉMOSTASE PRIMAIRE

Cette première phase était appelée « temps vasculoplaquettaire », terme inutile et incomplet. L'hémostase primaire met aussi en jeu des protéines plasmatiques. Elle aboutira à la formation du premier thrombus à prédominance plaquettaire. Quatre acteurs interviennent principalement : deux types de cellules, les plaquettes et les cellules endothéliales et deux facteurs plasmatiques, le facteur Willebrand (vWF) et le fibrinogène.

Cellules et facteurs impliqués

Cellules endothéliales

Les cellules endothéliales constituent une monocouche tapissant la paroi vasculaire qui est un lieu d'échange permanent, sélectif, contrôlé entre le secteur intravasculaire et extravasculaire. À l'état physiologique, l'endothélium a des propriétés antiplaquettaires, anticoagulantes et donc antithrombotiques qui peuvent être modifiées lors de circonstances pathologiques.

Plaquettes

Les plaquettes circulent à l'état non activé. Elles portent à leur surface des récepteurs, dont les plus importants sont la glycoprotéine GPIb, le complexe glycoprotéinique GPIIbIIIa (ou intégrine αIIβ3) et le récepteur de la thrombine. Ces glycoprotéines permettent aux plaquettes de se lier spécifiquement à certaines protéines comme le vWF et le fibrinogène. Dans certaines circonstances, les plaquettes sont capables de s'activer en changeant de forme et en libérant le contenu de leurs granules de stockage (exemple : vWF, Adénosine Disphosphate (ADP)…).

Facteur Willebrand

Le vWF est une grosse protéine multimérique, circulant complexée avec le facteur VIII (FVIII) [facteur antihémophilique A] ; sa taille est régulée par une métalloprotéinase, l'ADAMTS13. Le vWF constitue une sorte de ciment entre le sous-endothélium et les plaquettes auxquelles il se lie par l'intermédiaire de la GPIb et de la GPIIbIIIa. Pour exercer ce rôle, le vWF change de forme et s'allonge, ce qui lui permet d'augmenter le nombre de sites de liaison aux plaquettes.

Fibrinogène

Le fibrinogène est synthétisé par le foie. L'agrégation plaquettaire consistera en l'établissement de ponts de molécules de fibrinogène entre les GPIIbIIIa de différentes plaquettes.

Déroulement du processus

Le déroulement de l'hémostase primaire comprend, schématiquement, trois temps : un temps vasculaire, un temps d'adhésion plaquettaire et l'agrégation plaquettaire.

Temps vasculaire

Le temps vasculaire comporte une vasoconstriction quasi immédiate favorisée par des médiateurs d'origine plaquettaire, endothéliale ou neurovégétative. Cette vasoconstriction a pour effet de réduire voire d'arrêter le flux sanguin (cas des petites veines) et donc de réaliser l'hémostase.

Adhésion plaquettaire

L'adhésion est une interaction entre les plaquettes et le sous-endothélium auquel elles vont se fixer. La fixation se fait essentiellement par l'intermédiaire du vWF qui établit un pont entre les glycoprotéines Ib plaquettaires et le sous-endothélium. Le collagène du sous-endothélium joue également un rôle important dans l'adhésion plaquettaire en se fixant à des glycoprotéines plaquettaires et au vWF.

Agrégation plaquettaire

Les glycoprotéines IIbIIIa de surface, lors de l'activation plaquettaire, changent de forme et cette modification permet la fixation du fibrinogène en présence de calcium et l'agrégation. Celle-ci repose donc sur l'interaction des plaquettes entre elles, médiée par le fibrinogène qui crée un thrombus initial, lequel sera consolidé ensuite par les réactions de coagulation et la formation de la fibrine.

COAGULATION

ϕ (+) F. plasmatiques

La coagulation qui aboutira au caillot définitif succède à l'hémostase primaire et met en jeu, elle aussi, des cellules et des facteurs plasmatiques.

Cellules et facteurs impliqués

Éléments cellulaires

La coagulation ne peut se dérouler qu'en présence de cellules ou des composants qui en sont issus. Les cellules les plus importantes dans la coagulation sont les cellules endothéliales, les monocytes, les plaquettes et les cellules périvasculaires. La coagulation a lieu à la surface des plaquettes activées, dont la membrane expose alors des phospholipides anioniques au niveau desquels les facteurs de la coagulation vont pouvoir se fixer.

Facteurs de coagulation et leurs inhibiteurs

Les facteurs de coagulation sont des proenzymes, toutes synthétisées par le foie. Ils circulent sous forme non active. Ainsi, le FVII ou proconvertine et le FII ou prothrombine sont des proenzymes qui sont transformées, lors de l'activation de la coagulation, en formes actives : FVIIa ou convertine, FIIa ou thrombine. Chaque facteur à l'état activé peut soit activer un autre facteur, soit intervenir différemment dans une étape de la coagulation. Seuls deux facteurs ne sont pas des proenzymes : le FV et le FVIII, lesquels doivent préalablement être activés par la thrombine, afin d'exercer un rôle de cofacteur pour les enzymes que sont le FXa et le FIXa, respectivement. Quatre facteurs de la coagulation (FII, FVII, FIX et FX) et deux inhibiteurs (protéines C [PC] et S [PS]) nécessitent la présence de la vitamine K pour être actifs.

Activation de la coagulation

Schéma classique et historique

Le schéma classique et historique de la coagulation comporte deux voies d'activation :

- la voie intrinsèque, dans laquelle la coagulation est déclenchée par un activateur de la phase contact. Physiologiquement, le système du « contact », appelé ainsi car activé lors du contact du sang avec une surface mouillable comme le verre (ou le kaolin, la silice ou l'acide ellagique utilisés dans les tests de laboratoire), et comprenant notamment le FXII, ne joue pas de rôle significatif. En effet, le déficit en FXII n'est associé à aucun risque de saignement ;

- la voie extrinsèque, qui est activée par le récepteur cellulaire du FVII, le facteur tissulaire (FT) [correspondant à la thromboplastine utilisée dans les tests de laboratoire].

Cette conception duelle de la coagulation reflète assez justement les mécanismes mis en jeu in vitro, c'est-à-dire lors de l'exploration de la coagulation au laboratoire. C'est donc en se basant sur ce schéma que l'on raisonne pour interpréter les tests de coagulation usuels en clinique (temps de céphaline + activateur [TCA], temps de Quick). En revanche, cela ne correspond pas réellement à ce qui survient in vivo au décours d'une lésion vasculaire.

Conception actuelle de la coagulation in vivo

Il est admis que l'élément déclenchant de la coagulation in vivo est l'expression à la surface des cellules d'une protéine membranaire, appelée « facteur tissulaire ». Certaines cellules, en contact permanent avec le flux sanguin, n'expriment le FT que lorsqu'elles sont activées : c'est le cas des monocytes et des cellules endothéliales. D'autres l'expriment de façon constitutive et donc permanente : ce sont des cellules périvasculaires (fibroblastes, myocytes, cellules mésenchymateuses) qui ne sont pas en contact avec le flux sanguin en l'absence de rupture de la continuité vasculaire. Le FT fixe le FVII circulant, qu'il soit inactif (FVII) ou actif (FVIIa). Il est admis en effet qu'il existe à l'état basal dans le plasma de tout sujet sain une toute petite quantité de FVII déjà activé. Celui-ci, en présence de FT, clive le FVII complexé au FT, et cette action déclenche la coagulation d'autant plus efficacement qu'une grande quantité de complexes FT/FVIIa est formée rapidement.

Dès lors, la cascade de réactions enzymatiques de la coagulation déclenchée par le FT aboutit à la formation d'une enzyme, la thrombine, qui transforme le fibrinogène soluble en réseau de fibrine insoluble. La génération de thrombine provient tout d'abord d'une voie directe initiée par le complexe FT/FVIIa, puis d'une voie d'amplification (figure 17.1).

Voie directe d'initiation FT/FVIIa-dépendante

Dans ce cas, l'activation du FX est assurée directement par le FT/FVIIa, après formation d'un complexe ternaire FT/FVIIa/FX. Le FXa est ensuite inclus dans un complexe appelé « prothrombinase » qui comprend, outre le FXa, le FVa, des phospholipides cellulaires (qui peuvent être issus des plaquettes et sont alors appelés « facteur 3 plaquettaire ») et du calcium. Le complexe prothrombinase active la prothrombine (FII) en thrombine (FIIa). La thrombine est une enzyme extrêmement puissante. Son principal substrat est le fibrinogène. Une molécule de thrombine peut coaguler 1000 fois son poids de fibrinogène.

Cette voie « directe » est rapidement mise en jeu au décours d'une brèche vasculaire. Elle conduit souvent à une génération de thrombine insuffisante avec la mise en place d'un caillot hémostatique peu solide, et une seconde voie d'activation est donc nécessaire. Les premières traces de thrombine générée par la voie directe vont activer le FXI et les facteurs antihémophiliques, FVIII et FIX.

Voie d'amplification et de propagation

Le FVIIa complexé au FT active aussi le FIX en FIXa. Le FIXa, en présence d'un cofacteur catalyseur, le FVIII préalablement activé, forme un complexe avec les phospholipides et le calcium qui active le FX en FXa. Ce complexe activateur du FX, appelé « tenase » par les Anglo-Saxons, amplifie de façon très efficace la génération de thrombine. Cette voie d'amplification est mise en jeu grâce aux traces de thrombine générée par la voie directe, qui active le FVIII (et donc la formation de la ténase), le FV (et donc la formation de la prothrombinase) et les plaquettes, source de phospholipides procoagulants.

La thrombine, outre son action sur le fibrinogène, catalyse donc sa propre génération : elle favorise non seulement l'activation du FVIII en FVIIIa, du FV en FVa, mais aussi celle du FXI en FXIa, qui peut alors activer le FIX en FIXa. Ces trois boucles de rétroactivation sont essentielles à une hémostase efficace avec la formation d'un caillot solide, comme en atteste le syndrome hémorragique constaté chez les patients déficitaires en FVIII (hémophilie A), mais aussi en FV ou en FXI.

Fibrinoformation

Elle résulte de ces deux voies d'activation. La thrombine protéolyse le fibrinogène en libérant deux petits peptides : les fibrinopeptides A et B. Les monomères de fibrine ainsi formés polymérisent spontanément et forment un premier réseau de fibrine, instable, fragile et soluble. L'activation par la thrombine du FXIII, générant du FXIIIa, permet la consolidation du caillot. Le FXIIIa met en effet en place des liaisons covalentes entre les monomères de fibrine et le réseau de fibrine, ainsi formé est très solide et stable, emprisonnant des globules rouges, d'où l'aspect du thrombus rouge qui termine la coagulation.

Inhibition de la coagulation

Le système de la coagulation est régulé par trois systèmes inhibiteurs empêchant une extension inutile et potentiellement dangereuse de ce processus.

Antithrombine

L'antithrombine (AT) [anciennement appelée antithrombine III] agit en se couplant en rapport équimolaire à la thrombine qu'elle inhibe. Son action est augmentée par les molécules d'héparane sulfate présentes à la surface de l'endothélium ou par les héparines (utilisées comme anticoagulants) qui, en se liant à elle, la modifient et la rendent plus active. L'AT est aussi un inhibiteur du FXa et partiellement du FIXa et du FXIa. Les déficits en AT s'accompagnent de maladie thromboembolique veineuse parfois sévère et de révélation assez précoce.

Système protéine C/protéine S

La protéine C (PC) est une proenzyme vitamine K-dépendante. Il existe à la surface des cellules endothéliales un récepteur spécifique de la PC (EPCR : *endothelial protein C receptor*). La PC peut être transformée en PC activée (PCa) par la thrombine préalablement fixée à la thrombomoduline, protéine récepteur, elle aussi exprimée à la surface des cellules endothéliales. L'action de la PCa est amplifiée par son cofacteur, la protéine S (PS), synthétisée elle aussi par le foie en présence de vitamine K. La PCa est un inhibiteur très puissant des FVa et FVIIIa.

Ce fonctionnement du système de la PC illustre parfaitement les capacités d'adaptation de l'endothélium au risque thrombotique : à l'état de repos, l'endothélium exprime à sa surface la thrombomoduline qui permet à la thrombine de générer un anticoagulant, la PCa. À l'état activé, la cellule endothéliale internalise la thrombomoduline et exprime à sa surface le FT, facteur déclenchant la coagulation. Les déficits en PC ou PS sont associés à un risque majoré de thromboses veineuses, observation soulignant l'importance de ce système inhibiteur.

Tissue factor pathway inhibitor

Le TFPI (« *tissue factor pathway inhibitor* ») est un inhibiteur naturel de la voie d'initiation de la coagulation. Sa présence explique en partie que l'activation directe par le FVIIa du FX in vivo soit limitée et souligne l'importance de la voie d'amplification dépendante du complexe ténase associant les facteurs antihémophiliques. En effet, dès les premières traces de FXa formées, le TFPI fixe et inhibe le FXa et constitue ensuite un complexe quaternaire FT/FVIIa + TFPI/FXa dans lequel le FVIIa est inhibé. On ne connaît pas à ce jour de pathologie prothrombotique associée à un déficit en TFPI.

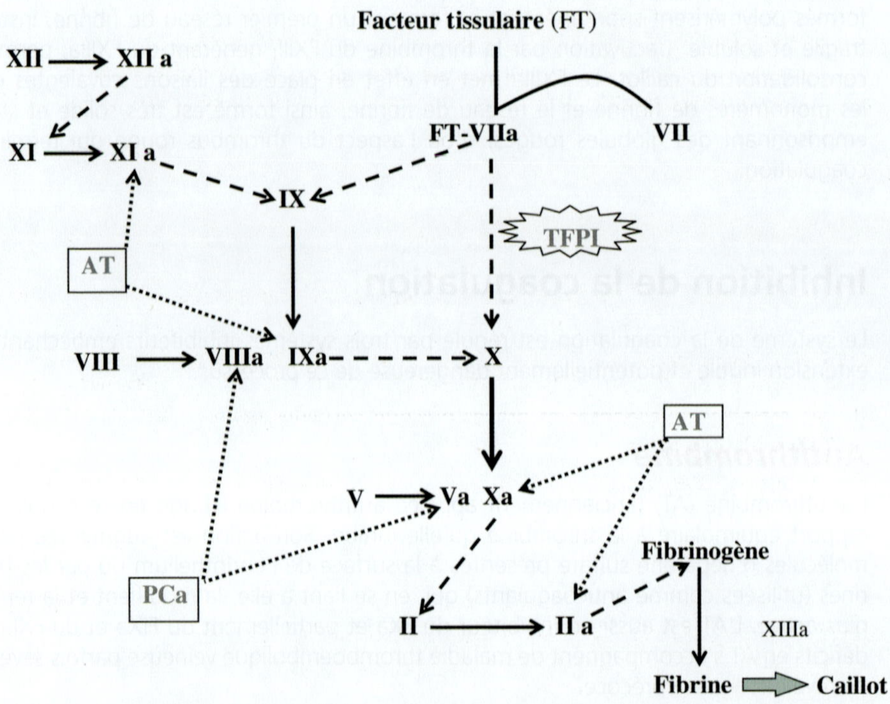

Figure 17.1. Coagulation in vivo. Les flèches pleines correspondent à des modifications biochimiques des facteurs induites par les enzymes. Les flèches en tirets représentent les cibles moléculaires des enzymes. Les flèches en pointillé correspondent à des mécanismes inhibiteurs. AT : antithrombine ; TFPI : inhibiteur de la voie du TF; PCa : protéine C activée.

FIBRINOLYSE

Il s'agit d'un processus physiologique qui empêche l'installation mais surtout l'extension du caillot en détruisant les polymères de fibrine une fois l'endothélium réparé. Lorsque le caillot est formé, la fibrinolyse physiologique peut donc restituer la perméabilité du vaisseau.

La fibrinolyse repose sur la transformation du plasminogène, proenzyme inactive d'origine hépatique, en plasmine, qui est une enzyme protéolytique puissante mais non spécifique. Le plasminogène a une forte affinité pour le réseau de fibrine. La plasmine est donc formée au contact de ce réseau et détruit préférentiellement la fibrine, mais elle peut aussi dégrader le fibrinogène ou certains facteurs de coagulation. Ceci explique la nécessité d'une régulation très précise de la fibrinolyse dont l'activation pathologique peut avoir des conséquences parfois dramatiques (fibrinolyse aiguë).

L'activation du plasminogène en plasmine se fait grâce à des activateurs de deux types : le t-PA ou activateur tissulaire du plasminogène (t-PA : *tissue plasminogen activator*) synthétisé de façon quasi exclusive par les cellules endothéliales et libéré sur le site du caillot ; l'urokinase ou u-PA (u-PA : *urokinase-type plasminogen activator*) qui ne circule pratiquement pas à l'état libre. Seule circule dans le sang une proenzyme appelée pro-urokinase ou scu-PA, appelée ainsi car ne comprenant qu'une simple chaîne peptidique (sc : *single chain*). L'activation de la pro-urokinase en urokinase se fait essentiellement au niveau du caillot et peut être favorisée par le système contact.

La fibrinolyse comporte deux types d'inhibiteurs : les inhibiteurs plasmatiques de la plasmine, principalement l'α2-antiplasmine (ou antiplasmine rapide), mais aussi l'α2-macroglobuline et des inhibiteurs du t-PA et/ou de l'u-PA : ces inhibiteurs portent le nom de PAI (pour « *plasminogen activator inhibitor* ») : PAI 1, inhibiteur principal du t-PA, et PAI 2, présent surtout chez la femme enceinte car synthétisé par le placenta et qui inhibe préférentiellement l'urokinase.

EXPLORATION DE L'HÉMOSTASE

L'étude de l'hémostase est extrêmement importante en clinique. Les tests d'hémostase sont utilisés pour le diagnostic étiologique d'un syndrome hémorragique, ou pour essayer d'évaluer le risque hémorragique avant une intervention chirurgicale. Certains tests sont utilisés dans le cadre de thromboses à répétition, pour déterminer la cause de ces maladies invalidantes et graves puisque certaines peuvent entraîner la mort par embolie pulmonaire.

On ne dispose d'aucun test d'étude global de l'hémostase : on aura donc recours à des tests qui exploreront soit l'hémostase primaire, soit la coagulation, soit la fibrinolyse.

Tests explorant l'hémostase primaire

Numération plaquettaire

Cet examen est capital : il fait partie de tout bilan d'hémostase. Les automates de numération sont actuellement d'une grande reproductibilité. Le nombre normal de plaquettes est de 150 à 400 G/L (150 000 à 400 000/mm^3). Il faut savoir que chez certains individus, il peut exister une agrégation anormale des plaquettes en présence d'acide éthylène diamine tétra acétique (EDTA), anticoagulant utilisé dans les tubes à hémogramme. Ces fausses thrombopénies à l'EDTA ne sont responsables d'aucune pathologie mais induisent des résultats erronés (fausses thrombopénies). Ainsi, devant toute thrombopénie, l'absence d'agrégats in vitro doit être vérifiée. Actuellement, les automates permettent de la détecter. En cas d'agrégats, un contrôle effectué sur tube citraté ou hépariné ou capillaire est nécessaire et indique, après correction d'un éventuel facteur de dilution, le taux plaquettaire réel.

L'analyse morphologique des plaquettes sur frottis sanguin à la recherche d'amas plaquettaires, d'une anomalie de taille, est indispensable en cas de thrombopénie ou de thrombopathie.

Temps de saignement et temps d'occlusion plaquettaire

Le temps de saignement est le temps nécessaire à l'arrêt d'une hémorragie localisée au niveau d'une plaie cutanée superficielle. Il est aujourd'hui réalisé selon la méthode d'Ivy avec une incision faite sur la face antérieure de l'avant-bras sous une pression de 40 mmHg. La méthode de Duke (incision à l'oreille), non fiable, doit être abandonnée.

Le temps de saignement selon la méthode Ivy apporte un certain nombre de renseignements, mais il n'est pas infaillible. Il peut être perturbé par des erreurs techniques et doit être réalisé par un expérimentateur entraîné. En pratique, cet examen vulnérant a un intérêt limité et il est souvent prescrit inutilement. Il ne peut en aucun cas être considéré comme un examen d'évaluation du risque hémorragique (périopératoire notamment), mais il peut s'inscrire dans une démarche diagnostique à condition de bien en poser les indications et d'en connaître les limites.

Le temps d'occlusion plaquettaire (TOP), réalisé sur sang total avec un appareil spécifique (le PFA 100™), est un test global d'hémostase primaire très sensible aux déficits en vWF. Il peut donc être utilisé pour le dépistage de cette maladie ou de certaines thrombopathies.

Dosage du facteur Willebrand

Cet examen est important. Il existe deux méthodes de dosage du vWF:une méthode immunologique qui quantifie le vWF par son antigénicité grâce à des anticorps spécifiques (on parle alors de mesure du vWF:Ag) ; l'autre méthode est fonctionnelle et quantifie le vWF par son activité cofacteur de la ristocétine. La ristocétine est un antibiotique non utilisé en thérapeutique qui entraîne une agrégation des plaquettes en présence de vWF. On parle de mesure du vWF:RCo. En clinique, l'étude du « complexe Willebrand » doit comporter systématiquement un dosage du vWF:RCo, du vWF:Ag et de l'activité coagulante du FVIII (FVIII:c) dont le vWF est la molécule porteuse.

Autres tests

Étude des fonctions plaquettaires par agrégométrie photométrique

Dans certains cas, il est nécessaire, pour étudier les fonctions plaquettaires, d'avoir recours à des tests in vitro qui sont du ressort d'un laboratoire spécialisé. Le test de référence est l'agrégométrie, qui consiste à étudier l'agrégation plaquettaire en présence d'inducteurs spécifiques : ADP, collagène, ristocétine, thrombine, acide arachidonique, notamment. Ces tests sont indispensables au diagnostic d'une thrombopathie.

Étude des récepteurs membranaires plaquettaires par cytométrie en flux

La cytométrie en flux est une technique permettant d'identifier certaines cellules après les avoir marquées avec des anticorps spécifiques. Elle permet de quantifier les récepteurs membranaires essentiels que sont les GPIIbIIIa (indispensables à l'agrégation) ou GPIb (indispensables à l'adhésion), ou de mesurer l'état d'activation plaquettaire.

Tests explorant la coagulation (tableau 17.1)

Toutes les réactions enzymatiques de la coagulation nécessitent la présence de calcium. Les prélèvements de sang sont donc en pratique collectés dans des tubes contenant du

Tableau 17.1. Valeurs normales des tests de coagulation

Paramètre	Valeur de référence	Anormal si
TCa	30–36 s	M > 1,2 × T (1,3 × T chez enfant)
TQ (TP)	10–13 s (70–150 %)	M > 1,2 × T (1,3 × T chez enfant)
Fibrinogène	2–4 g/l	< 2 g/l ou > 4 g/l
Facteurs coag.	70–150 %	< 60 %
F. Willebrand	50–150 %	< 50 %
Temps de saignement (Ivy)	4 à 8 min	> 10 min (nombreuses causes d'erreur)
Temps de lyse des euglobulines	> 3 h	< 1,5 h
D-dimères latex	Négatif	Positivité, exprimée en +, ++, +++
D-dimères ELISA	< 500 ng/ml	> 500 ng/ml

citrate qui chélate le calcium et empêche une coagulation immédiate. Puis, lors de la réalisation des tests de coagulation, du calcium est ajouté au plasma.

Les deux tests majeurs explorant l'activation de la coagulation sont le TCA et le temps de Quick, auquel on peut ajouter le dosage du fibrinogène.

Temps de céphaline + activateur

Cet examen consiste à activer la voie intrinsèque de la coagulation par différentes substances : le kaolin (TCK = temps de céphaline kaolin), ou plus souvent la silice micronisée ou l'acide ellagique. Dans ce test, la céphaline est un phospholipide qui remplace celui des plaquettes. Le TCA n'est donc pas modifié en cas de thrombopénie ou de thrombopathie.

Chez l'adulte, la valeur normale moyenne du TCA est de 30 à 34 secondes habituellement, mais elle doit être définie dans chaque laboratoire. On considère que le TCA est anormal lorsque le rapport temps du malade/temps du témoin (M/T) est supérieur à 1,2. Un laboratoire doit donc toujours rendre un temps témoin pour permettre une interprétation adéquate du test.

Chez l'enfant, on admet que le TCA est plus long, avec une limite supérieure normale du rapport M/T de 1,3.

Le TCA explore les facteurs du système contact (FXII et FXI, kininogène de haut poids moléculaire, prékallicréine), du complexe antihémophilique (FIX, FVIII), du complexe de la prothrombinase (FX, FV), la prothrombine (FII), et le fibrinogène (ex-FI).

Temps de Quick

Il consiste à mesurer le temps écoulé jusqu'à formation de fibrine après addition à un plasma citraté d'un excès de thromboplastine calcique contenant du FT, des phospholipides et du calcium. Normalement, la formation d'un caillot est initiée en 12 à 13 secondes qui correspondent donc au temps de Quick d'un sujet sain.

Il est habituel (et jugé regrettable par certains) d'exprimer après étalonnage le temps de Quick en pourcentage (70 à 100 % correspondant aux valeurs normales). Le test est improprement dénommé alors taux de prothrombine (TP), alors qu'il ne reflète pas seulement les variations de la prothrombine. Le temps de Quick est allongé si le rapport temps de Quick du malade/temps de Quick du témoin est supérieur à 1,2. Cela correspond en règle à un écart par rapport au temps du témoin supérieur à 2 secondes avec une valeur de TP inférieure à 70 %.

Le temps de Quick explore les facteurs VII, X, V, II et le fibrinogène.

Dosage du fibrinogène

Le dosage fonctionnel du fibrinogène est très fréquemment réalisé car les déficits peuvent être associés à de nombreuses pathologies (insuffisance hépatocellulaire, coagulation intravasculaire disséminée [CIVD], syndrome de défibrination). Ce dosage dérive du temps de thrombine (voir plus bas) et permet donc de quantifier le fibrinogène fonctionnel ou fibrinogène procoagulant. Le taux normal de fibrinogène est de 2 à 4 g/l. Certains déficits sont acquis (CIVD), d'autres sont constitutionnels (afibrinogénémie congénitale). Dans certains cas, on objective une anomalie qualitative, le fibrinogène étant présent en quantité normale ou subnormale mais fonctionnellement déficitaire (dysfibrinogénémie).

Temps de thrombine

Cet examen simple consiste à apprécier le temps de formation du caillot en présence de thrombine. Il est allongé dans la plupart des anomalies du fibrinogène, mais aussi en cas de présence, accidentelle ou non, d'héparine dans l'échantillon biologique.

Tests plus spécialisés : dosages séparés des facteurs de la coagulation

Il est possible de doser individuellement chacun des facteurs de la coagulation (exemple : dosage du FVIII ou du FIX permettant le diagnostic de l'hémophilie A ou B).

Le dosage des facteurs du complexe prothrombinique (FII, FV, FVII, FX) est fréquemment demandé, cet examen ayant un intérêt dans le diagnostic des insuffisances hépatocellulaires (tous ces facteurs sont diminués) et des hypovitaminoses K (FV normal). Toutefois, en pratique, le dosage du FII et du FV suffit à distinguer ces deux syndromes pathologiques.

Méthode fonctionnelle, méthode antigénique

La quasi-totalité des tests utilisés en coagulation explorent les propriétés fonctionnelles des facteurs de coagulation. On mesure donc des activités en première intention. Dans certaines circonstances, notamment quand l'activité d'un facteur est diminuée, on peut mesurer aussi la quantité de protéine circulante par une méthode immunologique, laquelle ne donne aucune information sur la fonctionnalité de la molécule. Si un facteur est présent mais inactif (anomalie qualitative), on peut retrouver un taux antigénique normal et un dosage fonctionnel perturbé.

Dosage des inhibiteurs de la coagulation

Au décours de thromboses veineuses profondes récidivantes ou observées sans cause favorisante, il est licite de doser les inhibiteurs de la coagulation afin de rechercher un déficit, notamment s'il existe des antécédents familiaux thrombotiques. Tous les inhibiteurs peuvent être dosés par une méthode fonctionnelle ou antigénique : antithrombine, PC, PS.

On peut aussi évaluer la sensibilité d'un patient à la PCa qui, normalement, en inactivant le FVa et le FVIIIa, allonge significativement le TCA quand elle est ajoutée au plasma. Le test effectué est donc appelé « *recherche de résistance à la PCa* » et le résultat est exprimé par un rapport « TCA avec PCa/TCA sans PCa » qui est normalement supérieur à 2. Une résistance à la PCa témoigne le plus souvent de la présence d'un FV Leiden qui sera confirmé en biologie moléculaire.

Études par biologie moléculaire

Le développement des techniques de biologie moléculaire a permis de mieux comprendre certaines anomalies de la coagulation, et parfois d'en faire le diagnostic.

Les principales applications de la biologie moléculaire sont :

- la recherche de mutations responsables d'hémophilie A ou B. Ceci peut permettre le diagnostic de conductrice d'hémophilie ou un diagnostic anténatal ;
- la recherche de la mutation du FV responsable de la résistance à la PCa (R506Q ou FV Leiden). Le FV ainsi muté ne peut plus être protéolysé par la PCa, ce qui entraîne un risque majoré de thrombose ;
- la recherche de polymorphisme 20210A du gène de la prothrombine : cette anomalie plus récemment mise en évidence est aussi un facteur de risque de thrombose veineuse, mais il n'existe pour la dépister aucune méthode de coagulation fiable. Le diagnostic fait donc directement appel à la biologie moléculaire.

Tests explorant la fibrinolyse

Temps de lyse des euglobulines ou test de Von Kaulla

Cet examen de base permet de dépister les hyperfibrinolyses. La méthode nécessite la formation initiale d'un caillot ne contenant que les euglobulines, celles-ci comprenant notamment le fibrinogène et les activateurs de la fibrinolyse. Le caillot des euglobulines se lyse spontanément en 3 à 4 heures. Un raccourcissement important (1 heure voire 0,5 heure) du temps de lyse des euglobulines témoigne d'une hyperfibrinolyse sévère. Il est possible de doser de façon spécifique les activateurs du plasminogène, le t-PA, l'u-PA et les inhibiteurs (PAI 1, PAI 2).

Dosage du plasminogène sanguin

Ce dosage n'a pas un grand intérêt. Certains déficits en plasminogène pourraient être associés à des thromboses.

Produits de dégradation du fibrinogène et D-Dimères

L'action de la plasmine sur la fibrine entraîne la formation de PDF (produits de dégradation de la fibrine et du fibrinogène). Cet examen n'est donc pas spécifique, puisqu'il ne différencie pas la dégradation du fibrinogène de celle de la fibrine. C'est la raison pour laquelle il a été remplacé par le dosage des D-dimères, produits de dégradation spécifiques de la fibrine. Ils sont donc présents en excès s'il y a activation de la coagulation et de la fibrinolyse.

Le dosage des D-dimères est utilisé dans le diagnostic d'exclusion des thromboses veineuses profondes et d'embolie pulmonaire. Ce dosage a une très bonne valeur prédictive négative : un patient pour lequel les D-dimères sont peu élevés (< 500 ng/ml) avec une technique sensible (ELISA) n'a pas de thrombose veineuse (sensibilité > 95 %).

18

Item 175 – Prescription et surveillance d'un traitement antithrombotique

Objectifs pédagogiques

- *Prescrire et surveiller un traitement antithrombotique à titre préventif et curatif, à court et à long terme (connaître les posologies)*

L'arsenal thérapeutique dont nous disposons aujourd'hui pour prévenir ou traiter les thromboses repose sur deux classes d'anticoagulants : les héparines et molécules apparentées qui ont une action quasi immédiate, mais ne sont disponibles que sous forme injectable, et les antivitamines K qui ont une action retardée et sont administrables per os.

Ces deux classes thérapeutiques sont, encore aujourd'hui, les principales molécules utilisées dans le traitement préventif et curatif des accidents thromboemboliques.

De nouvelles molécules sont en cours de développement et vont probablement modifier radicalement la prise en charge de ces pathologies, puisque ces inhibiteurs réversibles directs de la thrombine et du Xa sont administrables per os et ne nécessitent a priori aucune surveillance biologique. Le rivaroxaban (Xarelto®) et le dabigatran (Pradaxa®) ont déjà l'autorisation de mise sur le marché (AMM) pour le traitement préventif des thromboses veineuses profondes (TVP) au décours d'intervention pour pose de prothèse totale de hanche et de genou, et sont largement utilisés en France. Des études internationales sont également publiées concernant ces nouvelles molécules et d'autres dans le traitement curatif des TVP, dans la prévention des accidents thromboemboliques au cours de la fibrillation auriculaire ou en pathologie médicale.

HÉPARINES

Les héparines sont des polysaccharides sulfatés de taille variable qui exercent leur activité anticoagulante de façon indirecte en se liant à l'antithrombine (AT) par l'intermédiaire d'une séquence spécifique pentasaccharidique. La liaison entre cette séquence pentasaccharidique et l'AT induit un changement de conformation de l'AT et accélère l'inactivation des enzymes de la coagulation. Si les chaînes d'héparine ont une longueur importante (> 18 monosaccharides), la thrombine et le FXa sont inactivés de façon équivalente alors que, lorsque la longueur des chaînes est plus courte, le FXa sera principalement inactivé.

Hématologie

Ainsi, les formes utilisables en thérapeutique sont les suivantes :

- les héparines non fractionnées (HNF), d'origine porcine, exerçant leur action anticoagulante par leur activité anti-Xa et anti-IIa ;
- les héparines de bas poids moléculaire (HBPM), obtenues par dépolymérisation chimique ou enzymatique des HNF, plus homogènes en masse moléculaire, constituées essentiellement de chaînes courtes, ce qui leur confère une activité anti-Xa prédominante ;
- le fondaparinux (Arixtra®) est un pentasaccharide obtenu par synthèse, à activité exclusivement anti-Xa.

Pharmacocinétique et mode d'administration

La comparaison des propriétés pharmacocinétiques des différentes héparines est importante et permet de comprendre les limites d'utilisation et la surveillance biologique éventuellement nécessaire (tableau 18.1).

Surveillance biologique

Surveillance de l'efficacité biologique du traitement par HNF et HBPM

Compte tenu de la grande variabilité de réponse individuelle aux HNF, un traitement par HNF à doses curatives doit être surveillé quotidiennement par le temps de céphaline + activateur (TCA) [cible habituellement entre 2 et 3 fois le temps du témoin, normes ajustées par chaque laboratoire] ou la mesure de l'héparinémie (activité anti-Xa, cible : 0,2 à 0,7 UI/ml). Cette mesure doit être effectuée au minimum 4 heures après l'instauration du traitement ou le changement de dose, puis à n'importe quel moment en cas de perfusion intraveineuse continue, mais doit être effectuée à la moitié du temps qui sépare deux injections en cas de traitement par voie sous-cutanée.

Compte tenu de la faible variabilité interindividuelle (hors poids corporels extrêmes, et sous réserve d'une fonction rénale normale), un traitement par HBPM ne nécessite aucune surveillance de son efficacité. Les cas particulier nécessitant la surveillance biologique d'un traitement curatif par HBPM sont les suivants :

- poids extrême (obèse ou < 50 kg) ;
- insuffisance rénale légère à modérée (clairance de la créatinine entre 30 et 60 ml/min) : les HBPM sont contre-indiquées en cas d'insuffisance rénale sévère ;

Tableau 18.1. **Mode d'administration et propriétés pharmacocinétiques des héparines.**

	HNF	HBPM	Fondaparinux
Voie d'administration	Sous-cutanée ou intraveineuse	Sous-cutanée	Sous-cutanée
Biodisponibilité	30 %	90 %	100 %
Élimination	Cellule endothéliale et rénale	Rénale	Rénale
Demi-vie	1,5 h	3–6 h	17–21 h

- risque hémorragique ou survenue d'une manifestation hémorragique.

Le prélèvement sanguin pour dosage de l'héparinémie doit être réalisé 4 heures après la troisième injection s'il s'agit d'un traitement curatif par HBPM administré deux fois par jour, et au moins 6 heures après la deuxième injection si l'HBPM est administrée une fois par jour. La valeur attendue dépend de l'HBPM injectée et des modalités d'administration.

Surveillance de la numération plaquettaire

Quel que soit le type d'héparine administrée (HNF ou HBPM), la surveillance du taux de plaquettes est indispensable (sauf en cas de traitement préventif par HBPM dans un contexte médical ou lors d'une grossesse) afin de dépister une thrombopénie induite par l'héparine, complication thromboembolique rare (0,5 à 1 % des cas) mais grave nécessitant l'arrêt immédiat de l'héparine ou de l'HBPM et le relais par un autre anticoagulant à action rapide tel que le danaparoïde de sodium (Orgaran®).

Il est donc indispensable de réaliser une numération plaquettaire :

- avant le traitement (afin de déterminer le taux de plaquettes de base) ;
- puis deux fois par semaine pendant les 3 premières semaines et une fois par semaine si le traitement est prolongé.

Surveillance biologique du fondaparinux

Le fondaparinux ne nécessite aucune surveillance de son efficacité ni de la numération plaquettaire.

Contre-indications pour HNF, HBPM et fondaparinux

- Hypersensibilité à la substance active ou à l'un des excipients
- Saignement évolutif cliniquement actif
- Endocardite aiguë bactérienne

Contre-indications communes aux HBPM et HNF

- Antécédent de thrombopénie induite par l'HNF ou les HBPM
- Hémorragie intracérébrale
- Anesthésie péridurale ou rachianesthésie lors d'un traitement curatif

Contre-indications spécifiques aux HBPM

- Clairance de la créatinine < 30 ml/min

Contre-indications spécifiques au fondaparinux

- Insuffisance rénale sévère avec clairance de la créatinine < 30ml/min
- Très grande prudence en cas de clairance de la créatinine < 50 ml/min

Prophylaxie par héparine chez un sujet à risque

Il est recommandé de lire attentivement le dictionnaire *Vidal* : chaque héparine est un produit original et il existe aujourd'hui cinq HBPM disponibles dans cette indication, ainsi que le fondaparinux. Il est conseillé de connaître les posologies et les modalités de traitement d'au moins un de ces médicaments.

Traitement préventif des TVP en milieu médical

En prévention de TVP en cas d'affection médicale aiguë (insuffisance cardiaque, insuffisance respiratoire…), on peut utiliser l'HNF, les HBPM ou le fondaparinux. Parmi les HBPM, l'enoxaparine (Lovenox®) et la dalteparine (Fragmine®) ont l'AMM dans cette indication (tableau 18.2). Le fondaparinux (2,5 mg) est également autorisé dans cette indication.

Les indications de l'AMM concernent les patients de plus de 40 ans, hospitalisés pour une durée de plus de 3 jours en raison d'une décompensation cardiaque ou respiratoire aiguë, d'une infection sévère, d'une affection rhumatologique inflammatoire aiguë, d'une affection inflammatoire intestinale, quand elles sont associées à un facteur de risque thromboembolique veineux (exemple : âge supérieur à 75 ans, cancer, antécédent thromboembolique veineux, traitement hormonal, insuffisance cardiaque ou respiratoire chronique, syndrome myéloprolifératif).

Les HBPM et le fondaparinux sont préférés à l'HNF en raison :

- d'une plus grande facilité d'emploi (une injection par jour) ;
- d'une réduction du risque hémorragique ;
- d'une réduction du risque de thrombopénie induite par l'héparine (sous HBPM et surtout sous fondaparinux).

La durée de prescription recommandée est de 7 à 14 jours.

Une prophylaxie par compression veineuse élastique est également préconisée en association au traitement anticoagulant. À titre d'exemple, l'énoxaparine est administrée à

Tableau 18.2. Utilisation de l'enoxaparine (exemple d'HBPM) et du fondaparinux en traitement préventif en milieu médical et chirurgical.

	Enoxaparine 1 injection/j	Fondaparinux 1 injection/j
Médecine	4000 UI/0,4 ml/j sous-cutané, 7–14 j	2,5 mg/0,5 ml/j sous-cutané, 7–14 j
Chirurgie		
– *Risque thrombotique modéré*	2000 UI/0,2 ml/j sous-cutané, débuté 2 h avant	2,5 mg/0,5ml/j sous-cutané, débuté 6 h après
Durée de traitement	10 jours	10 jours
– *Risque thrombotique élevé* prothèse totale de genou (PTG) ou de hanche (PTH), fracture de hanche (FH)	4000 UI/0,4 ml/j sous-cutané, débuté 12 h avant l'intervention	2,5 mg/0,5 ml/j sous-cutané, débuté 6 h après l'intervention
Durée de traitement	PTG : 10–15 j PTH, FH : 4–6 semaines	PTG : 5–9 jPTH, FH : 35 j
Surveillance biologique		
– de l'anticoagulation	Aucune	Aucune
– de la numération plaquettaire	Obligatoire en chirurgie	Aucune

la dose de 4000 UI anti-Xa/0,4 ml, une injection par voie sous-cutanée par jour, et le fondaparinux à la dose de 2,5 mg par jour en sous-cutané.

Si un traitement par HNF est nécessaire en raison de contre-indications aux traitements par HBPM ou fondaparinux, l'héparine calcique (Calciparine®) est administrée par voie sous-cutanée à la dose de 5000 UI toutes les 12 heures.

La seule surveillance biologique indispensable est celle de la numération plaquettaire, deux fois par semaine pendant les 3 premières semaines et une fois par semaine si le traitement est prolongé pour l'HNF, afin de dépister une éventuelle thrombopénie induite par l'héparine. Aucune surveillance de la numération plaquettaire n'est nécessaire pour le fondaparinux. Elle n'est pas obligatoire pour les HBPM en milieu médical.

En milieu chirurgical

En pathologie chirurgicale, l'HNF est abandonnée *(sauf insuffisance rénale sévère, risque d'hémorragie important)* au profit des HBPM qui sont d'une utilisation plus commode, voire du fondaparinux en chirurgie orthopédique.

Il est indispensable de tenir compte du niveau de risque, faible (pas de prophylaxie), modéré ou élevé, qui dépend du risque individuel (existence d'une obésité, d'une thrombophilie, d'antécédents de thromboses…) et du type de chirurgie (chirurgie carcinologique ou orthopédique à risque thrombotique élevé).

Si le risque est modéré, l'HBPM est administrée par voie sous-cutanée une fois par jour à la dose de 2000–3000 UI anti-Xa par jour en débutant 2 heures avant l'intervention pour une durée totale de 8 à 10 jours, c'est-à-dire tant que dure le risque thrombogène. Les dosages diffèrent selon les HBPM. On utilisera ainsi par exemple enoxaparine 2000 UI/j (Lovenox® 20mg), daltéparine 2500 UI/j (Fragmine® 2500), tinzaparine 2500 UI/j (Innohep® 2500), nadroparine 2850 UI/j (Fraxiparine® 0,3 ml). Le fondaparinux peut être utilisé dans la prévention thromboembolique de la chirurgie abdominale à la dose de 2,5 mg/j débuté 6 heures après l'intervention en l'absence de saignement actif.

Si le risque est élevé, essentiellement en cas de chirurgie du genou ou de la hanche, les HBPM sont utilisées à 4000–5000 UI/j. Pour chaque HBPM existe ainsi un conditionnement « faible risque » (2000–3000 UI) et « haut risque » (4000–5000 UI). Ainsi, par exemple, l'enoxaparine en chirurgie orthopédique est administrée en sous-cutané une fois par jour à la dose de 4000 UI anti-Xa/0,4 ml par jour en débutant 12 heures avant l'intervention pour une durée totale de 8 à 10 jours. Dans certains cas (chirurgie de la hanche), le traitement doit être prolongé jusqu'à 5 à 6 semaines après l'intervention.

Le fondaparinux peut être utilisé dans la prévention thromboembolique de la chirurgie orthopédique à la dose de 2,5 mg/j, débuté 6 heures après l'intervention en l'absence de saignement actif et poursuivi 5 à 6 semaines en cas de chirurgie de la hanche.

Prophylaxie par les nouveaux antithrombotiques (NOAT) oraux en chirurgie orthopédique

Le rivaroxaban (Xarelto®) est un inhibiteur direct et sélectif du FXa obtenu par synthèse chimique. Il est actif par voie orale. Les concentrations maximales (Cmax) sont obtenues 2 à 4 heures après la prise. L'élimination est mixte : deux tiers sont dégradés et éliminés par voies rénale et fécale, un tiers subit une excrétion rénale directe sous forme active.

En pratique : 1 cp de 10 mg/j de rivaroxaban pour la prévention de la thrombose veineuse en chirurgie majeure de la hanche et du genou sans adaptation de posologie en fonction de l'âge, du sexe ou du poids. Pas de surveillance biologique. Contre-indication chez l'insuffisant rénal ou hépatique sévère, attention aux interférences médicamenteuses.

Le dabigatran étexilate (Pradaxa®), composé de synthèse, est une prodrogue inactive qui, après administration orale, est absorbée et transformée en dabigatran, inhibiteur direct et puissant de la thrombine, qu'elle soit libre ou liée à la fibrine. Le pic plasmatique est atteint entre 2 et 6 heures après l'administration (demi-vie = 8 heures). Il est à 80 % éliminé par le rein.

En pratique : 2 × 110 mg/j en une prise per os pour la prévention du risque thromboembolique veineux dans la chirurgie orthopédique (prothèse totale de hanche ou de genou). Pas de surveillance biologique. Contre-indication en cas d'insuffisance rénale sévère ou d'insuffisance hépatique ; adaptation de dose (150 mg/j) en cas d'insuffisance rénale modérée. Attention aux interférences médicamenteuses.

Prescrire et surveiller un traitement héparinique d'une thrombose constituée

On a le choix entre une héparine standard, une HBPM et le fondaparinux.

Les HBPM et le fondaparinux sont préférés à l'HNF en raison :

- d'une plus grande facilité d'emploi (une à deux injections par jour selon le médicament choisi, absence de surveillance plaquettaire systématique pour le fondaparinux) ;
- d'une réduction du risque de thrombopénie induite par l'héparine (sous HBPM et surtout sous fondaparinux).

Traitement par HNF

Le traitement par HNF est recommandé chez les patients insuffisants rénaux sévères (clairance de la créatinine < 30 ml/min) et pour les patients instables ou susceptibles de bénéficier d'une intervention nécessitant un arrêt temporaire du traitement anticoagulant.

L'HNF peut être administrée en perfusion continue ou par voie sous-cutanée. Dans les deux cas, la dose administrée est de 400–800 UI/kg/24 h. La dose probatoire est uniquement adaptée au poids du patient : elle est généralement de 500 UI/kg/24 h, posologie à ajuster systématiquement selon les résultats du TCA, pratiqué 4 à 6 heures après le début de la perfusion ou à mi-chemin entre deux injections sous-cutanées, ou de l'héparinémie. Le TCA doit être maintenu entre 2 et 3 fois la valeur du témoin selon les normes du laboratoires ou l'héparinémie doit être comprise entre 0,3 et 0,7 UI/ml. Si l'héparine est administrée en perfusion intraveineuse continue, il est recommandé d'administrer un bolus intraveineux de 50 à 70 UI/kg avant de débuter la perfusion pour atteindre plus rapidement le niveau d'anticoagulation optimal. Il est recommandé de contrôler le TCA ou l'héparinémie tous les jours.

Il est également nécessaire de surveiller la numération des plaquettes deux fois par semaine (dépistage des thrombopénies induites par l'héparine) pendant 21 jours puis une fois par semaine si le traitement est prolongé.

Traitement par HBPM

L'HBPM peut être administrée en une ou deux injections sous-cutanées par jour suivant les héparines utilisées. Si le médicament est administré en deux injections par jour, la dose est comprise entre 80 et 100 UI/kg par injection (voir les résumés des caractéristiques de produits [RCP] de chaque produit, la dose dépendant de l'HBPM). Si le médicament est administré en une injection par jour, la dose est de 160 à 175 UI/kg par injection (voir les RCP pour les recommandations spécifiques à chaque HBPM). Il n'est pas proposé de surveillance biologique spécifique pour évaluer l'effet anticoagulant/antithrombotique, sauf pour les sujets âgés, les insuffisants rénaux modérés, les enfants, les femmes enceintes ou en cas de risque hémorragique particulier. L'héparinémie est alors mesurée sur un prélèvement sanguin effectué 3 à 5 heures après l'injection : les valeurs attendues varient selon chaque HBPM et le type de traitement (une ou deux fois par jour). Il faut consulter les RCP de chaque médicament pour connaître les héparinémies cibles pour chaque HBPM. Par exemple, l'enoxaparine est administrée deux fois par jour à raison de 100 UI/kg et la tinzaparine de 175 UI/kg par jour. Bien entendu, les niveaux d'activité anti-Xa obtenus à la 4e heure, par exemple, seront nécessairement très différents selon que l'on a opté pour le premier ou pour le second schéma (activité anti-Xa 4 heures après enoxaparine : 1,2 ± 0,34 U/ml, et après tinzaparine : 0,87 ± 0,3 U/ml).

La surveillance biologique nécessite une numération des plaquettes deux fois par semaine (dépistage des thrombopénies héparino-induites) pendant 21 jours puis une fois par semaine si le traitement est prolongé.

Les HBPM sont contre-indiquées en cas d'insuffisance rénale sévère (clairance de la créatinine < 30 ml/min). Utiliser de l'héparine standard dans ce cas.

Traitement par fondaparinux

En l'absence de contre-indication, le fondaparinux pourra être prescrit et administré à la dose de 7,5 mg/j, en sous-cutané, sans surveillance biologique. Il est contre-indiqué en cas d'insuffisance rénale.

Si le poids du patient est inférieur à 50 kg, la dose est de 5 mg/j, et de 10 mg/j si le poids est supérieur à 100 kg.

Sauf contre-indication, les antivitamines K (AVK) sont introduites entre le 1er et le 3e jour après le début du traitement par l'héparine, de sorte que la durée totale d'héparinothérapie n'excède pas 8 à 10 jours (évitant ainsi la survenue de thrombopénie induite par l'héparine).

ANTIVITAMINES K

Les AVK sont utilisées dans la prévention primaire et secondaire de la TVP et dans la prévention d'embolies systémiques. Les AVK sont des molécules difficiles à utiliser pour les raisons suivantes :

- la fenêtre thérapeutique est étroite ;
- il existe une grande variabilité de la réponse individuelle en raison de facteurs génétiques et environnementaux ;
- il existe de nombreuses interférences médicamenteuses et alimentaires ;
- les méthodes de contrôles biologiques sont difficiles à standardiser ;
- le maintien dans la zone d'équilibre nécessite une bonne coopération entre le patient et le médecin et une bonne compréhension du traitement par le patient.

Mécanisme d'action des AVK

Les AVK interfèrent avec le cycle de la vitamine K au niveau hépatique et empêchent la transformation en formes biologiquement actives de quatre facteurs de la coagulation (facteurs II, VII, IX et X) et de deux inhibiteurs physiologiques (les protéines C et S), réduisant ainsi l'activité coagulante de ces protéines.

Formes pharmaceutiques

Sont disponibles en France deux familles d'AVK :

- les dérivés de l'indanedione : fluindione (Previscan®) ;
- les coumariniques : acénocoumarol (Sintrom®) et warfarine (Coumadine®).

Ces différentes molécules ont des délais et des durées d'action différents et sont représentées dans le tableau 18.3.

Tableau 18.3. Principales caractéristiques des AVK utilisées en France.

Durée d'action	DCI	Nom commercial	Demi-vie (h)	Délai d'action (h)	Dose par comprimé (mg)	Posologie moyenne (mg/j)
Courte	Acénocoumarol	Sintrom®	8	18–24	4	4–8
	Acénocoumarol	Minisintrom®			1	
Moyenne	Fluindione	Previscan®	31	24–48	20	20–40
Longue	Warfarine	Coumadine®	35–45	36	2 ou 5	4–10

Pharmacocinétique et pharmacodynamie des AVK

Les AVK sont absorbés par voie digestive. Dans le plasma, elles sont fortement liées à l'albumine (90 à 99 %). Seule la forme libre est active et métabolisée par le foie. Son élimination est urinaire, sous forme de métabolites inactifs. La demi-vie des AVK est représentée dans le tableau 18.3. Le délai d'action dépend de la demi-vie des facteurs inhibés et varie entre 6 heures (facteur VII et protéine C) et 2–3 jours (facteurs X et II). Ainsi, l'équilibre d'un traitement par AVK est atteint au bout de 8 jours en moyenne.

Surveillance biologique d'un traitement par AVK

La surveillance biologique se fait sur l'INR (*international normalized ratio*) = (temps de Quick du malade/temps de quick du témoin)^{ISI}, avec ISI = index de sensibilité international défini par le fabricant de thromboplastine, réactif permettant de réaliser le temps de Quick (tableau 18.4). La surveillance de l'INR permet de comparer les résultats entre différents laboratoires utilisant des automates et des réactifs différents.

Tableau 18.4. Valeurs des INR cibles selon les indications.

	INR cible
TVP, embolie pulmonaire	2–3
Fibrillation auriculaire avec facteurs de risque thromboembolique	2–3
Infarctus du myocarde compliqué d'un thrombus mural, dysfonction ventriculaire gauche sévère ou dyskinésie emboligène	2–3
Valvulopathie mitrale	3–4,5
Prothèse valvulaire mécanique*	2,5–4,5*

*L'INR cible varie en fonction du type de valve et de sa position (mitrale ou aortique).

Interactions alimentaires, médicamenteuses et génétiques

Pour une même dose d'AVK, l'effet anticoagulant augmente si l'apport en vitamine K diminue : diète, trouble du transit intestinal, ictère par rétention, trouble de l'absorption de la vitamine K, traitement antibiotique oral (modification de la flore intestinale source de synthèse de vitamine K endogène). Inversement, certains médicaments (exemple : barbituriques) diminuent l'effet des AVK. Les légumes verts sont riches en vitamine K (salade, épinards, choux-fleur et brocolis). Il faut informer le malade pour qu'il ait un régime alimentaire équilibré et régulier, mais les restrictions (aliments interdits) sont inutiles.

De nombreux médicaments potentialisent ou inhibent l'effet anticoagulant des AVK. En cas de doute, consulter impérativement les RCP des médicaments utilisés. En pratique, chez un malade traité par AVK, toute introduction d'un nouveau médicament doit conduire à un contrôle de l'INR 48 à 72 heures après.

Il existe des facteurs génétiques de résistance ou de sensibilité aux AVK.

Contre-indications absolues aux AVK

Elles sont recensées dans le tableau 18.5

Tableau 18.5. Principales contre-indications aux AVK.

	En association avec
Hypersensibilité connue au médicament ou à sa famille	Acide acétylsalicylique > 3 g/j
Insuffisance hépatique sévère	Miconazole
Allaitement (indanédiones)	Millepertuis
Grossesse : risque tératogène entre 6 et 9 semaines d'aménorrhée (SA) et risque hémorragique à partir de 36 SA (donc autorisé uniquement au 2e trimestre de grossesse si héparine impossible)	Phénylbutazone

Prescrire et surveiller un traitement par antivitamines K

Le traitement par AVK est utile mais potentiellement dangereux : environ 0,5 à 1 % de décès par hémorragie et 3 % d'hémorragies graves pour 100 patients/années. Il faut donc toujours évaluer le rapport bénéfice/risque.

La prescription d'un traitement par AVK nécessite une information et une éducation du patient. L'indiscipline, le manque de compréhension, certains handicaps mentaux sont des contre-indications au traitement.

Il est habituellement proposé d'utiliser une AVK à demi-vie longue pour une meilleure stabilité de l'efficacité.

La dose moyenne d'équilibre varie selon les patients. Il est recommandé de commencer le traitement avec une dose de 20 mg de Previscan® (1 cp), de 5 mg de Coumadine® (cp à 2 mg et à 5 mg) et de 4 mg de Sintrom® (cp à 4 mg et à 1 mg). Cette dose s'administre en une prise, le soir de préférence. Le premier contrôle de l'INR est effectué 2 à 3 jours après la première prise. Il permet surtout de dépister une hypersensibilité. Il faut ensuite augmenter ou diminuer la dose par 25 % selon le médicament et vérifier l'INR 3 à 5 jours après chaque modification de dose.

Trouver la dose moyenne d'équilibre demande au minimum 1 semaine et parfois beaucoup plus. Pendant cette période, les contrôles d'INR ont lieu tous les 3 jours. Quand la dose d'équilibre est trouvée, les contrôles sont espacés, tous les 15 jours puis au moins une fois par mois. Dans certains cas, il peut être nécessaire d'alterner deux doses différentes un jour sur deux, par exemple 1 cp de Previscan® un jour et 1,5 cp le jour suivant.

Le risque hémorragique augmente de façon exponentielle avec l'augmentation de l'INR qui ne doit pas dépasser 5.

Il est nécessaire de donner au patient un carnet de surveillance de traitement par AVK, dans lequel il note la dose d'AVK prescrite et les résultats d'INR. Par ailleurs, une éducation appropriée du patient est nécessaire et fournit les explications indispensables : la notion d'une interdiction de toute injection intramusculaire et de toute prise médicamenteuse sans avis médical, le conseil d'un régime alimentaire équilibré et régulier.

La durée du traitement est classiquement d'au moins 3 mois en cas de TVP et d'embolie pulmonaire.

Savoir prescrire le relais héparine-AVK

- Au cours du traitement d'une maladie thromboembolique, compte tenu de leur délai d'action, les AVK sont prescrites en relais d'une héparinothérapie initiale. En l'absence de contre-indication, elles sont introduites en même temps que l'héparinothérapie ou 1 à 3 jours après son début.
- Commencer le traitement comme indiqué ci-dessus, sans modifier la dose d'héparine administrée. Effectuer le premier contrôle de l'INR 48 à 72 heures après l'introduction de l'AVK pour détecter une éventuelle hypersensibilité aux AVK. L'INR cible ne sera pas atteint lors de ce premier contrôle. Si c'est le cas, il y a risque de surdosage, à l'équilibre.
- Modifier la dose d'AVK par 25 % de la dose journalière et contrôler l'INR 3 à 5 jours plus tard.
- L'INR doit être dans la fourchette désirée (2 à 3 ou 3 à 4,5 selon l'indication : voir le tableau 18.4) sur deux contrôles consécutifs avant d'arrêter le traitement héparinique qui doit être, jusque-là, poursuivi à dose inchangée.

- Équilibrer un traitement AVK demande 8 jours au minimum. Après cette phase d'équilibration, les contrôles seront espacés toutes les semaines puis tous les 15 jours, et enfin tous les mois. Il ne faut pas hésiter, même en phase d'équilibre, à proposer un INR dès lors qu'une situation de déséquilibre aura été anticipée, notamment chez le sujet très âgé.

Points clés

- La fonction rénale est le premier paramètre à évaluer avant le choix de la molécule anticoagulante. Les sujets très âgés sont à considérer, jusqu'à preuve du contraire, comme ayant potentiellement une fonction rénale limitée, par rapport au sujet jeune.
- En cas d'insuffisance rénale sévère, les HBPM sont contre-indiquées de façon absolue en curatif et déconseillées en préventif ; le fondaparinux est toujours contre-indiqué. L'héparine non fractionnée sera utilisée.
  - Dans le cadre d'un traitement préventif de TVP :
    - utiliser les HBPM en l'absence d'insuffisance rénale sévère ; le fondaparinux 2,5 mg/j est utilisé si la clairance de la créatinine est supérieure à 50 ml/min ;
    - aucune surveillance biologique cherchant à évaluer l'efficacité antithrombotique du médicament n'est nécessaire ;
    - si insuffisance rénale sévère : traitement par calciparine (5000 UI deux fois par jour).
  - Dans le cadre d'un traitement curatif de TVP :
    - commencer préférentiellement par HBPM ou fondaparinux à 7,5 mg/j (si contre-indication, utiliser l'HNF) ;
    - aucune surveillance biologique de l'efficacité n'est nécessaire sauf cas particuliers ;
    - surveillance de la numération plaquettaire si HBPM ou HNF ;
    - relais par AVK le plus tôt possible ;
    - surveiller l'INR 48 à 72 heures après la première prise ;
    - poursuivre le traitement par HNF, HBPM ou fondaparinux à la même dose jusqu'à INR dans la zone thérapeutique ;
    - surveiller l'INR deux fois par semaine lors de l'instauration du traitement puis une fois par semaine, puis tous les 15 jours et enfin une fois par mois ;
    - si modification de dose du traitement associé, arrêt d'un médicament associé, introduction d'un nouveau médicament ou pathologie intercurrente : vérifier rapidement l'INR.

19

Item 182 – Accidents des anticoagulants

Objectifs pédagogiques

- *Diagnostiquer un accident des anticoagulants*
- *Identifier les situations d'urgence et planifier leur prise en charge*

Les traitements anticoagulants, en premier lieu les antivitamines K (AVK), permettent de prévenir la survenue d'événements thromboemboliques dans de nombreuses situations. En France, près de 600 000 patients, soit 1 % de la population, étaient traités par AVK en 2002. La survenue d'un saignement sous anticoagulant est un événement fréquent et grave, ce qui en fait une situation redoutée et dont la prise en charge doit être bien codifiée. Le surdosage en AVK est la première cause d'hospitalisation iatrogène en France (17 000/an). L'incidence annuelle des saignements majeurs imputée aux AVK est estimée à 7 % ; celle des saignements fatals à 1 %. Les événements hémorragiques ne sont pas l'apanage des seuls AVK, puisqu'on les observe aussi avec les héparines non fractionnées (HNF), les héparines de bas poids moléculaire (HBPM), le fondaparinux et les nouveaux anticoagulants oraux (dabigatran et rivaroxaban). L'incidence des accidents hémorragiques et des décès liés au traitement héparinique varie selon les études de 0 à 7 % (0 à 2 % de décès) avec les HNF et de 0 à 3 % (0 à 0,8 % de décès) avec les HBPM. L'incidence des événements hémorragiques et leur mode de prise en charge varient en fonction du type d'anticoagulant.

SYNDROME HÉMORRAGIQUE SOUS ANTICOAGULANT

Diagnostiquer un accident des anticoagulants

La priorité est de reconnaître la gravité de l'hémorragie. Celle-ci est définie par la présence d'un des critères suivants :

- abondance du saignement, appréciée notamment sur le retentissement hémodynamique (examen clinique, prise de pression artérielle) et l'hématocrite : le patient présente une instabilité hémodynamique si la pression artérielle systolique (PAS) est inférieure à 90 mmHg ou diminuée de 40 mmHg par rapport à la PAS habituelle, ou si la PAM est inférieure à 65 mm Hg, ou devant tout signe de choc ;
- localisation pouvant engager un pronostic vital (système nerveux central, hémopéritoine) ou fonctionnel (œil, syndrome des loges) ;
- hémorragie non contrôlable par les moyens usuels ;
- nécessité d'une transfusion de concentrés érythrocytaires ;
- nécessité d'un geste hémostatique en urgence.

Conduite à tenir en cas de surdosage aux AVK

Lors d'un traitement par AVK, la prise en charge d'un surdosage devra tenir compte de la demi-vie de l'AVK utilisé, de l'indication (en particulier en cas de valve mécanique, pour laquelle une correction totale de l'INR [*international normalized ratio*] est redoutée) et des caractéristiques propres au malade (âge, risque hémorragique…). Les mesures de correction proposées sont progressives pour ne pas provoquer un risque de thrombose. La conduite à tenir est fonction de l'INR, de la présence d'une hémorragie et de sa gravité.

Tableau 19.1. Surdosage aux AVK : conduite à tenir.

	Mesures correctrices	
INR mesuré	**INR cible 2,5**	**INR cible ≥ 3,5**
INR < 4	Pas de saut de prise Pas d'apport de vitamine K Diminuer la dose d'AVK	
4 ≤ INR < 6	Saut d'une prise Pas d'apport de vitamine K	Pas de saut de prise Pas d'apport de vitamine K
6 ≤ INR < 10	Arrêt du traitement 1 à 2 mg de vitamine K par voie orale	Saut d'une prise Un avis spécialisé est recommandé pour discuter un traitement éventuel par 1 à 2 mg de vitamine K par voie orale
INR ≥ 10	Arrêt du traitement 5 mg de vitamine K par voie orale	Un avis spécialisé sans délai ou une hospitalisation sont recommandés

- Les mesures correctrices recommandées aujourd'hui (www.has-santé.fr) en cas de *surdosage asymptomatique* aux AVK sont fonction de l'INR mesuré et de l'INR cible (tableau 19.1).
  Dans tous les cas :
  - un contrôle de l'INR doit être réalisé le lendemain. En cas de persistance d'un INR supra-thérapeutique (trop élevé), les attitudes précédemment décrites seront reconduites ;
  - la cause du surdosage doit être identifiée et prise en compte dans l'adaptation éventuelle de la posologie.
- *La présence d'une hémorragie grave, ou potentiellement grave* (traumatisme crânien), définie selon les critères précédemment cités, nécessite une prise en charge hospitalière. La conduite à tenir recommandée inclut les étapes suivantes :
  - nécessité d'un geste hémostatique chirurgical, endoscopique ou endovasculaire : à discuter rapidement avec les chirurgiens et les radiologues (et après administration de l'antidote) ;
  - restauration d'une hémostase normale dans un délai le plus bref possible (quelques minutes) : objectif d'un INR inférieur à 1,5. Pour cela, il faut :
    - arrêter la prise de l'AVK ;
    - administrer en urgence un antidote rétablissant immédiatement une coagulation normale, à savoir un concentré de PPSB (Prothrombine, Proconvertine, facteurs Stuart, facteur antihémophilique B appelé aussi CCP, concentré de complexe prothrombique = fraction coagulante extraite du plasma et contenant de la proconvertine ou facteur VII, de la prothrombine ou facteur II, du facteur Stuart ou facteur X et du facteur antihémophilique B ou facteur IX (25 UI/kg, 1 ml/kg) et de la vitamine K (10 mg) per os ou intraveineuse lente. Le PPSB corrige immédiatement le déficit de coagulation, mais de façon non durable du fait de la demi-vie courte des facteurs injectés. L'effet antidote de la vitamine K est plus tardif (6 à 12 heures selon le mode d'administration), mais plus prolongé ;

- assurer simultanément le traitement usuel d'une éventuelle hémorragie massive (correction de l'hypovolémie, transfusion de concentrés érythrocytaires, si besoin…) ;
- reprendre le traitement par AVK dans un délai établi en fonction du risque de récidive hémorragique et du risque thrombotique. En cas d'administration de vitamine K à dose élevée, il faut s'attendre à ce que le patient devienne résistant aux AVK pendant au moins une semaine. S'il existe un risque thrombotique, le recours à un médicament anticoagulant de type HNF ou HBPM sera donc proposé, en adaptant la durée de ce traitement à l'état de résistance du patient.

Conduite à tenir en cas de saignement par ou sous héparine

Le risque hémorragique du traitement par HBPM est presque aussi important que celui induit par une HNF. Ce risque est lié à la dose administrée et il est aggravé en cas d'insuffisance rénale même modérée, en raison d'une possible accumulation du médicament. L'antidote est le sulfate de protamine, dont 1 ml neutralise 100 U d'HNF. La neutralisation d'une HBPM par le sulfate de protamine est incomplète, car il neutralise principalement l'activité anti-IIa. Après administration de sulfate de protamine chez un malade traité par HBPM, il persiste ainsi une activité anti-Xa résiduelle, laquelle n'est pas neutralisable. Un surdosage important en protamine induit un risque de saignement. La protamine peut entraîner une bradycardie et une hypotension.

Dans le calcul de la dose, il faut tenir compte de la dose d'héparine administrée et de la quantité d'héparine encore en circulation au moment où l'hémorragie est détectée. Il convient de rappeler que la demi-vie de l'HNF est d'environ 1,5 heure lorsqu'elle est administrée par voie intraveineuse, et celle des HBPM par voie sous-cutanée d'environ 4 heures.

Autres anticoagulants

Les nouveaux anticoagulants, comme les héparines et les AVK, induisent un risque hémorragique. Il faut retenir que le fondaparinux, pentasaccharide de synthèse, ne peut pas être neutralisé par le sulfate de protamine. Aucun antidote spécifique n'est disponible pour ce produit, ni pour les nouveaux anticoagulants oraux, dabigatran et rivaroxaban.

AUTRES COMPLICATIONS DES HÉPARINES

Thrombopénie induite par l'héparine

Dans 0,5 à 1 % des traitements par HNF et plus rarement sous HBPM, l'héparine peut entraîner une thrombocytopénie immunologique. Le système immunitaire produit des anticorps dirigés le plus souvent contre le complexe héparine-facteur 4 plaquettaire (F4P). Les anticorps se lient aux plaquettes qui sont fortement activées, s'agrègent et libèrent des microparticules, riches en phospholipides procoagulants. Les plaquettes, recouvertes d'anticorps, sont ensuite éliminées, ce qui explique la thrombopénie. Les anticorps activent aussi les monocytes et les cellules endothéliales qui synthétisent le facteur tissulaire et libèrent également des microparticules procoagulantes. Il en résulte une agrégation intravasculaire des plaquettes et une activation systémique de la coagulation avec risque élevé de thromboses artérielles et veineuses (présentes dans un cas sur deux). Ce tableau clinicobiologique survient typiquement entre le 5e et le 21e jour d'un traitement par héparine (au sens large). Il doit être évoqué devant toute chute des plaquettes de plus de 50 %. Le risque de thrombopénie induite par l'héparine (TIH) survient plus fréquemment avec les HNF qu'avec les HBPM, et est actuellement considéré comme inexistant avec le fondaparinux. Le diagnostic doit être confirmé dans tous les cas par la mise en évidence d'anticorps anti-FP4 en ELISA, et/ou par des tests fonctionnels montrant l'activation des plaquettes en présence d'héparine. La thrombocytopénie s'associe à un risque élevé de thromboses artérielles et veineuses, ce qui justifie l'arrêt immédiat du traitement en cours par l'héparine et nécessite la prescription d'un traitement antithrombotique de substitution. Deux molécules peuvent être utilisées dans cette indication : le danaparoïde de sodium (Orgaran®) et la lépirudine (Refludan®). Sous ce traitement antithrombotique, la surveillance sera clinique (bonne évolution avec amélioration des thromboses, en l'absence de toute nouvelle manifestation thrombotique voire hémorragique) et biologique (surveillance de la numération plaquettaire, surveillance de l'efficacité de l'antithrombotique de substitution).

Le dépistage de cette complication repose sur la numération des plaquettes chez tout patient traité par une HNF et sous HBPM. Cela suppose une numération plaquettaire avant l'instauration du traitement par héparine. Selon les recommandations actuelles, la surveillance de la numération plaquettaire est indispensable lorsque l'héparine est utilisée en curatif, et, pour le préventif, en situation postopératoire, et ce à raison de deux numérations plaquettaires par semaine pendant 3 semaines puis d'une numération plaquettaire hebdomadaire, jusqu'à l'interruption du traitement. Hors chirurgie, en préventif, cette surveillance peut être proposée, notamment dans des situations jugées à risque.

Ostéporose

Un traitement prolongé de plusieurs mois peut entraîner une ostéoporose. Le phénomène semble plus fréquent et important avec l'HNF qu'avec l'HBPM.

Points clés

- Le syndrome hémorragique est l'accident des anticoagulants à redouter.
- Il faut connaître les critères de gravité d'une hémorragie nécessitant une prise en charge hospitalière et une normalisation rapide de l'hémostase. Les critères de gravité sont : l'abondance du saignement, appréciée notamment sur le retentissement hémodynamique, la localisation pouvant engager le pronostic vital, l'absence de contrôle par les moyens usuels, la nécessité d'une transfusion ou d'un geste hémostatique en milieu hospitalier.
- Pour une hémorragie sous AVK, la conduite à tenir dépend de l'INR cible et de l'INR mesuré au moment de l'épisode. En cas d'hémorragie grave, il faut arrêter les AVK et utiliser de la vitamine K et du PPSB. La vitamine K ne doit jamais être administrée par voie intramusculaire, mais per os ou en intraveineuse lente.
- Pour une hémorragie sous héparine, il faut savoir que le sulfate de protamine neutralise totalement les HNF, partiellement les HBPM, et n'a pas d'efficacité sur le fondaparinux.
- Toute thrombopénie et/ou thrombose inexpliquée sous héparine impose de rechercher une thrombopénie induite par l'héparine, complication plus fréquente sous HNF.

20

Item 339 – Troubles de l'hémostase et de la coagulation

Objectifs pédagogiques

- *Argumenter les principales hypothèses diagnostiques*
- *Justifier les examens complémentaires*

Une anomalie de l'hémostase peut être évoquée au décours d'un événement clinique évocateur (hémorragie inexpliquée, thrombose insolite) ou en raison d'un bilan biologique anormal prescrit systématiquement avant une chirurgie par exemple, ou dans le cadre d'une pathologie sous-jacente.

Quel que soit le contexte, l'interrogatoire et l'examen clinique orientent la prescription des examens biologiques.

CONDUITE DE L'INTERROGATOIRE ET DE L'EXAMEN CLINIQUE À LA RECHERCHE D'UN TROUBLE HÉMORRAGIQUE

Interrogatoire

Essentiel, il doit préciser :

- les antécédents hémorragiques personnels :
  - date de début (en postnatal, dans l'enfance, à l'âge adulte) ;
  - type de saignement (cutané, muqueux, viscéral, articulaire) ;
  - caractère spontané ou provoqué : saignements après des gestes invasifs ou une chirurgie (extraction dentaire, intervention ORL ou tout autre acte vulnérant) ayant nécessité une reprise chirurgicale, et/ou une transfusion…
- chez la femme, des ménorragies, en déterminant leur abondance ;
- des antécédents d'anémie et/ou de traitement par le fer ;
- des antécédents hémorragiques familiaux, en établissant un arbre généalogique si plusieurs sujets sont atteints ;
- les traitements médicamenteux récents, tout particulièrement ceux interférant avec l'hémostase (antiplaquettaires et antithrombotiques).

Examen clinique

Il doit rechercher des signes évoquant une maladie hémorragique :

- un saignement cutané (purpura pétéchial, ecchymoses), muqueux (bouche, pharynx), profond (hématome musculaire) ou articulaire (hémarthrose) ;

- des signes évoquant une anémie, une carence martiale ;
- des signes en faveur d'une pathologie sous-jacente : insuffisance hépatique, insuffisance rénale, infection, maladie dite « de système » ou auto-immune (lupus…), hémopathie maligne, cancer.

L'interrogatoire et l'examen clinique aident à distinguer une pathologie de l'hémostase primaire d'une maladie de la coagulation, et orientent vers une étiologie constitutionnelle ou acquise (Tableau 20.1).

Tableau 20.1. Éléments d'orientation vers une pathologie de l'hémostase primaire ou de la coagulation.

Atteinte de l'hémostase primaire	Atteinte de la coagulation
Hémorragies cutanéomuqueuses Purpura pétéchial et/ou ecchymotique Saignements spontanés et/ou provoqués Saignement précoce	Hémorragies touchant les tissus profonds (articulation, muscle, etc.) Saignement provoqué par un traumatisme minime Saignement retardé

EXAMENS BIOLOGIQUES D'ORIENTATION : COMMENT LES INTERPRÉTER ?

En dehors de la numération plaquettaire (items 330 et 335), le temps de céphaline + activateur (TCA) [appelé aussi TCK si l'activateur de contact utilisé est le kaolin] et le temps de Quick (TQ), improprement dénommé TP (taux de prothrombine) sont les deux examens biologiques les plus fréquemment prescrits pour le dépistage d'une maladie hémorragique, qu'elle soit acquise ou constitutionnelle.

Fréquemment, un allongement du TCA et/ou du TQ implique la prescription d'autres analyses biologiques afin de préciser le trouble de l'hémostase.

Temps de céphaline + activateur

Il mesure le temps de coagulation après recalcification d'un plasma citraté appauvri en plaquettes et activation de la phase contact de la coagulation. La céphaline se substitue dans ce test aux phospholipides procoagulants plaquettaires. Les valeurs de référence chez l'adulte sont habituellement comprises entre 30 et 40 secondes (selon le réactif utilisé). Un allongement significatif du TCA est défini par un rapport temps malade/temps témoin supérieur à 1,2.

Le TCA allongé permet de dépister :

- lorsqu'il est isolé, un déficit en facteur antihémophilique : FVIII (facteur antihémophilique A), FIX (facteur antihémophilique B), ou un déficit en FXI ;
- un déficit en FXII, non hémorragique ;
- lorsqu'il est associé à un allongement du TQ, un déficit en FX, FV, FII et/ou fibrinogène.

Le TCA détecte également les anticoagulants circulants, qu'ils soient dit « lupiques » ou spécifiques d'un facteur de la coagulation (autoanticorps).

L'allongement du TCA peut être d'origine médicamenteuse et dû à la présence non signalée ou accidentelle dans le prélèvement d'héparine non fractionnée, à rechercher systématiquement.

En résumé, l'allongement d'un TCA peut révéler :

- une anomalie à risque hémorragique (déficit en FVIII, FIX ou FXI) ;
- une anomalie à risque thrombotique (type anticoagulant circulant lupique) ;
- un déficit asymptomatique, ne prédisposant pas à l'hémorragie (déficit en FXII).

Temps de Quick

Il explore la voie directe (dite « extrinsèque ») de la coagulation. Il mesure le temps de coagulation d'un plasma citraté pauvre en plaquettes, après recalcification et activation par une thromboplastine (source de facteur tissulaire [FT] et de phospholipides procoagulants). Le TQ est rendu insensible à la présence d'héparine par ajout d'un inhibiteur de celle-ci. Très court par rapport au TCA (12 à 13 secondes chez le sujet normal), le résultat du TQ doit être comparé au temps du témoin normal, mais il est souvent exprimé en pourcentage de la normale (TP). L'expression en INR est à réserver aux surveillances des traitements AVK.

Un allongement du TQ permet de dépister :

- s'il est isolé, un déficit en FVII, très exceptionnel, ou un début d'hypovitaminose K ; le FVII, ayant la demi-vie la plus courte (6 à 8 heures), est le premier abaissé ;
- s'il est associé à un allongement du TCA : un déficit isolé en FII, FV, FX ou un déficit combiné affectant ces trois facteurs mais aussi le FVII, et parfois le fibrinogène.

Temps de saignement

C'est un examen vulnérant et d'un intérêt pratique discuté, bien qu'il explore l'hémostase primaire dans sa globalité. Le temps de saignement (TS) est opérateur-dépendant, avec une reproductibilité et une sensibilité médiocres. De plus, le résultat obtenu n'est pas prédictif du risque hémorragique. Le TS est allongé (supérieur chez l'adulte à 10 minutes selon la méthode d'Ivy) en cas de thrombopénie franche (en règle inférieure à 70 G/L), de déficit en facteur Willebrand (vWF) ou de thrombopathie constitutionnelle ou acquise et notamment induite par des médicaments. Mais le TS est allongé aussi en cas d'anémie franche (si l'hématocrite est < 30 %) ou de déficit profond en fibrinogène (< 0,5 g/l).

Il a été proposé de remplacer le TS par la mesure d'un temps d'occlusion in vitro à l'aide d'un appareil appelé PFA 100™. Cette méthode d'analyse effectuée avec du sang total citraté est, comme le TS, inefficace pour prédire un risque de saignement, mais semble assez sensible pour le dépistage d'un déficit en vWF. Néanmoins, son intérêt clinique reste à démontrer.

DIAGNOSTIC D'UNE PATHOLOGIE HÉMORRAGIQUE ACQUISE OU CONSTITUTIONNELLE DE L'HÉMOSTASE PRIMAIRE

Les maladies de l'hémostase primaire incluent les thrombopénies, qui sont fréquentes (item 335), les thrombopathies, le plus souvent acquises, et la maladie de Willebrand, la plus fréquente des pathologies constitutionnelles de l'hémostase.

Thrombopathies

Une thrombopathie est évoquée devant des saignements cutanéomuqueux inexpliqués, associés à une numération plaquettaire normale, un TCA et un TQ normaux.

Thrombopathies acquises

- Thrombopathies médicamenteuses très fréquentes :
  - médicaments inhibant les fonctions plaquettaires : aspirine, anti-inflammatoires non stéroïdiens, thiénopyridines (clopidogrel, prasugrel, etc.) ;
  - inhibiteurs de la recapture de la sérotonine ;
  - pénicillines à doses élevées.
- Certaines hémopathies : gammapathies monoclonales, syndromes myéloprolifératifs, myélodysplasies.

Thrombopathies constitutionnelles

Beaucoup plus rares, elles sont plus facilement évoquées chez l'enfant et s'il existe des antécédents familiaux de saignement. Leur diagnostic, porté grâce à l'étude fonctionnelle des plaquettes, relève de centres spécialisés : thrombopathies affectant l'adhésion (syndrome de Bernard-Soulier), la sécrétion (déficit enzymatique ou en granules plaquettaires) ou l'agrégation plaquettaire (thrombasthénie de Glanzmann).

Maladie de Willebrand

Elle est habituellement recherchée devant des saignements cutanéomuqueux inexpliqués, ou dans le cadre d'une enquête familiale.

Maladie de Willebrand

- C'est la plus fréquente des maladies constitutionnelles de l'hémostase.
- La maladie de Willebrand est due à un déficit quantitatif ou qualitatif du vWF, protéine qui permet l'adhésion des plaquettes au sous-endothélium ; un déficit en FVIII est en général associé car le vWF a pour autre fonction de stabiliser le FVIII dans le plasma. La maladie de Willebrand est transmise dans la majorité des cas selon un mode autosomal dominant (déficit quantitatif ou qualitatif) et très rarement autosomal récessif (déficit profond), et affecte les deux sexes.

Le taux plasmatique du wWF est compris chez le sujet normal entre 50 et 150 %. Il est plus bas chez les sujets de groupe O, pour lesquels il peut être voisin de 50 %, voire inférieur.

L'expression clinique de la maladie de Willebrand est très hétérogène. Cliniquement, en cas de déficit en vWF inférieur à 50 %, les saignements rencontrés sont :

- cutanés : ecchymoses ;
- muqueux : épistaxis, gingivorragies, ménométrorragies.

Ils peuvent être spontanés ou provoqués lors d'extraction dentaire ou après amygdalectomie, et sont de gravité variable selon le déficit. Ils sont très sévères dans le type 3 (déficit sévère, voire complet en vWF), exceptionnel.

Dans les formes les plus fréquentes (type 1), les signes biologiques typiques sont les suivants :

- diagnostic d'orientation : syndrome hémorragique cutanéomuqueux avec :
  - nombre de plaquettes normal ;
  - allongement du TCA, variable selon le taux de FVIII plus ou moins abaissé ;
  - le TS et le temps d'occlusion plaquettaire, s'ils sont pratiqués, sont allongés mais peuvent aussi être normaux.

- confirmation du diagnostic :
  - dosage de l'activité cofacteur du vWF (vWF:RCo) ;
  - taux antigénique (vWF:Ag) ;
  - dosage du FVIII (VIII:C).

Ces analyses permettent de caractériser le type de déficit présenté par le malade : quantitatif (type 1 : le plus courant [vWF:RCo abaissé, < 50 %, dans les mêmes proportions que le vWF:Ag et le VIII:C], type 3 : très rare homozygote avec des taux de vWF < 1 %) ou qualitatif (type 2) [vWF:RCo plus bas que le vWF:Ag et le VIII:C]. La caractérisation phénotypique permet, dans une étape ultime, d'identifier les sous-types rares, mais repose sur des tests très spécialisés

Enfin, dans certains cas, le déficit en vWF est acquis et non constitutionnel.

Les modalités de traitement de la maladie de Willebrand constitutionnelle sont les suivantes :

- contre-indication de médicaments antiplaquettaires ou anticoagulants, sauf avis spécialisé ;
- pas d'injection intramusculaire ;
- pas de chirurgie ni de geste invasif sans traitement approprié ;
- administration de desmopressine (DDAVP) en première intention dans le déficit de type 1 par voie intraveineuse ou intranasale ;
- chez les « bons répondeurs » au DDAVP : augmentation très rapide (30 minutes) des taux du vWF (×3 à ×6). La réponse de chaque malade à ce médicament doit être systématiquement évaluée (épreuve thérapeutique). L'administration de desmopressine peut être répétée 12 ou 24 heures après une première injection, mais avec une efficacité moindre. L'effet s'épuise en général au bout de trois injections (tachyphylaxie). Une restriction hydrique est essentielle pour prévenir la survenue d'une hyponatrémie ;
- administration de concentrés de vWF purifié, par voie intraveineuse, indiquée dans tous les cas où la desmopressine n'est pas efficace ou insuffisante.

Maladie de Willebrand acquise

Elle peut être évoquée chez le sujet âgé et en l'absence d'antécédents familiaux.

Il convient de rechercher systématiquement :

- une hypothyroïdie ;
- une cardiopathie valvulaire (par exemple, un rétrécissement aortique) ;
- une dysprotéinémie monoclonale, plus souvent de type IgM ;
- une thrombocytémie essentielle ;
- un autoanticorps souvent difficile à mettre en évidence.

Saignements secondaires à une anomalie vasculaire

Ils doivent être distingués des maladies de l'hémostase primaire.

Cliniquement : hémorragies cutanéomuqueuses associées à une numération des plaquettes et à des tests fonctionnels plaquettaires normaux. Le TS, s'il est pratiqué, est classiquement non allongé. Les anomalies vasculaires peuvent être :

- secondaires, avec un purpura souvent infiltré, contrairement au purpura thrombopénique.
  - Chez l'enfant : purpura rhumatoïde (item 330).
  - Chez l'adulte : purpura vasculaire d'origine immunologique (dysprotéinémie monoclonale), infectieuse ou métabolique (diabète) [item 330].

- primitives, dues à :
  - une maladie de Rendu-Osler ou télangiectasie hémorragique héréditaire, de transmission autosomale dominante. Épistaxis, hémorragies digestives et télangiectasies au niveau des doigts, du nez, des lèvres et de la bouche ;
  - un syndrome d'Ehler-Danlos, affection génétique rarissime du tissu élastique.

DIAGNOSTIC D'UNE PATHOLOGIE HÉMORRAGIQUE ACQUISE DE LA COAGULATION

Les pathologies hémorragiques acquises de la coagulation surviennent dans des circonstances très variées, et sont en règle facilement évoquées. Elles regroupent l'insuffisance hépatocellulaire, les coagulopathies de consommation avec les CIVD (coagulations intravasculaires disséminées) à distinguer des exceptionnelles fibrinolyses aiguës primitives, l'hypovitaminose K et les plus rares inhibiteurs acquis de la coagulation, dominés par l'hémophilie acquise.

Insuffisance hépatocellulaire

- *Elle entraîne une coagulopathie* dont les signes dépendent de la gravité de l'atteinte hépatique quelle qu'en soit l'origine (hépatite, cirrhose éthylique...), et qui résulte d'un déficit de synthèse des protéines de la coagulation (activateurs et inhibiteurs) ainsi que d'une clairance diminuée pour certains d'entre eux.

- Elle entraîne des anomalies variables avec, selon les cas :
- un allongement du TQ :
  - par diminution précoce du taux de FVII ;
  - diminution plus tardive du FII et du FX ;
  - diminution du FV : signe de gravité témoignant d'une hépatopathie sévère ;
  - diminution du fibrinogène dans les insuffisances hépatiques sévères par baisse de la synthèse et hyperfibrinolyse.
- un allongement du TCA, avec un taux de FVIII normal, voire élevé dans les cas sévères ;
- un raccourcissement du temps de lyse des euglobulines (ou test de Von Kaulla) traduisant une hyperfibrinolyse ;
- une thrombopénie le plus souvent modérée, majorée par un hypersplénisme en cas d'hypertension portale.

Coagulations intravasculaires disséminées

Conséquence d'une activation diffuse de la coagulation

Elle est le plus souvent liée à une expression en excès de FT [Tableau 20.2] :

- par les monocytes (infection) ;
- par les cellules endothéliales lésées (choc, polytraumatisme, infection, accidents transfusionnels via les complexes antigènes-anticorps) ;
- par les lésions d'organes riches en FT (placenta, prostate, poumon...) ;
- par les cellules tumorales (poumon, pancréas, prostate, cellules leucémiques).

Tableau 20.2. Principales étiologies des CIVD.

Pathologies médicales **Infections sévères, virales, bactériennes (à bacilles à Gram négatif), parasitaires (paludisme à *Plasmodium falciparum*)** **Cancers (poumon, pancréas, prostate), leucémies (LAM 3)** **Accidents transfusionnels et hémolyses sévères intravasculaires**
Pathologies obstétricales Hématome rétroplacentaire Embolie amniotique Toxémie gravidique, éclampsie Mort fœtale in utero Môle hydatiforme Placenta prævia
Chirurgies et traumatismes Chirurgies lourdes (pulmonaire, cardiaque avec circulation extracorporelle, prostatique…) Polytraumatismes et brûlures étendues
Autres causes Morsures de serpents Embolies graisseuses Malformations vasculaires (hémangiomes, anévrismes, vascularites)

Cette surexpression de FT se traduit par une génération incontrôlée de thrombine qui entraîne une consommation des facteurs de coagulation, avec une réaction fibrinolytique variable (génération de plasmine).

D'autres causes sont exceptionnelles : embolie graisseuse, morsure de serpent venimeux, déficit homozygote protéine C (PC) ou S (PS).

Aspects cliniques

Une CIVD aiguë peut entraîner des manifestations hémorragiques et/ou thrombotiques :

- des saignements cutanéomuqueux spontanés (purpura, ecchymoses), plus rarement viscéraux, souvent provoqués par un geste vulnérant (chirurgie, ponction), un accouchement ou un traumatisme ;
- des microthromboses touchant de gros organes (rein, foie, poumon) avec des conséquences fonctionnelles parfois sévères (défaillance multiviscérale) ;
- une atteinte cutanée extensive et nécrotique (purpura fulminans) peut se voir dans certaines infections bactériennes (bacilles à Gram négatif, méningocoque) ou chez le nouveau-né lors de rares déficits homozygotes en PC ou PS.

Aspects biologiques

Il n'existe aucun signe biologique pathognomonique de CIVD et aucune anomalie n'est retrouvée de façon constante. Les résultats sont variables selon la sévérité de la CIVD.

Les anomalies les plus caractéristiques sont :

- la thrombopénie ;
- l'hypofibrinogénémie : ces anomalies peuvent être absentes dans une CIVD compensée, mais la diminution relative du taux de fibrinogène et du nombre des plaquettes entre deux prélèvements a alors la même valeur diagnostique ;
- l'allongement du TCA et du TQ est variable, souvent modéré, voire absent au début ;
- la diminution variable des facteurs affecte plus sévèrement le FV (substrat de la thrombine) que les FII, FVII et FX ;

- l'hyperfibrinolyse secondaire est variable et se traduit par :
  - une augmentation des PDF et des D-dimères qui sont souvent, en pratique, les seuls marqueurs d'hyperfibrinolyse mesurés chez les patients pour lesquels une CIVD est suspectée ;
  - un raccourcissement du temps de lyse des euglobulines (test de Von Kaulla), inférieur à 3 heures, variable, mais ce test est réalisé de façon inconstante en pratique.

L'utilisation d'un score établi à partir de tests simples (plaquettes, fibrinogène, TQ en secondes et taux de D-dimères ou de PDF) éventuellement répétés peut être utile pour le diagnostic de CIVD (Figure 20.1).

Fibrinolyse aiguë primitive

Une fibrinolyse aiguë primitive, diagnostic différentiel d'une CIVD, est facilement éliminée dans la plupart des cas. Exceptionnelle, elle est due à la libération massive d'activateurs du plasminogène lors de certaines chirurgies (hépatique ou pulmonaire notamment) ou de cancers. Elle peut être associée à une hémorragie grave avec un saignement en nappe.

Les signes cliniques sont essentiellement hémorragiques et le tableau biologique typique associe :

- une hypofibrinogénémie sévère (< 1 g/l) ;
- une numération plaquettaire normale ;

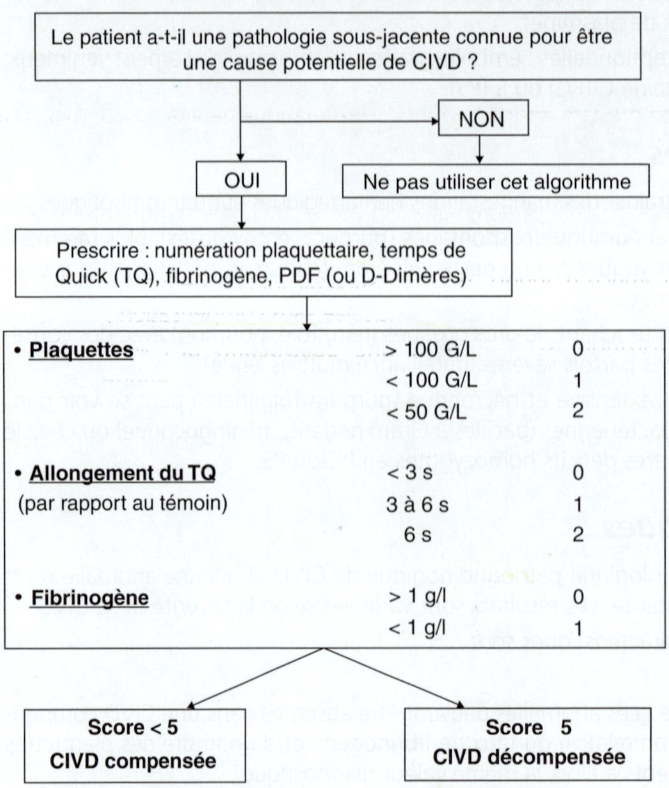

Figure 20.1. Algorithme pour le diagnostic d'une CIVD.

Comité de standardisation sur les CIVD de l'International Society on Thrombosis and Haemostasis. J Thromb Haemost 2007 ; 5 : 604-6.

- le taux de D-dimères, qui est de peu d'appoint car ces produits sont élevés dans les pathologies où se rencontrent les hyperfibrinolyses ;
- un temps de lyse des euglobulines très court (< 30 minutes).

Traitement d'une CIVD

C'est avant tout celui de l'étiologie sous-jacente. En cas d'hémorragie grave, le traitement symptomatique peut nécessiter :

- des concentrés plaquettaires ;
- l'injection de concentrés de fibrinogène ou de plasma frais congelé.

Hypovitaminose K

Une carence en vitamine K entraîne une synthèse de protéines vitamine K-dépendantes (FII, FVII, FIX, FX, PC, PS) non fonctionnelles. Bien qu'elle affecte les activateurs et les inhibiteurs de la coagulation, elle se traduit essentiellement par des saignements.

Étiologies

Elles diffèrent selon l'âge.

- Chez le nouveau-né, l'hypovitaminose K est secondaire à l'immaturité hépatique éventuellement associée à une carence d'apport maternelle. Elle se manifeste dès quelques jours de vie par des saignements digestifs, du cordon, et parfois intracrâniens. Elle est aujourd'hui rare, grâce à l'apport systématique de vitamine K_1 per os à la naissance.
- Chez l'adulte, elle peut être due à :
  - l'absorption thérapeutique (antivitamines K) ou accidentelle (empoisonnement) de produits bloquant le métabolisme de la vitamine K ;
  - rarement à une carence d'apport, pouvant survenir lors de dénutritions sévères (anorexie) ou d'alimentation parentérale exclusive sans compensation ;
  - un déficit d'absorption, secondaire à une obstruction des voies biliaires (cholestase) ou à une malabsorption (résection intestinale étendue, maladie cœliaque…) ;
  - une destruction de la flore intestinale par une antibiothérapie qui peut aussi entraîner une hypovitaminose K.

Diagnostic biologique et traitement

- TQ et TCA sont allongés, avec une diminution du taux des FII, FVII et FX, mais avec un FV et un fibrinogène normaux. Le FIX est lui aussi abaissé, mais cette donnée est inutile au diagnostic.
- La numération plaquettaire est normale.
- L'administration de vitamine K par voie orale ou intraveineuse lente corrige les anomalies de la coagulation en 6 à 12 heures.
- En cas de saignements graves (item 182), en plus de l'apport de la vitamine K en intraveineuse lente, une perfusion de complexe prothrombinique (ou PPSB) est nécessaire pour corriger rapidement le déficit.

Anti-VIII acquis

Les anticorps interférant avec la coagulation s'accompagnent soit d'un risque thrombotique (voir plus bas), soit d'un risque hémorragique. Ils sont dirigés spécifiquement contre un facteur de la coagulation. Le FVIII est la protéine de coagulation la plus fréquemment inhibée par un autoanticorps ; le malade présente alors une hémophilie acquise.

Hémophilie acquise

Étiologies variables

Elles affectent majoritairement les sujets très âgés, ou plus rarement les femmes jeunes dans le postpartum ou à distance d'un accouchement. Un anticorps anti-VIII peut être associé à une pathologie auto-immune, un cancer ou une hémopathie maligne. Pour les patients âgés, aucune cause sous-jacente n'est identifiée dans la moitié des cas.

Diagnostic d'une hémophilie acquise

Il est évoqué devant des saignements inexpliqués : hématomes, ecchymoses, plus rarement hémorragie digestive ou rétropéritonéale, hématurie chez un patient n'ayant pas d'antécédent hémorragique significatif.

- Le TCA est constamment allongé et non corrigé par l'apport de plasma témoin normal.
- Le taux de FVIII est diminué, souvent < 5 %, parfois effondré : < 1 %.
- Les autres paramètres de l'hémostase sont classiquement normaux.
- Dans le plasma du malade, il existe un anticorps anti-FVIII. Sa recherche doit être demandée au laboratoire devant toute découverte d'un déficit en FVIII, particulièrement chez l'adulte.

Les deux objectifs du traitement d'une hémophilie acquise

- Contrôler les saignements par l'apport de complexes prothrombiniques activés ou de FVII activé recombinant.
- Inhiber la synthèse de l'anticorps par une corticothérapie et/ou des immunosuppresseurs. En dépit de ce traitement, la mortalité est élevée, voisine de 30 %.

Autres inhibiteurs de la coagulation

Les autres inhibiteurs de la coagulation, anti-FIX, anti-FV, anti-FII, sont très rares, voire anecdotiques.

DIAGNOSTIC D'UNE PATHOLOGIE HÉMORRAGIQUE CONSTITUTIONNELLE DE LA COAGULATION

Les pathologies hémorragiques constitutionnelles de la coagulation sont dominées par l'hémophilie, due à un déficit en FVIII ou en FIX. Plus rarement, elles concernent une autre protéine de la coagulation et sont diagnostiquées à un âge variable, parfois chez l'adulte.

Hémophilie congénitale

Elle est due à un déficit en FVIII (hémophilie A, touchant 1 garçon pour 5000 naissances) ou en FIX (hémophilie B, 5 fois moins fréquente). L'hémophilie est transmise selon un mode récessif lié au sexe, les gènes des FVIII et IX étant localisés sur le chromosome X. Seuls les garçons sont donc atteints (sauf cas exceptionnel), et les femmes sont conductrices. Environ 30 % des cas sont dus à une mutation de novo, sans antécédent familial.

La gravité du syndrome hémorragique dépend de la sévérité du déficit en FVIII ou FIX : le déficit peut être sévère (taux < 1 %), modéré (taux entre 1 et 5 %) ou mineur (taux entre 5 et 30 %). Si le taux de FVIII ou de FIX est compris entre 30 et 50 %, l'hémophilie est dite frustre, car le plus souvent de découverte fortuite et asymptomatique.

Manifestations cliniques

Elles sont dominées par les saignements provoqués par un choc parfois minime. Le diagnostic d'hémophilie sévère se fait habituellement à l'âge de la marche.

- Les hémarthroses sont les manifestations les plus typiques. Elles touchent surtout les genoux, les coudes et les chevilles. Récidivantes, elles peuvent entraîner une arthropathie évolutive dont la forme la plus évoluée est la destruction articulaire, avec malformations et rétractions tendineuses conduisant à une invalidité sévère.
- Les hématomes des tissus sous-cutanés ou affectant les muscles peuvent être graves de par leur volume ou leur localisation, avec un risque fonctionnel ou vital : hématome du plancher de la bouche (risque d'asphyxie), de la loge antérieure de l'avant-bras (risque de syndrome de Volkmann), du creux axillaire ou du creux poplité (risque de compression vasculaire), rétro-orbitaire (risque de cécité). Un hématome du psoas est parfois difficile à évoquer lorsqu'il est révélateur d'une hémophilie, pouvant simuler une appendicite aiguë ; le plus souvent, il faut avoir recours à une échographie pour confirmer le diagnostic.
- Les hématomes intracrâniens sont très rares, mais parfois révélateurs chez le nouveau-né.

Diagnostic d'une hémophilie

Il est en règle assez aisé ; associé à la symptomatologie clinique, il repose sur la mise en évidence :

- d'un allongement isolé du TCA, sans anticoagulant circulant (allongement corrigé après addition de plasma témoin normal), avec un TQ et un TS normaux ;
- d'un déficit isolé en FVIII ou FIX (le taux de FXI est normal).

En cas de déficit en FVIII, il convient aussi de vérifier que le taux plasmatique de vWF est normal (vWF:Ag et vWF:RCo > 50 %).

Principes du traitement d'un hémophile et surveillance

- Tous les hémophiles doivent être suivis par un centre spécialisé et posséder une carte précisant notamment le type et la sévérité de la maladie, ainsi que le(s) médicament(s) habituellement utilisé(s) pour traiter et prévenir les saignements.
- Les gestes vulnérants (injections intramusculaires), les situations à risque (sports violents), les médicaments modifiant l'hémostase (aspirine et autres médicaments antiplaquettaires) sont à proscrire. Toute ponction veineuse ou injection sous-cutanée (pour une vaccination par exemple) nécessite une compression prolongée et un pansement compressif.

- Le patient et sa famille doivent bénéficier d'une éducation précise et encadrée afin de connaître la maladie et les modalités de traitement. De même, un conseil génétique et une démarche visant à permettre un diagnostic anténatal sont à proposer chez les conductrices d'hémophilie sévère.
- Le traitement substitutif repose sur l'injection de concentrés de FVIII ou de FIX d'origine plasmatique ou recombinante. Le rythme des injections et la posologie dépendent de l'indication (saignement, chirurgie ou prophylaxie), du poids corporel, et de la demie-vie du facteur injecté (proche de 8 heures pour le FVIII et 12 heures pour le FIX). Deux risques principaux sont associés à ces traitements substitutifs.
- Le risque majeur actuellement est celui d'un inhibiteur anti-FVIII ou plus rarement anti-FIX, particulièrement élevé chez l'hémophile A sévère, au décours des premières injections. L'inhibiteur est suspecté en cas d'inefficacité du traitement et systématiquement recherché lors du suivi du patient.
- Le risque infectieux est devenu aujourd'hui exceptionnel, même avec les facteurs d'origine plasmatique, mais nécessite cependant la surveillance des sérologies virales (hépatite B, hépatite C et virus de l'immunodéficience humaine [VIH]). Il est considéré comme nul avec les FVIII et FIX recombinants.
- Chez l'hémophile A, dans les formes mineures, l'utilisation de la desmopressine (DDAVP) permet souvent de corriger de façon transitoire le déficit en FVIII. Tout comme pour la maladie de Willebrand, il convient de vérifier que le patient est bon répondeur à ce médicament qui n'est utilisable que pour des saignements mineurs ou des interventions chirurgicales associées à un risque de saignement relativement faible.

Autres déficits constitutionnels de la coagulation, en dehors de l'hémophilie

Ils sont exceptionnels (prévalence des homozygotes ≤ $1/10^6$ sauf pour le déficit en FVII, un peu plus fréquent) et caractérisés par une expression clinique et biologique variable. En règle, seuls les homozygotes sont symptomatiques.

DIAGNOSTIC D'UN TROUBLE DE L'HÉMOSTASE FAVORISANT LES THROMBOSES

Une maladie thromboembolique veineuse (MTEV) est favorisée par des facteurs de risque acquis ou constitutionnels affectant l'équilibre de la coagulation.

Facteurs de risque acquis

Ils sont dominés par les anticorps dits « antiphospholipides », spécifiques de complexes associant des phospholipides anioniques (retrouvés in vivo sur la cellule endothéliale et la plaquette activées) et des protéines qui peuvent être la β2-glycoprotéine I (β2-GPI) mais aussi la prothrombine, l'annexine V ou la PC.

Les événements cliniques évocateurs surviennent le plus souvent chez l'adulte, avec :

- des thromboses artérielles ou veineuses, ces dernières affectant les membres inférieurs mais aussi d'autres vaisseaux (veines splanchniques, cérébrales, rénales…) ;
- des accidents obstétricaux, fausses couches précoces (≥ 3), morts fœtales tardives inexpliquées.

D'autres manifestations sont possibles : thrombopénie, livedo réticulaire, valvulopathie cardiaque inexpliquée…

Le diagnostic est affirmé par :

- la mise en évidence d'un allongement isolé du TCA non corrigé par l'addition d'un plasma normal et sans autre anomalie de la coagulation associée (sauf parfois un allongement du TQ), ces éléments évoquant un anticoagulant circulant de type lupique (antiprothrombinase) qui sera confirmé par des tests de laboratoire spécifiques ;
- la découverte d'IgG ou d'IgM anticardiolipide et/ou anti-β2-GPI par méthode ELISA.

Facteurs de risque constitutionnels de thrombose

Cinq facteurs héréditaires de risque (FHR) sont clairement associés avec la MTEV : les déficits en antithrombine (AT), PC et PS ainsi que les polymorphismes du gène du FV (*FV Leiden*) et du gène de la prothrombine (*FII20210A*). Ils entraînent une majoration du risque thrombotique veineux variable selon l'anomalie et le statut génétique. Le déficit en AT est le plus thrombogène (même à l'état hétérozygote), mais le plus rare. Les polymorphismes du FV et du FII sont très fréquents, mais peu thrombogènes à l'état hétérozygote. Le risque thrombotique augmentant lorsque plusieurs de ces FHR sont associés, lorsqu'un bilan de thrombose est indiqué, tous les FHR doivent être recherchés.

Dans quel cas les rechercher ?

- Après un premier épisode de thrombose veineuse profonde proximale et/ou d'embolie pulmonaire idiopathique avant 6 ans, a fortiori s'il existe des antécédents familiaux, pour adapter la durée du traitement anticoagulant.
- Chez les femmes en âge de procréer, que l'accident thromboembolique soit spontané ou provoqué, compte tenu de l'impact potentiel du résultat sur la prise en charge des grossesses ultérieures et le risque thrombotique associé à la prise d'estroprogestatifs.
- Au décours d'une TV insolite inexpliquée (cérébrale, splanchnique, du membre supérieur).
- Devant toute récidive de TV proximale ou d'EP, ou de TV distale idiopathique.

Les examens sont inutiles au décours d'une TV profonde après 60 ans, en cas de TV superficielle, de premier épisode de TV distale ou en cas de thromboses artérielles sauf cas particulier.

Quand prescrire les examens ?

- La PC et la PS peuvent être dosées sous héparine, à distance de tout traitement par AVK (après au moins 3 semaines d'arrêt). La PS doit être dosée en dehors d'une grossesse et après au moins deux cycles suivant l'arrêt d'un traitement estroprogestatif (déficit acquis).
- Les analyses de biologie moléculaire (*FV Leiden* et *FII20210A*) sont réalisables sans restriction. Elles nécessitent un consentement éclairé signé du patient.
- Il importe de savoir aussi que :
  - à la phase aiguë d'une TV, l'AT peut diminuer sous héparine ;
  - un déficit en inhibiteur ne peut être affirmé qu'après avoir contrôlé sa persistance avec un autre dosage à distance du premier ;
  - en plus de la recherche de ces FHR, un hémogramme (à la recherche d'un syndrome myéloprolifératif) et une recherche d'anticorps antiphospholipides sont le plus souvent nécessaires.

Points clés

- L'interrogatoire est fondamental pour distinguer :
  - un trouble acquis d'un déficit constitutionnel ;
  - une maladie de l'hémostase primaire d'une coagulopathie.
- Une maladie de Willebrand est suspectée sur : un allongement du TCA, un TQ normal, éventuellement un allongement du TS et du temps d'occlusion plaquettaire.
- Une maladie de Willebrand est confirmée par la diminution de l'activité du vWF (cofacteur de la ristocétine) associée à un déficit en vWF antigène et en FVIII:C.
- Une maladie de Willebrand est le plus souvent révélée par des saignements cutanés ou muqueux (ménorragies chez la femme jeune).
- Les thrombopathies sont le plus souvent acquises et d'origine médicamenteuse. Les thrombopathies constitutionnelles sont rares mais peuvent être graves.
- Le taux de FV est discriminant pour distinguer une hypovitaminose K (où il est normal) d'une insuffisance hépatocellulaire (où il est abaissé).
- Une CIVD survient dans un contexte clinique évocateur et entraîne des anomalies de l'hémostase qui sont évolutives, associant lorsqu'elle est décompensée une diminution des plaquettes et du taux de fibrinogène et une augmentation des produits de dégradation de la fibrine.
- Une hémophilie constitutionnelle sévère affecte le garçon à l'âge de la marche. Le TCA est le meilleur examen de dépistage en objectivant un allongement.
- Une hémophilie acquise peut affecter le sujet âgé ou une femme jeune dans le post-partum. Le diagnostic est évoqué par un allongement du TCA, non corrigé par l'addition de plasma normal, et il est confirmé par la mise en évidence d'un taux de FVIII diminué ainsi que d'un anticorps dirigé contre le FVIII.
- Les thromboses inexpliquées chez un sujet jeune (< 60 ans) ou récidivantes doivent faire rechercher des anticorps antiphospholipides et un FHR (déficit en AT, PC, PS, FV Leiden et FII20210A).

Partie 3

Hémobiologie transfusion

21 Transfusion sanguine

CONTEXTE ET PRÉSENTATION

Contexte

La transfusion sanguine, c'est-à-dire l'administration d'un produit sanguin qualifié de « labile », donc de durée de conservation limitée (par opposition à « stable », de durée de conservation plus prolongée), concerne environ 500 000 patients par an en France ; 500 000 autres patients bénéficient de l'administration d'un produit sanguin stable, c'est-à-dire un médicament dérivé du sang (MDS) ou plus précisément du plasma. Les produits sanguins labiles (PSL) sont les concentrés de globules rouges (CGR), les concentrés de plaquettes (CP) et le plasma frais thérapeutique (ou PFC). À ces trois principaux produits, il faut ajouter les concentrés de granulocytes obtenus par aphérèse (d'indications rares). Environ 2 500 000 PSL sont délivrés par an en France, avec un accroissement constant (de 3 % en moyenne depuis ces 5 dernières années).

L'ensemble de ces produits sanguins – qu'ils soient labiles ou stables – proviennent de dons de sang, et cette notion ne doit jamais être perdue de vue pour deux raisons :

- la première rend compte du caractère très particulier de cette thérapeutique qui entre dans le cadre d'une démarche éthique ;
- la seconde, corollaire de la première, impose le strict respect de la non-péremption des stocks, par respect de cette éthique.

En France, tous les prélèvements de sang pour la production de PSL et de MDS sont issus de dons non rémunérés, volontaires et anonymes.

Seule une faible partie de la population française (4 %) en âge et en condition de donner son sang le fait, ce qui est insuffisant, couvrant tout juste les besoins. Or, donner son sang est facile : il faut avoir plus de 18 ans (et moins de 71 ans révolus), peser plus de 50 kg (55 kg pour ceux qui donnent en aphérèse pour la première fois), être en bonne santé, et accepter de remplir un questionnaire et de s'entretenir avec un médecin, prononçant l'aptitude au don). Deux grands principes gouvernent cette acceptation :

- la protection de la propre santé du donneur ;
- la protection du receveur vis-à-vis d'agents infectieux transmissibles par voie sanguine, ou vis-à-vis d'effets indésirables (liés aux antigènes [Ag], anticorps [Ac], produits inflammatoires, etc.).

Le donneur doit recevoir du personnel d'accueil toute l'information nécessaire. Le donneur sera aussi invité à informer l'établissement préleveur de tout événement concernant sa santé, qu'il aurait oublié de mentionner, de tout événement indésirable survenu après le don, en particulier de nature infectieuse, de sorte que le produit du don puisse être bloqué, détruit ou mis en quarantaine.

De pratique de plus en plus limitée – en préchirurgie programmée – il existe encore une possibilité de don pour soi-même (pour autotransfusion) : à l'exclusion des conditions d'acceptation de la candidature au don et de la délivrance (réservée), toutes les autres étapes de la production de ces produits sont identiques à celles des dons pour autrui.

Hématologie

La transfusion sanguine est l'aboutissement d'une chaîne de processus très encadrée par une réglementation européenne ou française. En France, les activités de transfusion sanguine liées aux établissements de l'Établissement français du sang (EFS) sont certifiées au regard de la norme de qualité ISO. Les processus transfusionnels bénéficient d'une vigilance dédiée, l'hémovigilance. Ils sont conformes aux exigences de la qualité et à la gestion des risques.

Question de la nécessité du sang et des substituts possibles

Les produits sanguins (labiles et stables) sont encore irremplaçables, bien que certains facteurs recombinants soient utilisés en thérapeutique humaine (facteur VII activé [FVIIa], FVIII et FIX). Il n'existe par ailleurs aucune substitution aux PSL et à des MDS comme l'albumine et les immunoglobulines (Ig). Il n'existe aucun transporteur d'oxygène fiable et non toxique qui pourrait être un substitut à la transfusion de globules rouges (GR), et ce malgré de nombreuses tentatives utilisant de l'hémoglobine humaine, animale ou recombinante. L'expansion in vitro de progéniteurs érythrocytaires (ou plaquettaires) ne peut être au mieux une solution thérapeutique que pour quelques patients dans les prochaines années.

En revanche, des médicaments sont utiles dans le traitement de certaines anémies, notamment carentielles (fer, folates, vitamine B_{12}). Il existe d'autre part des molécules de stimulation de la production de GR comme l'érythropoïétine (EPO), des produits de stimulation des plaquettes agonistes de la thrombopoïétine (TPO) et des produits de stimulation des globules blancs (G-CSF, GM-CSF).

Il existe enfin des procédés d'épargne sanguine et de récupération per- et postopératoires. Ces techniques ne font pas partie de la chaîne transfusionnelle.

Chaîne transfusionnelle

En France, l'EFS est l'opérateur unique chargé de l'ensemble des étapes de la transfusion sanguine (avec une exception : le Centre de transfusion sanguine des armées [CTSA]). La « chaîne » transfusionnelle concerne :

- le prélèvement du sang et de ses composés, y compris le plasma pour le fractionnement en MDS (et le recueil des incidents et des éventuels accidents chez les donneurs) ;
- la préparation des PSL et du plasma pour le fractionnement ;
- la qualification biologique des dons ;
- le contrôle de la qualité des produits (au regard de normes définies au niveau européen et français) ;
- la distribution, qui est la constitution d'un stock de produits sanguins et l'envoi de ces produits vers les sites de délivrance, les dépôts de sang, le LFB (laboratoire de fractionnement et des biotechnologies), ainsi que vers les établissements de transfusion sanguine (ETS) préparant du plasma thérapeutique sécurisé par solvants-détergents, la Banque nationale de sang rare, etc. ;
- la délivrance (ex-distribution nominative) des PSL (et également les préparations secondaires si nécessaires) consiste à affecter un PSL précis à un patient ; selon l'organisation définie dans le Schéma d'organisation de la transfusion sanguine, cette activité est réalisée par les ETS ou par des dépôts hospitaliers (un peu plus de 500 en France) ;

- la traçabilité des délivrances de PSL doit permettre de garantir l'exactitude de la connaissance du devenir de chaque PSL, en identifiant clairement le receveur, ou les conditions de destruction en l'absence de receveur (PSL périmé, accidenté, etc.) ; elle est assurée par une collaboration entre tous les acteurs impliqués dans la chaîne transfusionnelle : les ETS et les établissements de santé.

Le cœur de métier est ainsi monopolistique de l'EFS, mais un certain nombre d'activités sont mutualisées :

- avec des partenaires :
  - la promotion du don de sang est mutualisée avec des associations, en particulier la Fédération française pour le don de sang bénévole ;
  - la délivrance de PSL peut être effectuée par des « dépôts de sang » déjà cités, dont il existe plusieurs niveaux (d'urgence, de relais, de délivrance) ;
  - la biologie transfusionnelle pour le groupage sanguin des receveurs et le dépistage des immunisations (voire l'identification des alloanticorps dépistés) ainsi que les groupages HLA (*Human Leukocyte Antigen*) et dépistages/identifications des Ac anti-HLA, anti-Ag plaquettaires ou HPA (*Human Platelet Antigen*).
- avec les autorités réglementaires : l'hémovigilance (et les autres vigilances) est effectuée par cinq entités collaboratives :
  - le médecin correspondant d'hémovigilance de l'établissement de soins où est réalisée la transfusion ;
  - le médecin coordinateur régional d'hémovigilance placé désormais sous l'autorité de l'Agence régionale de santé (ARS) ;
  - l'Agence française pour la sécurité sanitaire des produits de santé (Afssaps), qui anime une cellule nationale d'hémovigilance, et centralise l'ensemble des déclarations (sous format électronique) ;
  - le Conseil national d'hémovigilance, qui « surveille » le processus et l'enrichit de son analyse ;
  - l'EFS, qui désigne un médecin responsable par ETS (et un réseau de médecins responsables délégués par site transfusionnel) et anime un réseau national.

Circuit du don du sang (du donneur au receveur)

Promotion pour le don de sang

Chaque jour, environ 8000 PSL quittent les stocks régionaux de l'EFS (14 ETS en métropole et 3 dans les DOM), sur la base d'ordonnances – nominatives – pour des patients identifiés et de réapprovisionnement des stocks définis conventionnellement entre l'établissements de santé (ES) et l'Établissement français du sang (EFS), placés dans des dépôts hospitaliers. Un bilan quotidien des stocks, groupe sanguin par groupe sanguin (ABO-RH1 et rhésus RH-KEL), met en évidence les besoins. L'intensité de la promotion doit être calquée sur le maintien à l'équilibre du stock de produits sanguins en CGR.

Prélèvement

La plupart des prélèvements concernent le sang total (ST) ; entre 450 et 500 ml de sang sont prélevés par donneur sur la base, d'une part, de données administratives, d'un questionnaire et d'un entretien médical, et d'autre part, d'un taux minimal estimé d'hémoglobine (> 13 g/dl chez l'homme ; > 12 g/dl chez la femme), quel que soit le type de don programmé. Avec un don de ST, l'ETS va produire un CGR, un certain volume de plasma destiné au fractionnement en MDS, et – selon les besoins – un CPS (concentré de plaquettes standard). Ce don est rapide (une dizaine de minutes en moyenne).

À côté des dons de ST, il existe des dons en aphérèse, qui représentent des circulations extracorporelles à l'issue desquelles les composants du sang non ciblés sont restitués au donneur (qui reçoit ainsi une faible dose d'anticoagulant). Les deux principaux dons d'aphérèse concernent le plasma et les plaquettes, mais il existe des possibilités de dons mixtes (CGR/CP, CGR/plasma, CP/plasma, double CGR, etc.) ; exceptionnellement, on peut procéder à un prélèvement de granulocytes. Ces prélèvements sont effectués à l'aide d'automates fonctionnant avec divers procédés, mais tous donnent lieu à un don plus long.

Préparation des PSL et du plasma de fractionnement

Les produits des dons sont acheminés vers un plateau central de préparation, le plus rapidement possible, pour que chaque don soit « traité » dans les 24 heures (date limite réglementaire). Certains dons de plasma, pour la production de PFC thérapeutique, doivent être traités dans les 6 ou 8 heures.

Tous les produits sont systématiquement leucoréduits par une technique nommée improprement « déleucocytation » (terme officiel), c'est-à-dire qu'ils sont filtrés pour que le nombre de leucocytes résiduels soit minimal (toujours $< 10^6$ par produit fini et $< 10^4$ pour le plasma thérapeutique).

Certains produits peuvent bénéficier d'une étape de réduction ou encore d'inactivation de pathogènes par des produits agissant avec les enveloppes ou les noyaux des agents infectieux et des leucocytes contaminants.

D'une façon générale, tout nouveau procédé ou toute modification dans un processus de préparation de PSL doit avoir fait l'objet d'essais cliniques, d'enregistrement et d'autorisation réglementaire.

Des étapes de préparations secondaires (transformations) sont enfin possibles en fonction d'indications cliniques particulières.

Qualification biologique des dons

Cette étape concerne deux grandes lignes :

- la qualification immunohématologique, avec le groupage ABO-Rhésus (RH1) et Kell (KEL1) de tous les dons cellulaires et ABO des dons plasmatiques, et éventuellement le groupage de certains dons de CGR dans certains systèmes de groupes sanguins (RH2,3,4,5 – FY1,2 – JK1,2 – KEL2 – LE1,2 – MNS1,2,3,4…). Cette qualification immunologique recherche aussi des Ac dits iso⁻ issus d'iso-immunisations, en particulier bactériennes anti-A, -B, etc., et des Ac dits « irréguliers », issus d'allo-immunisations (en général gravidiques) ;
- la qualification infectieuse et anti-infectieuse, avec la recherche de marqueurs directs (Ag ou ARN/ADN) ou indirects (Ac [spécifiques]) d'agents infectieux, obligatoire et optionnelle. Toute qualification biologique est basée sur des seuils de détection très bas (sensibilité élevée), et sur des spécificités très élevées des réactifs, obligatoirement marqués CE sauf en cas de nécessité épidémique.
  - Les marqueurs obligatoires sont ceux du VIH 1 (virus de l'immunodéficience humaine 1), 2, de l'hépatite B et C, de l'HTVI, II, et de la syphilis ; en cas de risque d'exposition, ceux du paludisme et de la maladie de Chagas.
  - Occasionnellement, en cas d'épidémie, on peut tester les virus Chikungunya, West Nile Virus (WNV), dengue, ou la bactérie de la fièvre Q, etc.

- Pour qualifier certains produits sanguins, on peut les tester pour le cytomégalovirus (CMV) ou le parvovirus B_{19}, ce qui – pour les PSL trouvés négatifs – permettra de délivrer aux patients pour qui cela sera jugé indispensable – des PSL qualifiés CMV^- (négatif) ou pB_{19}^- (négatif). La qualification du plasma pour fractionnement pourrait bientôt être obligatoire pour l'hépatite virale A (international : Hepatis A virus) (HAV) et le pB_{19}.
- Pour la fabrication de certaines immunoglobulines spécifiques à usage thérapeutique (MDS), on pourra également qualifier des dons pour leur « richesse » en Ac antitétaniques, antiantigène HBs, etc.
- À noter cependant qu'il existe une « fenêtre biologique (souvent qualifiée de "fenêtre sérologique") muette », entre le moment d'une éventuelle contamination et celui où apparaissent les premiers marqueurs biologiques : par exemple 12 jours actuellement pour le VIH 1 avec le diagnostic génomique viral (obligatoire).

Contrôle de la qualité des produits

Cette étape comporte deux sous-processus bien distincts,

Le premier consiste à qualifier et valider les automates utilisés pour le prélèvement ainsi que les dispositifs médicaux à usage unique (DMU) du prélèvement pour vérifier leur justesse et leur robustesse vis-à-vis des volumes prélevés, de l'efficacité des leucoréductions, etc.

Le second consiste à s'assurer que le PSL ou le plasma destiné au fractionnement comporte bien les « composants » thérapeutiques attendus (par exemple, la quantité de fer et d'hémoglobine pour les GR, la quantité de plaquettes dans les CP, les taux de FVIII et de fibrinogène dans le plasma), et que le PSL ne comporte pas de produit délétère (hémolyse/hémoglobine libre pour les CGR, leucocytes pour tous les PSL, résidus de produits d'inactivation de pathogènes, etc.).

Cette étape de contrôle de la qualité des produits concourt au processus de « surveillance » de la chaîne transfusionnelle et est indépendante de la production (prélèvement et préparation).

Immunohématologie chez les receveurs de PSL

Les candidats à la transfusion doivent avoir été phénotypés pour les principales caractéristiques immunohématologiques de leurs propres GR (et de leur plasma dans le système ABO), et avoir été testés pour la présence/absence d'Ac « irréguliers » dits « agglutinines irrégulières », dont la recherche – obligatoire – se nomme ainsi RAI (recherche d'agglutinines irrégulières).

La législation en cours est encore l'arrêté du 26 avril 2002 dit « guide de bonne exécution des analyses » (GBEA), en attendant l'application de l'ordonnance du 13 janvier 2010 et des arrêtés subséquents. Des évolutions sont attendues au cours de l'année 2011.

À ce jour (2011), pour délivrer un PSL, il est nécessaire de disposer de deux déterminations de groupe sanguin valides dont les résultats doivent être communiqués par voie informatique. L'intégration de ces résultats dans le logiciel médicotechnique de l'EFS ne doit se faire qu'à la vue des documents « papier ». La carte de groupe sanguin ne constitue qu'un support en aucun cas obligatoire ; les deux déterminations sur ce support doivent avoir été effectuées par le même laboratoire de biologie médicale (LBM) et validées par un médecin ou un pharmacien biologiste et/ou habilité, à partir de prélèvements sanguins identifiés par le préleveur. Un groupage valide concerne obligatoirement les caractères suivants : groupe ABO – RH1 et RH2,3,4,5 – KEL1. Toutefois, la délivrance de PSL n'est pas obligatoirement similaire à ce groupage (identique) ; elle doit cependant être compatible, c'est-à-dire ne pas apporter au receveur un Ag qu'il ne possède pas, autant que faire se peut.

L'édition d'une carte de groupe sanguin est donc facultative : c'est le résultat d'analyse qui fait foi. La transmission électronique des groupages sanguins au service de délivrance des PSL, elle, est en revancheobligatoire, même s'il existe encore des modes dégradés.

Toute demande (ordonnance) de PSL doit s'accompagner d'une RAI de moins de 72 heures, ce délai pouvant être étendu à 21 jours en l'absence d'antécédent transfusionnel et de grossesse dans les 6 mois précédant la transfusion. Le laboratoire procède à un dépistage d'Ac antiantigènes de groupes sanguins ; en cas de positivité, il est procédé au niveau du laboratoire ou du service délivrant les PSL à une identification et/ou à la compatibilité des concentrés de GR à transfuser par une épreuve nommée « test de Coombs indirect » ou – selon la dénomination anglo-saxonne – « test à l'antiglobuline ». La découverte ou la connaissance par le dossier transfusionnel d'un patient d'un Ac irrégulier d'allo-immunisation (d'origine gravidique ou transfusionnelle, ou parfois postgreffe/transplantation) impose la délivrance d'un CGR compatible, c'est-à-dire dont les Ag érythrocytaires ne réagissent pas dans les conditions d'étude de laboratoire prédéfinies pour être cliniquement pertinentes avec les Ac présents dans le plasma du receveur (voire susceptibles d'être réactivés si absents).

En cas de découverte d'un Ac anti-HLA (de type I : A, B, C) ou d'un Ac anti-HPA chez un receveur de CP, on sera amené à caractériser l'Ac pour sélectionner un donneur dont les plaquettes seront compatibles avec l'Ac présent ou susceptible d'être réactivé dans le plasma du receveur.

Plus bas, quelques notions sur les groupes sanguins et tissulaires pertinentes pour la compréhension du processus transfusionnel seront précisées.

Dépôt d'urgence vitale

Des dépôts d'urgence vitale (DUV) sont fréquemment localisés dans les hôpitaux accueillant des urgences, des maternités, etc. L'urgence vitale (UV) immédiate impose la délivrance de CGR sans délai, et donc de ne pas attendre le résultat du groupage sanguin du patient (et a fortiori de la RAI) lorsqu'il n'est pas préalablement connu. Dans de telles circonstances (traumatologie hémorragique, hémorragie de la délivrance, etc.), pour éviter l'éventuel conflit ABO (qui se produirait dans environ 40 % des cas), les CGR consisteront en produits O RH-1 mais aussi O RH1 (dépourvus d'Ag A et B) et en plasma AB (dépourvus d'Ac anti-A et anti-B). L'utilisation de CGR O RH1 est possible dans la mesure où il n'y a pas d'Ac « naturel » anti-Rhésus pouvant être conflictuel, et que l'allo-immunisation anti-Rhésus n'est pas vraisemblable a priori ; dans 85 % des cas, le receveur sera d'ailleurs RH1 et dans les 15 % restants, on guettera une éventuelle immunisation post-transfusionnelle anti-RH1.

En aucun cas un DUV ne doit se substituer à une ordonnance pour un patient et être utilisé par commodité, pour deux raisons principales :

- la traçabilité obligatoire du PSL pour le patient ;
- le respect des PSL « rares » : CGR O RH-1 et plasma AB, imposant une sollicitation forte de donneurs de ces groupes pour leur remplacement en cas d'abus d'utilisation (les donneurs ayant ces groupes sanguins sont plus rares dans la population générale et ipso facto dans celle des donneurs).

Différents PSL

Caractéristiques communes à tous les PSL

- Chaque unité thérapeutique est issue d'un don de sang.

- Ils sont obtenus par séparation (préparation primaire) des éléments du sang.
- Tous les PSL (hormis les exceptionnels concentrés de granulocytes ou les unités de ST) sont déleucocytés (« leucoréduits ») pour limiter :
  - le risque d'allo-immunisation HLA ;
  - la libération de produits inflammatoires et donc les réactions frissons-hyperthermie ;
  - le risque de transmission d'agents infectieux intracellulaires ;
  - le risque de survenue d'une GVH (greffon versus hôte).
- Après cette préparation, les PSL contiennent une quantité variable de plasma résiduel (de 20 ml en moyenne pour un CGR à près de 300 ml pour un CP en suspension dans son plasma autologue : actuellement, une majorité des CP bénéficient d'une réduction de plasma à environ un tiers du volume).
- Leurs caractéristiques sont fixées par arrêté interministériel et sont relativement standardisées.
- Ils sont qualifiés sur le plan immunohématologique et sur le plan infectieux.
- Les qualifications infectieuses obligatoires sont vis-à-vis des VIH 1,2, HTLV-I et -II, hépatite C, hépatite B et syphilis ; les qualifications optionnelles (en fonction d'un risque « donneur ») sont vis-à-vis du paludisme et de la maladie de Chagas (ou autres selon le contexte épidémique) ; des qualifications optionnelles pour disposer d'un stock de PSL sécurisés concernent principalement le CMV.
- Ils comprennent tous un seuil minimal de produit actif.
- Ils ont tous une date de péremption indiquée sur la poche.
- Ils sont suivis par la vigilance spécifique qu'est l'hémovigilance.
- Ils sont réputés intègres et non altérés lors de leur délivrance : tout aspect anormal doit conduire à retourner le PSL sans le transfuser.
- Tout PSL standard délivré pour un patient doit impérativement être transfusé dans les 6 heures suivant la réception dans le service de soins, sous condition d'un respect strict des bonnes pratiques de transport.

Principaux PSL

Concentrés de globules rouges

- Le CGR déleucocyté contient au moins 40 g d'hémoglobine, sous un volume d'environ 250 ml avec anticoagulant et solution de conservation. Il se conserve jusqu'à 42 jours entre +2 et +6 °C.
- Les CGR sont délivrés, qualifiés conformes, avec les mentions minimales du groupe ABO et RH1 (RhD).
- Il existe cependant des CGR avec qualifications supplémentaires :
  - les CGR dits phénotypés : groupage déterminé pour cinq Ag en plus du groupe ABO et RH1 : Ag RH2,3,4,5 et KEL1 [Rh C, E, c, e et Kell] ;
  - les CGR dits de phénotype étendu, qui comportent la détermination d'Ag dans d'autres systèmes de groupes sanguins, comme FY (Duffy) ou JK (Kidd), etc. ;
  - les CGR compatibilisés : un test de compatibilité a été effectué au laboratoire entre le sérum du receveur et les hématies de l'unité à transfuser ;
  - les CGR CMV négatifs : le donneur est séronégatif pour le CMV ;
  - il existe aussi des transformations (qui sont des préparations secondaires) : CGR déplasmatisés, irradiés, congelés (conservés à une température inférieure à –80 °C dans le cas de CGR de phénotype rare), réductions de volume en particulier pour usage pédiatrique.

Concentrés plaquettaires

- Les concentrés plaquettaires (CP) sont de deux sortes :
  - issus de mélanges de CP standard (CPS), obtenus à partir de dons de plusieurs donneurs (en moyenne 5 ou 6) et dénommés « mélanges de concentrés plaquettaires standard » (MCPS) ;
  - issus d'un don unique d'aphérèse plaquettaire, ou CP d'aphérèse (CPA).
- Le CPS déleucocyté (qui sert de base à la constitution des MCPS) comprend un minimum de 0,375 × 10^{11} plaquettes. Le CPA comprend un minimum de 1,5 × 10^{11} plaquettes.
- Sa durée de conservation maximale est de 5 jours et sa conservation avant délivrance se fait entre +20 et +24 °C sous agitation constante.
- On considère actuellement qu'il n'y a pas de différence notable dans l'efficacité thérapeutique ou le risque immunologique ou infectieux entre les deux types de CP, mais ce point est en attente de consensus officiel.
- La délivrance se fait préférentiellement dans le respect du groupe ABO RH1 (RhD) en fonction des possibilités (le caractère labile des plaquettes rend plus difficile la gestion de leur stock).
- Les CP peuvent avoir des qualifications (phénotypes HLA ou HPA, cross-matchs, CMV négatif) ou subir des transformations primaires (inactivation des pathogènes dans certains établissements) ou secondaires (déplasmatisation, irradiation).

Plasmas thérapeutiques : en France, du plasma frais congelé

- Le PFC est stocké à une température de –25 °C pendant 1 an (validité avant péremption) ; il est décongelé lors de la délivrance au patient.
- Actuellement, tout le PFC en France est dit viroatténué (inactivé), d'où le nom de PVA ; trois moyens sont actuellement autorisés :
  - l'un s'applique à des pools de plasma de 100 donneurs : plasma inactivé par solvant-détergent (PVA-SD) ;
  - les deux autres s'appliquent à des plasmas issus de dons uniques (aphérèse) : le plasma traité par le bleu de méthylène (PVA-BM) et le plasma traité par un agent intercalant de la famille des psoralènes, le procédé Intercept® ; un autre agent, la riboflavine (Mirasol®), est en attente d'agrément.
  - Néanmoins, le PFCQ (Plasma frais congelé sécurisé par quarantaine) toujours autorisé, est susceptible d'être à nouveau disponible.
- On considère l'équivalence en termes d'efficacité thérapeutique et de risques de ces trois types de PVA, mais ce point nécessite confirmation.

Principaux MDS

- Ils sont dérivés de pools de plasma subissant un fractionnement physicochimique, qui diffère en fonction des types de produit. Leurs caractéristiques communes sont une conservation longue (1 à 3 ans) et une sécurisation infectieuse (en particulier virale) appliquée pendant le processus de fabrication.
- Ils comprennent des fractions coagulantes ou procoagulantes, des fractions anticoagulantes, de l'albumine et des immunoglobulines ainsi que quelques autres produits.
- Ils bénéficient du statut de médicament, sont fabriqués selon des normes industrielles, délivrés par les pharmacies des hôpitaux et surveillés par la pharmacovigilance.
- Il existe quelques alternatives à certains de ces produits, issus non de facteurs plasmatiques mais de produits de l'ingénierie (recombinaisons génétiques) ; chaque type (plasmatique humain et recombinant) possède des avantages et des inconvénients (effets indésirables) propres.

- Les principales fractions coagulantes ou procoagulantes issues du plasma sont :
  - le FVIII antihémophilique A ;
  - le FIX antihémophilique B ;
  - le vWF ;
  - le fibrinogène ;
  - le complexe prothrombinique (FX, FII, FVII, FIX) ;
  - le FVII ;
  - le FXI ;
  - le FXIII.
- Les principaux facteurs coagulants *recombinants* produits par ingénierie sont :
  - le FVII (activé) ;
  - le FVIII ;
  - le FIX.
- Les Ig sont de deux natures, polyvalentes ou spécifiques ; les polyvalentes sont disponibles pour les voies intraveineuse (préférentiellement immunoglobulines polyvalentes intraveineuses [IVIG]) ou sous-cutanée ; les spécifiques sont disponibles pour les besoins immunohématologiques (prévention de l'allo-immunisation anti-RhD) – par voie intraveineuse ou intramusculaire – ou pour des risques infectieux, par voie intraveineuse (anti-virus de l'hépatite B) ou intramusculaire (antitétanique, antirabique).
- L'albumine se présente sous deux formes : albumine à 4 % iso-oncotique et albumine à 20 %.
- Les autres produits sont :
  - la colle biologique issue du fibrinogène ;
  - l'antithrombine III humaine ;
  - l'inhibiteur de la C1 estérase humaine ;
  - la protéine C humaine ;
  - l'α1-antitrypsine humaine.

Délivrance et conseil transfusionnel

La délivrance d'un PSL, hormis l'UV, est par définition nominative et s'effectue via un document informatique (de préférence) ou sous forme « papier », dûment documenté et signé par un médecin habilité dont la signature est enregistrée (comme pour les toxiques). L'ordonnance doit être impérativement accompagnée des documents de groupage sanguins et des résultats de la RAI pour les CGR. Les PSL vont être délivrés sous la forme de colisages, de préférence individualisés par patient pour éviter les confusions. Ces colisages doivent respecter les températures prescrites (les conteneurs auront donc été validés pour le maintien de la température et de l'intégrité des poches). Les PSL délivrés ne seront en principe pas repris par l'établissement de transfusion, sauf dans le cas où une traçabilité parfaite pourra être effectuée et enregistrée et dans de rares cas dérogatoires : un nombre raisonnable de produits sera donc délivré à la fois (deux à trois CGR à la fois au maximum, sauf circonstance particulière : greffe d'organe, circulation extracorporelle, etc.).

À tout moment, le prescripteur peut se faire conseiller dans sa prescription par un médecin référent pour le conseil transfusionnel, y compris dans le cadre d'une astreinte ; à l'inverse, le médecin de délivrance doit solliciter l'aval du médecin prescripteur en cas de modification de l'ordonnance (proposition complémentaire, non-respect d'une prescription « excessive », préparations secondaires, etc.).

Des qualifications et préparations secondaires peuvent être nécessaires.

Les principales qualifications sont :

- des CGR compatibilisés, en cas de RAI positive ;
- des CGR phénotypés au-delà de ABO-RH1-KEL1 : RH2,3,4,5 et KEL1 (sur des « poches » qualifiées préalablement au laboratoire de qualification biologique des dons, ou directement dans le LBM d'immunohématologie sur les tubulures des produits) ;
- des CP (aphérèse) sélectionnés pour leurs caractéristiques HLA I ou HPA (ou des CP cross-matchés vis-à-vis du plasma du receveur) ;
- des PSL (CGR et CP) CMV négatifs (les prescriptions étant néanmoins de plus en plus restreintes) ou exceptionnellement pB_{19} négatifs (sur des « poches » qualifiées préalablement au laboratoire de qualification biologique).

Les principales préparations secondaires sont :

- l'irradiation (gamma ou RX) des PSL, en prévention d'une réaction du greffon versus hôte (GVH) post-transfusionnelle chez les patients considérés à risque (notamment les receveurs d'une greffe de cellules souches hématopoïétiques) [on note que les CP traités par réducteurs de pathogènes sont considérés comme des équivalents de produits irradiés] ou de don familial ;
- la déplasmatisation/lavage des CGR ou des CP, en cas d'allergies au plasma, etc. ;
- la réduction de volume (pédiatrique en particulier).

La délivrance des PSL s'accompagne d'une feuille dite de délivrance qui doit être retournée à l'établissement de transfusion pour confirmer la transfusion et assurer la traçabilité (actuellement de 99,98 % en France). Cette opération de traçabilité peut être réalisée par voie informatique.

Une dernière inspection des PSL délivrés et une vérification de la conformité des éléments de groupage, de délivrance et du colisage sont effectuées avant la remise du colis à l'agent hospitalier ou au prestataire assurant le transport (un enregistrement horaire est effectué entre toutes ces opérations par horodatage de la remise d'ordonnance et de la remise du colis).

Acte transfusionnel

L'acte transfusionnel débute par la réception du colis et la vérification de sa conformité en termes d'ordonnance, d'identité et d'intégrité physique des PSL. Sauf protocole particulier validé par une convention (entreposage permettant de garder les CGR pendant 24 heures entre +2 ° et +10 °C dans une enceinte qualifiée), les personnels chargés de la transfusion disposent donc de 6 heures après réception dans le service de soins, sous réserve que les bonnes pratiques de transport aient été respectées.

Pour la mise en place de la transfusion des PSL, dans le cas d'un non-respect des normes de transport, ce décompte de 6 heures débute avec l'heure de délivrance des PSL. Pendant ces 6 heures, les PSL, quel qu'en soit le type, peuvent être conservés à température ambiante. Il reste néanmoins possible de conserver ces produits dans des enceintes thermostatées alors qualifiées et dédiées à cet usage.

L'acte transfusionnel est un acte médical délégué à un(e) infirmier(e) diplômé(e) d'État (IDE) sous la double responsabilité du médecin prescripteur ou d'astreinte et de l'IDE réalisant l'acte : ces données sont à prendre en considération pour la réalisation de la transfusion et pour la responsabilité civile (assurée) et pénale (non assurée, à la charge du praticien).

Le médecin prescripteur doit avoir informé clairement et loyalement le patient (ou le parent ou tuteur, le cas échéant) ou la personne référente dite « de confiance » ; il doit avoir une bonne connaissance de la loi de santé du 4 mars 2002 dite « loi Kouchner ». Pour cela, il doit connaître les principales complications de la transfusion sanguine et ne pas hypertrophier le risque infectieux ni sous-estimer les risques immunologiques, métaboliques ou dynamiques. Il ouvrira ou rouvrira un dossier transfusionnel pour ce receveur.

La personne réalisant la transfusion doit la préparer dans la chambre du patient et non en salle de soins, et procéder de la façon suivante :

- vérifier, par une question directe, l'identité du patient (dans la mesure du possible) ;
- procéder à la vérification ultime des documents transfusionnels ;
- procéder à la vérification ultime du PSL (étiquette de groupage, intégrité, contrôle visuel d'hémolyse ou de trouble) ;
- procéder à la vérification ultime prétransfusionnelle, c'est-à-dire à l'épreuve globulaire dans le cadre d'une transfusion de CGR sur carton-test, et apprécier la compatibilité des groupes sanguins entre le produit transfusé et le patient ;
- poser la transfusion ;
- mesurer la tension artérielle, le pouls et la température ;
- surveiller ces paramètres et le « confort » du patient – en restant présent de façon permanente pendant les 10 à 15 premières minutes ;
- puis surveiller régulièrement le déroulement de la transfusion ;
- ne sous-estimer aucun signe d'inconfort, aucune plainte, même infime, du patient ;
- au moindre doute, arrêter la transfusion tout en conservant la voie veineuse, appeler l'assistance médicale et effectuer à nouveau tous les contrôles (précisions données plus loin).

On n'oubliera pas de retourner la confirmation de transfusion, de remplir le dossier transfusionnel et d'avertir le médecin correspondant d'hémovigilance hospitalier si un effet indésirable receveur est survenu.

Hémovigilance

Il existe depuis 1995 une hémovigilance dite « receveurs » et depuis 2007 une hémovigilance dite « donneurs ».

L'hémovigilance consiste à surveiller la chaîne transfusionnelle, à identifier et rapporter les incidents, accidents, et « presque-incidents » (qu'on nomme désormais les incidents/accidents de la chaîne : ils n'ont pas donné lieu à un incident transfusionnel mais auraient pu, en théorie, induire un risque). L'hémovigilance de l'établissement de santé ouvre et conserve le dossier transfusionnel de chaque patient. Elle surveille la survenue d'incidents/accidents et les rapporte dans le cadre d'une déclaration électronique pour enregistrement, conjointement :

- à son homologue de l'EFS ayant en charge l'hémovigilance déléguée du site transfusionnel où à été délivré le produit ;
- à l'unité d'hémovigilance nationale de l'EFS ;
- à l'Afssaps ;
- au coordonnateur régional d'hémovigilange, sous couvert de l'ARS.

L'hémovigilance est le moyen de repérer tous les dysfonctionnements pour éviter toute récidive locale et également nationale par le partage d'informations. La base de données nationale permet le suivi des améliorations apportées aux processus et des marqueurs infectieux, et donc le suivi des risques. Ce dernier suivi est aussi lié aux autres vigilances, qui concourent à la sécurisation du processus transfusionnel, comme la matério- et la réactovigilance, la pharmacovigilance, ainsi que l'identitovigilance.

Coût des PSL et des MDS, analyse risque/bénéfice

Tous les PSL en France sont originaires de dons de sang bénévoles ; néanmoins, leur préparation et leur mise à disposition pour les patients – comportant toutes les étapes de la chaîne transfusionnelle indiquées ci-dessus – leur confèrent un coût (salaires des personnels de l'EFS, matériels, réactifs, dispositifs, informatique, etc.). Les ministères en charge du Budget et de la Santé publient régulièrement le prix réactualisé de chacun des PSL et des suppléments de qualification et de préparations secondaires. La transfusion représente un coût non négligeable pour les ES, ce qui impose une politique de discernement dans leur commande et leur gestion, sans néanmoins prendre de risque quant aux besoins réels des patients.

Il en va de même des MDS, qui sont gérés directement par les pharmacies hospitalières et dont la traçabilité est assurée par la pharmacovigilance ; ces médicaments sont onéreux : ils bénéficient d'autorisation de mise sur le marché (AMM) et – pour certains – d'autorisation temporaire d'utilisation (ATU) ou de dérogations ; leur utilisation massive dans certains cas impose, comme pour les PSL, une bonne analyse risque/bénéfice pour les receveurs, en sachant que le risque est avant tout immunologique, parfois métabolique, exceptionnellement infectieux, mais qu'il doit être aussi « sociétal » (ne pas mettre en péril les approvisionnements).

Systèmes de sécurité et surveillance

Chaque ETS est doté d'un système d'information sécurisé, capable de communiquer avec les LBM hospitaliers et privés, les dépôts hospitaliers et – pour certains – avec certaines données « patients » pour l'hémovigilance et la traçabilité. Ces logiciels médicotechniques de l'EFS pilotent les surveillances d'alarmes. Les ETS sont aussi certifiés aux normes ISO 9001 ainsi que – pour certaines activités – selon d'autres normes (métrologiques en particulier). En accord avec la nouvelle législation, les LBM de l'EFS qui ne bénéficient pas encore de la norme européenne ISO 15189 (COFRAC) se sont engagés dans la démarche (COFRAC), comme tous les LBM (privés, hospitaliers publics).

Les ES – en regard – disposent d'interfaces informatiques et de systèmes de vigilance. Les ES transfuseurs, publics comme à présent privés, ont obligation de mettre en place des CSTH (comités de sécurité transfusionnels hospitaliers) ; dans les ES publics, cette entité est à présent une sous-commission de la commission médicale d'établissement (CME) et est dénommée SCSTH (sous-commission à la sécurité transfusionnelle hospitalière).

Les activités des ETS sont autorisées et inspectées par l'Afssaps à l'exception des activités de LBM, qui sont agréées et inspectées par les ARS et validées par les organismes accréditeurs.

L'ensemble de ces dispositifs permet une surveillance efficace de toute la chaîne transfusionnelle, qui concourt largement à sa sécurisation remarquable dans le paysage des soins.

Notions de base sur les systèmes de groupes sanguins et tissulaires et les anticorps dirigés contre ces groupes

Systèmes de groupes sanguins

Toutes les cellules de l'organisme portent à leur surface externe et/ou interne des molécules extrêmement diverses, mais dont certaines caractérisent des groupes cellulaires communs (origine commune, fonction commune ou partagée, etc.). La plupart de ces molécules sont relativement invariantes d'un individu à l'autre et ne subissent pas de contrôles génétiques, en particulier familiaux, dans la production d'allèles différents du même gène codant ces molécules ; en revanche, d'autres molécules sont sous le contrôle de gènes pour lesquels il existe des allèles variants, certains [très] fréquents et d'autres [très] rares, ou encore exceptionnels (alors appelés « privés » par rapport à une molécule présente chez presque tous les individus qui est alors dite « publique »). Ces variants moléculaires ont néanmoins la même fonction. Il en va ainsi des systèmes de groupes sanguins, qui sont une collection de molécules soumises à des traductions génétiques variables de mêmes entités fonctionnelles (pour les molécules ayant une fonction connue). Ainsi, les groupes Rhésus sont des transporteurs d'ammonium intra-/extracellulaires sur le plan fonctionnel : on dénombre une vingtaine de « groupes variants » de cette famille, chaque érythrocyte – en portant un certain nombre. Ces variants vont être considérés comme des Ag dans la mesure où ils sont reconnus comme des entités distinctes par des immunorécepteurs de l'immunité adaptative (ex-spécifique) et où leur détection est le plus souvent associée à une production d'Ac, dont certains peuvent être conflictuels lorsqu'ils rencontrent l'Ag correspondant (rencontre à l'occasion d'une immunisation préalable, lors d'une transfusion ou de tout autre passage sanguin d'un autre individu [mère/enfant en particulier]). C'est cette caractéristique de reconnaissance par l'immunorécepteur d'un lymphocyte T ou d'un lymphocyte B qui confère le caractère antigénique à la molécule variante et la définit comme Ag d'un érythrocyte, d'une plaquette ou d'un leucocyte (au sens large). On va distinguer les principaux groupes sanguins érythrocytaires, plaquettaires et leucocytaires pouvant avoir une incidence dans le domaine de la transfusion sanguine :

- les systèmes de groupes sanguins érythrocytaires : il en existe une trentaine de familles, représentant plusieurs centaines d'« Ag » différents, dont une demi-douzaine ont une importance en transfusion sanguine. On distingue ici encore deux types d'Ag de groupes sanguins bien distincts :
  - les Ag à base de déterminants sucrés, comme ceux du système ABO, mais aussi Hh, Ii, etc., sont génétiquement contrôlés par des gènes codant non pas pour ces sucres, mais pour les enzymes capables de transférer lesdits sucres sur une base protéique, une enzyme différente codant pour le transfert d'un sucre reconnu comme A ou B (leur absence étant le groupe O, le transfert des sucres A et B – deux enzymes – étant le groupe AB). Il y a différents variants A et B (surtout A), mais un type est majoritaire A1 (des Ag de type minoritaire peuvent conduire à des iso-immunisations). Ces groupes sanguins sont particuliers, car ils sont associés à la présence d'Ac sériques dirigés contre les Ag absents, ce qui semble « aberrant » en l'absence d'immunisation mais qui prend du sens quand on sait que l'Ag ou les Ag absents ont bien immunisé l'individu producteur d'Ac – alors dit « naturel » (voir plus bas) – mais par voie digestive et par des bactéries recouvertes de ces mêmes déterminants sucrés. On est ici dans le cas d'une « iso-immunisation » ;
  - tous les autres Ag – protéiques et donc polypeptidiques – dont la fréquence de répartition est très variable, tant sur la plan de la quantité que d'un certain « jeu génétique », d'un individu à l'autre.
    - Quelques-uns de ces Ag se définissent par la présence ou l'absence du gène et de la protéine subséquente, et c'est le cas en particulier d'un des Ag principaux qui est RH1 (ex-Rhésus ou Rh+) ; il existe un gène *D* – présent ou absent – mais il n'existe pas de gène *d* correspondant.
    - D'autres protéines se caractérisent par la présence antithétique des unes par rapport aux autres ; l'absence de protéine RH2 (C) impose – sauf caractéristique

génétique variante très particulière – la présence de la protéine RH4 (c) ; il en est de même pour la protéine RH3 (E) et de la protéine RH5 (e). Un sujet qui n'exprime pas la protéine C (sujet RH-2) est donc RH4 et du point de vue génomique, il possède le gène *c* en « double dose » [cc], un allèle hérité du génome paternel et un allèle hérité du génome maternel. Il en est de même pour l'Ag KEL1 (ex-K, ou Kell) et de l'Ag KEL2 (ex-k ou Cellano), FY1 et FY2 (ex-Duffy a et b ou Fy_a/Fyb), JK1 et JK2 (ex-Kidd a et b ou Jk_a/Jk_b), etc. On insiste sur la « nouvelle » nomenclature (internationale) car elle est en passe de devenir obligatoire (cette nomenclature a déjà plus d'une quinzaine d'années d'existence).

– Dans un certain nombre de cas, certaines de ces molécules antithétiques – dont on attend au moins l'expression de l'une ou de l'autre – ne s'expriment pas et on observe un phénotype « muet » ; l'exemple le plus commun est l'absence d'expression de FY1 et FY2 chez un pourcentage relativement élevé d'Africains : en fait, ces personnes possèdent le gène mais n'expriment pas la protéine et – de fait – s'immunisent rarement contre l'introduction de l'Ag « absent » (le phénotype n'est pas tout à fait muet, car l'Ag FY3 est un Ag presque toujours associé à l'expression de FY1 et/ou FY2, et ces sujets africains FY : -1, -2 sont bien FY3).

– Si l'expression ou la non-expression d'une protéine est extrêmement importante tant sur le plan biologique que – surtout clinique (puisqu'elle peut rendre compte d'incidents voire d'accidents transfusionnels) – sur le plan biochimique, il s'agit le plus souvent d'une simple substitution d'un acide aminé pour la protéine et d'une base de nucléotide pour le gène. Cela rend compte de l'importance du mécanisme immunologique de reconnaissance puis d'immunisation qui peut se produire. Certains de ces Ag sont très immunisants. On peut établir l'immunogénicité comme suit : RH1 > KEL1 > RH3 > RH4 > FY1 > JK1 > RH5 > RH2 > MNSs3 > MNSs4 ; d'autres Ag ne le sont qu'exceptionnellement ; les conditions immunologiques – probablement immunogénétiques (« sensibilité ») – vis-à-vis de l'allo-immunisation ne sont que très partiellement connues.

• les systèmes de groupes sanguins plaquettaires : les plaquettes sanguines portent à leur surface de très nombreux types moléculaires, la plupart invariants (récepteurs de cytokines, récepteurs de l'immunité innée, etc., et bien sûr de la coagulation), et quelques variantes des molécules HLA de classe I (A, B, C…) et HPA ; les molécules HPA – une douzaine identifiées à ce jour, dont trois d'importance transfusionnelle réelle – sont des allèles variants antithétiques (expression de l'un et/ou de l'autre – héritages maternel pour l'un, paternel pour l'autre ; des deux allèles, l'un est fréquent, référencé, a et l'autre, b, est plus rare). L'immunisation vis-à-vis de ces deux types d'Ag HLA et HPA est variable, non négligeable de fait – on le sait car environ 10 % des femmes s'immunisent contre des Ag HLA de l'haplotype du père du fœtus dès la première grossesse, puis progressivement jusqu'à 25 % à la troisième grossesse et 33 % au-delà de quatre grossesses. Dans le système HPA, l'immunisation la plus fréquente se fait contre l'Ag HPA1a chez les femmes HPA1b/HPA1b (10 %), et quelques femmes sur celles-là s'immunisent, selon un mécanisme encore imparfaitement connu. Les conséquences en transfusion sont :

– d'abord la possibilité du passage d'un Ac d'allo-immunisation de la mère vers son fœtus (porteur de l'Ag hérité de l'haplotype paternel) avec le risque de thrombopénie fœtomaternelle – gravissime par ses conséquences sur le fœtus – curable par transfusions de plaquettes et IVIG ;

– ensuite les inefficacités voire les impasses transfusionnelles vis-à-vis des transfusions de CP en cas d'Ac contre un Ag fréquent ;

- on note que les plaquettes n'expriment que très peu de molécules A ou B des groupes ABO, ce qu'on néglige donc ; en revanche, on peut immuniser dans le système ABO via des transfusions de CP incompatibles via les GR résiduels ; les transfusions de CP ABO compatibles sont réputées plus efficaces que dans les systèmes d'incompatibilité, d'abord cellulaire, ensuite plasmatique, et enfin mixtes.

- les systèmes de groupes sanguins leucocytaires : les molécules portées par les leucocytes sont encore plus nombreuses et variables selon les différents types de leucocytes (une dizaine voire plus à ce jour) ; à part les molécules HLA déjà rencontrées, très peu posent de problèmes en transfusion, à l'exception d'Ac anti-HLA ou exceptionnellement HNA3 – un variant moléculaire de la molécule « normale » CD16 ou FcγRIII – des polynucléaires – dans cette pathologie d'insuffisance respiratoire aiguë liée à la transfusion qu'est le *transfusion related acute lung injury* (TRALI). On note que l'immunisation par des molécules liées aux leucocytes et en particulier HLA est devenue beaucoup plus rare depuis que les PSL sont systématiquement leucoréduits ; cependant, la grossesse reste une circonstance d'immunisation possible.

Quelques textes de référence importants

- La loi dite de santé du 1er juillet 1998, qui a réorganisé le paysage transfusionnel mais aussi les agences d'autorisation et d'inspection des établissements de transfusion sanguine.
- L'arrêté du 26 avril 2002 ou Guide de bonne exécution des analyses (GBEA) en immuno-hématologie érythrocytaire, qui définit les examens biologiques permettant la délivrance d'un produit sanguin.
- L'arrêté du 24 avril 2002 portant homologation du règlement relatif aux bonnes pratiques de transport des prélèvements, produits et échantillons issus du sang humain.
- Les recommandations de l'Afssaps sur la transfusion de CGR (2002).
- Les recommandations de l'Afssaps sur la transfusion de FPC (2002).
- Les recommandations de l'Afssaps sur la transfusion de CP (2003 ; en révision 2011).
- La circulaire sur l'acte transfusionnel du 15 décembre 2003.
- La directive 2002/98/CE du Parlement européen et du conseil de l'Europe, publiée le 23 janvier 2003, qui définit le minimum exigible pour les conditions d'acceptation d'un don de sang en Europe, mais aussi définissant les critères minimaux en termes de qualité des produits sanguins, de conservation, de distribution et de délivrance.
- Le décret du 1er février 2006 relatif à l'hémovigilance (à l'EFS).
- La décision du 6 novembre 2006 régissant les bonnes pratiques transfusionnelles en France : le texte définit à ce jour les critères d'opposabilité pour la sécurité de la toute la chaîne transfusionnelle.
- Les deux décisions du 7 mai 2007 relatives aux déclarations d'hémovigilance.
- La loi du 13 janvier 2010 (ordonnances dites Ballereau) – en attente d'arrêtés pouvant modifier l'arrêté précédent.

On ajoutera à cette liste (choisie) de textes fondateurs en matière de transfusion sanguine la loi du 4 mars 2002 relative aux droits des malades, qui s'impose en matière d'information médicale des patients.

Points clés

- La transfusion sanguine reste irremplaçable. Trois types de produits sont d'usage courant : les CGR, les CP et le PFC ; des MDS (du plasma) sont aussi délivrés.
- Tous ces produits sont issus de dons anonymes, volontaires et non rémunérés, par environ 1,8 million de donneurs par an – soit 4,1 % de la population entre 18 et 69 ans, correspondant à un peu plus de 3 millions de prélèvements).
- L'usage des produits sanguins impose donc un respect discerné de leur usage et la moindre péremption possible.
- La transfusion implique un établissement « producteur » qui délivre les produits sanguins qualifiés conformes et exempts d'agents infectieux transmissibles notoires. La transfusion implique aussi des autorités de surveillance et de vigilance, en particulier au sein des établissements hospitaliers. La surveillance appliquée à la transfusion est l'une des plus importantes de celles appliquées aux activités de santé en France.
- La transfusion apporte au receveur les produits biologiques qui lui sont strictement nécessaires ; il peut toutefois arriver que cette thérapie soit associée à des incidents ou à des accidents de différentes natures, mais de très faible occurrence pour les effets secondaires notables ou graves.
- Les produits sanguins labiles sont largement standardisés, en termes de quantités de produits actifs, et de produits résiduels pouvant entraîner des effets indésirables notables comme les leucocytes ($< 10^{-5}$ à 10^{-6} par produit, en France).
- Prescrire une transfusion impose quoi qu'il en soit une analyse risques/bénéfices et l'information claire et honnête du receveur ou de ses proches.
- La transfusion consiste en l'injection d'éléments figurés du sang et de molécules provenant d'un donneur non apparenté à un sujet qui possède un système immunitaire le plus souvent fonctionnel ; donneur et receveur sont réputés compatibles mais non identiques sur le plan immunogénétique, et l'injection de ces cellules – porteuses de molécules antigéniques – ou de ces molécules dont il existe des variants génétiques puis protéiques – peut créer une « immunisation » avec apparition d'Ac, dont l'importance clinique est variable, de majeure à négligeable.
- La transfusion consiste également à apporter – sous forme soluble ou sous une forme liée à des éléments cellulaires (GR, plaquettes) – des molécules dont il existe des variants protéiques encodés génétiquement par des allèles géniques. Les produits transfusés sont vérifiés et étiquetés de telle sorte que les protéines pouvant être conflictuelles entre le donneur et le receveur soient bloquées et que ne soient délivrés au receveur que des produits compatibles (mais pas identiques : c'est impossible sur le plan de la génétique humaine).
- Le degré de différence entre les protéines du produit sanguin et la capacité du système immunitaire du receveur à répondre soit immédiatement (Ag du système ABO) soit de façon différée (autres groupes) – liée à une capacité intrinsèque de l'individu à s'immuniser et à des capacités extrinsèques liées aux conditions de la transfusion – conditionne la majeure partie des incidents immunologiques (les incidents mineurs sont de l'ordre de 10^{-3}, les accidents difficiles à gérer cliniquement de l'ordre de 10^{-4} environ). Les accidents immunologiques sévères – dont les accidents ABO (la moitié étant mortels) – étant de l'ordre de 10^{-6}.
- Il demeure des risques infectieux résiduels associés à la transfusion malgré la qualification biologique ; le risque parasitaire est de l'ordre de 10^{-7}, le risque viral de l'ordre de 10^{-6}, et le risque bactérien sévère – principalement avec les CP – de l'ordre de 10^{-4}, ce qui est bien inférieur aux risques infectieux nosocomiaux des autres secteurs de soins.
- On insiste tout particulièrement sur un lien extrêmement fort don-produit-patient, qui permet une surveillance et une sécurisation quasi exhaustives de la transfusion,

une thérapie tracée à presque 100 %, imposant un signalement immédiat et formel de tout effet indésirable observé. La surveillance des PSL se fait par l'hémovigilance et celle des produits sanguins stables par la pharmacovigilance (les effets secondaires des produits stables sont à ce jour négligeables).
- L'EFS – Établissement français du Sang créé en 2000 – a le monopole de la collecte de sang et de toutes les étapes entre celle-ci et la délivrance pour un patient donné (qu'il peut mutualiser avec un hôpital de même qu'il partage les activités de biologie de groupage sanguin des patients) ; toutes les étapes concourant à la mise à disposition d'un produit sanguin sont informatisées et tracées, sujettes à une analyse de risques et à une démarche qualité attestée (certification, accréditation) ; les ETS délivrent 24 heures sur 24 un « conseil transfusionnel » adapté au patient.

22

Item 178 – Transfusion sanguine et produits dérivés du sang

indications, complications, hémovigilance

Objectifs pédagogiques

- *Expliquer les risques transfusionnels, les règles de prévention, les principes de traçabilité et d'hémovigilance*
- *Prescrire une transfusion des dérivés du sang*
- *Appliquer les mesures immédiates en cas de transfusion mal tolérée.*

EXPLIQUER LES RISQUES TRANSFUSIONNELS, LES RÈGLES DE PRÉVENTION, LES PRINCIPES DE TRAÇABILITÉ ET D'HÉMOVIGILANCE

Tout patient susceptible d'être transfusé doit recevoir une information claire, objective en l'état de l'art (lequel évolue rapidement), de sorte qu'il puisse donner son consentement à la transfusion, en étant suffisamment éclairé pour prendre sa décision. L'information doit concerner :

- la probabilité du recours à la transfusion ;
- l'existence possible d'alternatives à la transfusion ;
- les risques comparés de la transfusion et des alternatives ;
- les produits susceptibles d'être prescrits ;
- les différents types de risque (immunologiques, infectieux, métaboliques), leur pourcentage de survenue et les moyens déployés pour les prévenir, les détecter, les surveiller ;
- les risques liés aux pratiques (surcharge, complications cardiovasculaires) et les moyens de les prévenir ;
- l'existence d'une traçabilité des produits ;
- l'existence d'une vigilance particulière aux produits sanguins labiles (PSL), l'hémovigilance ; les médicaments dérivés du sang (MDS) sont surveillés par la pharmacovigilance ;
- l'information aux patients doit être conforme à la loi Kouchner du 4 mars 2002 ; cela étant, l'information doit être orale et le consentement doit être recherché ; la remise d'un document écrit est recommandée mais n'est ni

obligatoire ni suffisante ; l'information doit être tracée dans le dossier transfusionnel pour des raisons médicolégales.

Principaux accidents immunologiques de la transfusion

Conflits érythrocytaires : les réactions hémolytiques

Elles sont presque exclusivement dues à un conflit immunologique entre les antigènes présents sur les membranes des hématies transfusées et les anticorps présents dans le plasma du patient. Les anticorps concernés sont : les anticorps naturels du système ABO (l'accident ABO est devenu exceptionnel mais il reste possible, le plus souvent dû à une suite d'erreurs) ; les anticorps immuns irréguliers des systèmes Rh, Kell, Duffy, Kidd, MNS, et les anticorps naturels ou immuns dirigés contre des antigènes fréquents.

Elles sont dues le plus souvent au non-respect, par les établissements de soins, des procédures transfusionnelles standardisées, notamment : erreur d'identification des prélèvements sanguins ; non-respect des examens biologiques prétransfusionnels ; erreur d'attribution des unités de sang et/ou absence de contrôle des concordances et/ou absence voire mauvaise réalisation du contrôle biologique ultime au lit du malade, qui est obligatoire pour la prévention d'une incompatibilité ABO.

Ainsi, ces accidents sont provoqués soit par un non-respect de la compatibilité dans le groupe ABO (toujours par erreur grossière de procédure), soit par la méconnaissance d'une allo-immunisation, mal ou non recherchée, ou indétectable au moment de la recherche.

Le risque majeur est un choc avec collapsus, apparaissant dans les minutes ou les heures qui suivent la transfusion, souvent compliqué de coagulation intravasculaire disséminée (CIVD), d'insuffisance rénale ou respiratoire aiguë. Un ictère hémolytique peut survenir de manière précoce (le lendemain), avec quelquefois retentissement rénal, ou retardé, au 5e ou au 6e jour, délai nécessaire à la réapparition d'un anticorps indétectable lors de la recherche prétransfusionnelle (ce qui signe dans ce cas la réactivation d'un anticorps).

D'autres cas sont moins dramatiques : simple inefficacité de la transfusion, qui doit faire demander une enquête immunologique.

Accidents (immunologiques) cardiopulmonaires

De diagnostic différentiel – non rare – on trouve l'accident de surcharge (*transfusion-associated circulatory overload* [TACO]), l'infarctus du myocarde et l'embolie pulmonaire.

Les œdèmes pulmonaires lésionnels post-transfusionnels (*transfusion-related acute lung injury* [TRALI]) représentent des syndromes de détresse respiratoire aiguë post-transfusionnels survenant moins de 6 heures après la transfusion, et se manifestant principalement par toux, dyspnée, hypoxie, hypotension et fièvre, infiltrats diffus à la radio pulmonaire, sans signe de surcharge circulatoire. Bien que la physiopathogénie soit encore imparfaitement connue, on considère qu'un mécanisme fréquent est lié à la présence dans le PSL d'anticorps antigranulocytes (HLA [*Human Leukocyte Antigen*] ou HNA [Human Neutrophil Antigen]) issus du donneur qui agressent les épithéliocytes pulmonaires en présence de cytokines, de produits inflammatoires et de radicaux libres de l'oxygène. Rare sans être exceptionnel, le TRALI peut compromettre le pronostic vital : depuis 2005, il représente la deuxième cause de décès par effet indésirable immédiatement après l'œdème de surcharge, et avant les contaminations bactériennes des PSL. Retrouvé après tous les types de PSL, il semble néanmoins plus fréquent avec les concentrés plaquettaires d'aphérèse (CPA) et les plasmas frais thérapeutiques (PFC) ; des mesures d'éviction de la présence d'anticorps anti-HLA sont actuellement prises pour en limiter la survenue.

Allo-immunisation antileucocytaire : réaction fébrile non hémolytique

La réaction fébrile non hémolytique (RFNH) est devenue peu fréquente et moins grave (du fait de la leucoréduction/déleucocytation systématique des PSL). Elle se manifeste par de violents frissons et une hyperthermie, et survient souvent dès le début de la transfusion, surtout après transfusion de concentrés plaquettaires chez des sujets immunisés par des transfusions antérieures ou des grossesses.

« Réaction de greffon contre l'hôte » post-transfusionnelle

La réaction de greffon versus hôte (GVH) est exceptionnelle, mais la forme aiguë est mortelle. Elle est due à la greffe de cellules immunologiquement compétentes apportées par le sang du donneur à un receveur en immunodépression profonde. Elle est prévenue chez les patients à risque par l'irradiation des PSL. On la redoute particulièrement en cas de transfusion en don dirigé intrafamilial et dans les greffes de cellules souches hématopoïétiques.

Immunisation anti-HLA et antigènes plaquettaires

L'immunisation anti-HLA est une immunisation fréquente dont la principale cause est la grossesse. Elle peut créer des situations difficiles à gérer sur le plan transfusionnel ; il en va de même dans les systèmes plaquettaires HPA (*Human Platelet Antigen*).

Immunisation de l'hémophile A vis-à-vis du facteur VIII (plus rarement IX)

C'est un problème fréquent qui complique le traitement des hémophiles A (en particulier après utilisation de facteurs recombinants). Il justifie la recherche régulière des anticorps anti-VIII ou IX acquis. En cas d'immunisation faible, il est possible d'obtenir un niveau de facteur suffisant en augmentant notablement les doses de facteur VIII (FVIII) antihémophilique administrées, ou de recourir à des alternatives.

Incompatibilité protéique

Rare, elle peut aussi donner un choc grave, de type anaphylactique, lié à des anticorps anti-IgA chez certains receveurs déficitaires congénitaux en IgA sérique (le déficit génétique le plus fréquent chez l'homme).

Réactions allergiques

En dehors des chocs anaphylactiques mentionnés, on peut observer des réactions allergiques bénignes (érythème, prurit, urticaire, frissons, hypothermie passagère) mais assez fréquentes, qui cèdent aux antihistaminiques ; quelquefois ce sont des réactions plus inquiétantes : crise d'asthme, œdème de Quincke. La nature des antigènes/anticorps en cause est encore largement inconnue.

N.B. Les accidents immunologiques sont catégorisables en deux :

- les accidents immédiats/aigus : accident ABO, allergie, TRALI, surcharge (TACO), RFNH ;
- les accidents retardés/chroniques : allo-immunisation anti-antigènes érythrocytaire, leucocytaires HLA ou HNA, plaquettaires HLA ou HPA.

Principaux accidents non immunologiques de la transfusion

Il s'agit principalement d'accidents infectieux, d'accidents de surcharge et d'accidents métaboliques.

Accidents infectieux

Infections et maladies virales

- Hépatite C : 1 cas sur 7 à 8 millions, depuis l'introduction du DGV (Diagnostic Génomique Viral) en France.
- Virus de l'immunodéficience humaine (VIH) 1 et 2 : 1 cas sur 2,5 à 4,5 millions, également depuis l'introduction du DGV en France.
- Hépatite B : 1 cas sur 1 à 2 millions actuellement, mais on attend une décroissance avec l'application prochaine systématisée du DGV unitaire en France.

- Il est possible – en fonction de risques épidémiques particuliers (West Nile Virus) WNV, chikungunya, dengue, etc.) – que d'autres virus soient transmis à partir du don d'un sujet asymptomatique.
  - **N.B. 1.** Différents procédés de viroatténuation ont été appliqués sur les MDS et le plasma thérapeutique ; néanmoins, ces procédés ne sont efficaces que pour les virus enveloppés. Depuis peu, des procédés de réduction des pathogènes sont disponibles pour les concentrés de plaquettes (CP), mais ils ne sont pas encore systématisés à l'échelon national.
  - **N.B. 2.** Les infections par le HTLV-I (Human T-cell lymphotropic Virus) et par le cytomégalovirus (CMV) sont prévenues par la leucoréduction systématique des PSL.
  - **N.B. 3.** L'infection par le parvovirus B_{19} est très rare et ne pose de problème que chez certains receveurs (malades immunodéprimés, femmes enceintes, malades atteints d'hémolyse chronique comme la drépanocytose ou la thalassémie).
  - **N.B. 4.** Le plasma destiné au fractionnement pour la production de MDS bénéficie également de tests recherchant le HAV (Hépatite virale A [international : Hepatis A virus]) et le parvovirus B_{19}.

Infections et maladies bactériennes

- Le risque d'infection par *Treponema pallidum* (agent de la syphilis) est prévenu par la qualification médicale des donneurs et des dons.
- Le risque de contamination des PSL (en particulier cellulaires) par des bactéries des PSL est le risque infectieux le plus fréquent ; exceptionnel avec les concentrés de globules rouges (CGR) [auquel cas les germes sont alors ceux qui résistent à la conservation à 4 °C], il est rare mais non exceptionnel avec les CP, avec de nombreux types de germes à Gram négatif et positif.

N.B. La prévention repose sur l'exclusion temporaire des candidats au don ayant présenté des signes d'inconfort pouvant être de nature infectieuse, ayant subi des soins dentaires, etc.

Infections et maladies parasitaires

- *Plasmodium spp.* et paludisme : le risque est très rare en raison d'une prévention spécifique.
- *Toxoplasma gondii* et toxoplasmose : risque exceptionnel, préoccupant uniquement chez les receveurs immunodéprimés, mais pratiquement éliminé grâce à la leucoréduction.
- *Babesia microti* et autres *spp. :* exceptionnel en Europe.
- Risque en pays d'endémie : leishmaniose, trypanosomiase (maladie de Chagas).

Agents non conventionnels

Les prions responsables de l'encéphalopathie spongiforme bovine (ESB) ou variant de la maladie de Creutzfeldt-Jakob (vMCJ) sont transmissibles par transfusion sanguine : quatre cas ont été rapportés en Grande-Bretagne, mais aucun en France.

Accidents de surcharge des transfusions massives ou itératives

- Surcharge volémique : pendant ou au décours immédiat de la transfusion, une surcharge circulatoire peut être due à une transfusion trop rapide et massive (surtout chez le receveur insuffisant cardiaque), avec risque d'œdème pulmonaire aigu (OAP).
- Surcharge en citrate : risque de complication des transfusions massives, en raison des solutions anticoagulantes contenues dans les PSL, avec manifestations à type de paresthésies, de tremblements, de troubles du rythme cardiaque.
- Surcharge en fer : à moyen et long terme, hémochromatose post-transfusionnelle chez les malades polytransfusés chroniques en CGR.

Principes de traçabilité et d'hémovigilance

Définition de la traçabilité

On définit la traçabilité comme étant « l'aptitude à retrouver l'historique, l'utilisation ou la localisation d'un article ou d'une activité, ou d'articles ou d'activités semblables, au moyen d'une identification enregistrée ». Il est donc nécessaire de mettre en place un processus d'acquisition d'informations pendant toute la durée de vie de l'article (ici, l'examen de laboratoire IH [Immuno-hématologie] et le PSL) ou de l'activité (ici, la transfusion), dont les résultats permettront de réaliser cette traçabilité.

Dans le cadre de la médecine transfusionnelle, la traçabilité est une obligation réglementaire qui intervient dans l'amélioration continue de la qualité.

Cette traçabilité est assurée par un support papier ou par voie informatique indiquant quels PSL ont été transfusés, quand ils ont été transfusés, à quels patients, dans quelles unités fonctionnelles et par quels personnels. La réalisation des deux étapes du contrôle ultime en présence du patient doit être mentionnée, de même que l'existence d'éventuels effets indésirables receveurs (EIR).

Hémovigilance

Champ de l'hémovigilance

L'hémovigilance s'étend sur toute la chaîne transfusionnelle du donneur au receveur. Elle doit être parfaitement connue de tout professionnel de santé.

La loi du 9 août 2004 et le décret du 1er février 2006 définissent ainsi l'hémovigilance : « On entend par hémovigilance l'ensemble des procédures de surveillance organisées depuis la collecte du sang et de ses composants jusqu'au suivi des receveurs, en vue de recueillir et d'évaluer les informations sur les effets inattendus ou indésirables résultant de l'utilisation thérapeutique des produits sanguins labiles en vue d'en prévenir l'apparition, ainsi que les informations sur les incidents graves ou inattendus survenus chez les donneurs. L'hémovigilance comprend également le suivi épidémiologique des donneurs. »

L'hémovigilance prévoit donc pour tout produit sanguin labile :

- le signalement de tout effet inattendu ou indésirable lié ou susceptible d'être lié à l'usage thérapeutique de ce produit, le recueil, la conservation et l'accessibilité des informations relatives à son prélèvement, à sa préparation, à son utilisation ;
- l'évaluation et l'exploitation de ces informations en termes de prévention.

Organisation : le réseau d'hémovigilance

Dans chaque région, un médecin coordonnateur de l'hémovigilance placé auprès du directeur de l'Agence régionale de santé (ARS) [auparavant directeur régional des affaires sanitaires et sociales (DRASS)] est chargé de suivre la mise en œuvre par les établissements de santé (ES) et de transfusion sanguine (ETS) des dispositions prévues par le code de la santé publique. Il est également chargé de coordonner le réseau d'hémovigilance. Cette disposition souligne le rôle prépondérant de l'État dans la mise en œuvre de l'hémovigilance.

Tous les acteurs du système de santé (professions médicales et paramédicales) sont impliqués dans le fonctionnement de l'hémovigilance. Ils doivent ainsi déclarer un incident dès son constat.

Le rôle privilégié des acteurs de santé comme moteurs de l'hémovigilance est à souligner, mais aussi leur responsabilité en termes de « devoir de déclarer ». En effet, le décret d'hémovigilance est particulièrement strict et, en ce sens, il est opposable aux professionnels comme suit : « Tout médecin, pharmacien, chirurgien-dentiste, sage-femme, infirmière ou infirmier qui a connaissance de l'administration d'un produit sanguin labile à un de ses patients et qui constate un effet inattendu ou indésirable dû ou susceptible d'être dû à ce produit, doit le signaler sans délai au correspondant d'hémovigilance de l'établissement de santé dans lequel a eu lieu la transfusion ou à défaut à l'établissement de transfusion sanguine distributeur [...] »

Au quotidien, le dispositif d'hémovigilance repose sur les professionnels de santé, mais aussi sur le réseau des correspondants d'hémovigilance et les Comités de sécurité transfusionnelle et d'hémovigilance (CSTH) dans les ES privés, et sur la sous-commission de la commission médicale d'établissement (CME) chargée de la sécurité transfusionnelle et de l'hémovigilance (SCSTH) dans les ES publics et PSPH (participant au service public hospitalier).

Conformément au décret du 1er février 2006, tout établissement de santé public ou privé qui transfuse doit se doter d'un correspondant d'hémovigilance. Il est précisé que le nom de ce correspondant désigné par le directeur de l'établissement, après avis de la CME, doit être communiqué à l'Afssaps, au coordonnateur régional d'hémovigilance (CRH) concerné, et à l'ETS.

Missions pour les correspondants d'hémovigilance

Elles peuvent être synthétisées ainsi :

- la traçabilité ;
- les enquêtes ascendantes et descendantes ;
- la déclaration des incidents transfusionnels ;

Rôles et missions des CSTH et SCSTH

- Mise en œuvre des règles d'hémovigilance (traçabilité, déclaration des incidents transfusionnels, information du patient).
- Coordination des actions d'hémovigilance (circuit de transmission des informations).
- Surveillance du fonctionnement du dépôt de sang (organisation, transport des PSL, etc.).
- Mise en place d'un programme de formation des professionnels de santé en matière de transfusion sanguine.
- Comptes rendus des réunions et rapport annuel d'activité remis à :
  - la CME ;
  - l'Afssaps ;
  - le CRH, le directeur de l'ARS ;
  - le préfet du département.

Déclaration obligatoire des EIR

- Toute personne qui a connaissance d'un effet inattendu ou indésirable lors de la transfusion d'un PSL ou chez un malade transfusé doit le déclarer.
- Cette obligation s'impose à l'ensemble du personnel de santé, en particulier aux infirmiers et infirmières, ainsi qu'aux sages-femmes.
- Ce signalement d'EIR doit être fait sans délai et au plus tard dans les 8 heures :
  - au correspondant d'hémovigilance de l'établissement dans lequel a été administré le produit ;
  - au correspondant de l'ETS ;
  - par tous les moyens disponibles localement.
- Pourquoi signaler ou déclarer ? Parce que la survenue d'un effet indésirable va conduire à évaluer l'acte transfusionnel dans son ensemble, l'organisation et le fonctionnement du dispositif d'hémovigilance et, plus largement, de sécurité transfusionnelle.

Explorations complémentaires

Quelle que soit la gravité de l'effet indésirable, il faudra réaliser :

- une analyse des causes ;
- un rapport complémentaire sera parfois nécessaire dans le cas :
  - d'accidents ABO ;
  - d'accidents bactériens ;
  - d'incidents de grade 0 = transfusion inappropriée d'un PSL à un receveur sans manifestation clinique ou biologique (exemple : erreur de transfusion à un patient de même groupe).

Incidents graves

Un incident grave est un incident lié aux prélèvements de sang, à la qualification biologique du don, à la préparation, à la conservation, à la distribution, à la délivrance ou à l'utilisation des PSL, dû à un accident ou une erreur, susceptible d'affecter la sécurité ou la qualité de ce produit et d'entraîner des effets indésirables graves, c'est-à-dire des effets indésirables entraînant la mort ou mettant la vie en danger, entraînant une invalidité ou une incapacité, ou provoquant ou prolongeant une hospitalisation ou tout autre état morbide. La rédaction de la fiche de déclaration d'incident grave est obligatoire.

Effets indésirables

Les effets indésirables survenus chez un receveur de PSL sont classés selon les critères de gravité suivants :

- grade 1 : non sévère ;
- grade 2 : sévère ;
- grade 3 : menace vitale immédiate ;
- grade 4 : décès.

N.B. Il existe un grade 0 : pas de manifestations cliniques ou biologiques.

La déclaration d'un effet indésirable est effectuée par les correspondants d'hémovigilance. Elle nécessite le remplissage d'une fiche d'effet indésirable receveur (FEIR).

Pour chaque déclaration d'effet indésirable, une analyse au cas par cas par le correspondant devra permettre d'établir le lien de causalité entre la transfusion de PSL et la survenue de l'effet indésirable. Les niveaux d'imputabilité sont classés selon les critères suivants :

- imputabilité 3 : certaine = lorsque des éléments probants ne peuvent être mis en doute et permettent d'attribuer l'effet indésirable au don de sang ou de composant sanguin ;
- imputabilité 2 : probable = lorsque les éléments d'appréciation disponibles incitent clairement à attribuer l'effet indésirable au don de sang ou de composant sanguin ;
- imputabilité 1 : possible = lorsque les éléments d'appréciation disponibles ne permettent d'attribuer clairement l'effet indésirable ni au don de sang ou de composant sanguin ni à d'autres causes ;
- imputabilité 0 : exclue/improbable = lorsque les éléments probants ne peuvent être mis en doute et permettent d'attribuer l'effet indésirable à d'autres causes que le don de sang ou de composants sanguins ou lorsque les éléments d'appréciation disponibles incitent clairement à attribuer l'effet indésirable à des causes autres que le don de sang ou de composants sanguins ;
- imputabilité NE : non évaluable = lorsque les données sont insuffisantes pour évaluer l'imputabilité.

PRESCRIRE UNE TRANSFUSION DES DÉRIVÉS DU SANG

En préalable : connaître les indications des transfusions de PSL

Indications de la transfusion de CGR

- L'indication se pose devant une anémie soit aiguë (déglobulisation par destruction ou hémorragie), soit chronique. Dans le cas de l'anémie aiguë, deux facteurs sont à prendre en considération : le déficit volémique (désamorçage de la pompe cardiaque) et l'hypoxie des tissus, dont le cerveau et le cœur.
- L'objectif de la transfusion de CGR est d'apporter de l'oxygène dans les tissus, qui n'est délivré que par l'hémoglobine, à la suite d'un passage de l'état ferrique à l'état

ferreux d'un atome de fer. La transfusion de CGR corrige le déficit en hémoglobine. Le déficit isolé en fer n'est pas une indication transfusionnelle. Une bonne oxygénation du patient est nécessaire en parallèle avec la transfusion.

- Sans qu'il y ait de réel consensus clinique, on considère qu'un sujet ayant plus de 10 g/dl d'hémoglobine ne sera pratiquement jamais transfusé, et il le sera très probablement s'il a moins de 6 g/dl. Cependant, en dehors de la valeur de l'hémoglobine, il faut tenir compte de l'état clinique et de la pathologie responsable de l'anémie. Les valeurs seuils sont différentes chez l'enfant, le sujet âgé, les patients atteints d'hémopathies ou d'hémoglobinopathies, en insuffisance rénale. La tolérance de l'anémie est très dépendante de sa rapidité d'apparition. Le volume de CGR à transfuser devra être calculé en fonction du taux d'hémoglobine à atteindre, dépendant du volume sanguin du sujet.
- Précautions immunohématologiques et immunologiques :
  - la compatibilité (pas nécessairement l'identité) ABO est systématiquement respectée et la compatibilité RH1 (RhD) est toujours respectée chez la femme en âge de procréer et le jeune polytransfusé, elle ne l'est pas exceptionnellement dans d'autres circonstances ;
  - la compatibilité RH-KEL est souhaitable chez le futur polytransfusé (hémoglobinopathies en particulier) ;
  - les CGR sont irradiés par des rayons gamma ou dans certains cas de greffes (ou en cas de don intrafamilial pour groupe rare) ainsi que chez le fœtus et le nouveau-né ;
  - l'indication de GGR CMV⁻ est restreinte à quelques cas de greffe et en néonatalogie ; la déplasmatisation est indiquée en cas de déficit connu en IgA ou d'intolérance au plasma.

Indications de la transfusion de CP

La transfusion de plaquettes est soit prophylactique, soit thérapeutique.

En oncohématologie, la transfusion *prophylactique* est de règle lorsque le nombre de plaquettes est inférieur à 10 G/l ou, dans certains services, à 20 G/l.

En ce qui concerne la transfusion de plaquettes *thérapeutique*, le risque hémorragique existe en dessous de 100 G/l. Des facteurs associés (infection, antibiothérapie, chimiothérapie…) peuvent accroître le risque hémorragique. La transfusion de plaquettes est recommandée en cas d'intervention ophtalmologique ou neurologique à partir de 100 G/l. Pour des gestes invasifs, la transfusion sera indiquée en cas de thrombopénie inférieure ou égale à 50 G/l.

Les CP délivrés tiennent compte du besoin estimé du patient en fonction de sa taille, de son poids et de la dernière numération plaquettaire (mentions obligatoires sur l'ordonnance). Ils sont, chaque fois que cela est possible, dans le groupe ABO du receveur. En dehors d'une immunisation, on ne tient pas compte du groupe HLA ou HPA.

Les CP délivrés en France précisent le nombre de plaquettes présentes dans le produit ; on peut ainsi suivre l'efficacité de la transfusion en calculant son rendement (plaquettaire). En cas d'inefficacité transfusionnelle, une investigation s'impose pour déterminer la cause, le plus souvent, d'une immunisation anti-HLA.

Indications de la transfusion de PFC

- À la différence des deux autres PSL, le PFC n'est délivré que *sous condition*, à savoir l'une des quatre indications dont *la mention est obligatoire sur l'ordonnance* et à cocher par le prescripteur. Ce sont, réglementairement :

- les coagulopathies de consommation grave avec effondrement du taux de tous les facteurs de coagulation ;
- l'hémorragie aiguë avec déficit global des facteurs de la coagulation ;
- le déficit complexe rare en facteur de la coagulation lorsque les fractions coagulantes correspondantes ne sont pas disponibles ;
- l'échange plasmatique dans le purpura thrombotique thrombocytopénique et la microangiopathie thrombotique ou le syndrome hémolytique et urémique.

- Néanmoins, en cas de choc hémorragique il a été montré depuis quelques années que l'utilisation précoce du PFC et un ratio PFC/CGR de 1 améliorent la survie des patients. Cette pratique est en voie de généralisation.
- On vérifie l'*efficacité* de la transfusion de PFC en testant les facteurs de coagulation avec les tests ad hoc, TP (taux de prothrombine), TCA (temps de céphaline + activateur)…
- Le déficit isolé de facteur de la coagulation pour lequel il existe un MDS n'est en aucun cas une indication de PFC ; de même, le remplissage n'est jamais une indication de PFC : cela représente une faute thérapeutique.

Indication de la transfusion de concentrés de granulocytes

- Cette indication est exceptionnelle, et posée devant des cas de déficit immunitaire avec infections gravissimes, résistantes à l'antibiothérapie.
- Les concentrés de granulocytes sont de manipulation complexe sur tout l'ensemble de la chaîne transfusionnelle. Ils doivent être compatibilisés et irradiés.

Prescrire la transfusion

- Cela nécessite de :
  - disposer des éléments cliniques et biologiques nécessaires à la pose de l'indication ;
  - disposer des éléments relatifs aux antécédents de transfusion ou de greffe, et sur une éventuelle allo-immunisation antiérythrocytaire ou tissulaire ; en cas d'antécédents transfusionnels, interroger sur l'occurrence d'EIR ;
  - disposer de documents valides de groupes sanguins et des résultats de la recherche d'agglutinines irrégulières (RAI) datant de moins de 72 heures pour la prescription de CGR ;
  - informer le patient de la possibilité ou de la décision d'une transfusion sanguine et tracer l'information dans le dossier transfusionnel du patient : un document d'information peut être remis cette occasion ;
  - recueillir obligatoirement le consentement du patient ou de son représentant légal, et tracer dans le dossier transfusionnel ;
  - garder la trace écrite du consentement, du refus ou de l'impossibilité d'informer le patient ;
  - définir l'indication et si possible le nombre et la nature des PSL devant être prescrits en fonction de la pathologie du patient ou de la nature d'une intervention chirurgicale.

- La prescription est effectuée par un médecin identifié comme le médecin prescripteur, qui :
  - s'assure de l'information éclairée du malade ;
  - vérifie l'exécution et les résultats du bilan prétransfusionnel ;
  - rédige une ordonnance nominative comportant l'identification du patient, du service de soins, le nom et la signature du médecin prescripteur ; la nature et le nombre de produits demandés, les qualifications et transformations souhaitées ; la date de la prescription, la date et l'heure prévue de la transfusion, ainsi que l'indication de la transfusion pour les PFC, le degré d'urgence, le poids du patient et la numération plaquettaire du jour pour prescriptions de plaquettes ;
  - joint deux déterminations de groupe sanguin ou un document de groupage sanguin valide (carte de groupe sanguin) et les résultats de RAI de moins de 72 heures ou, en leur absence, achemine les échantillons de sang permettant d'effectuer ces analyses.
- Une attention particulière s'attache à vérifier et/ou prescrire les examens immunohématologiques prétransfusionnels :
  - à ce jour, documents de groupage sanguin valides (arrêté du 26 avril 2002), avec double détermination sur deux prélèvements distincts :
    - groupe ABO-RH1 ;
    - phénotype RH (2 à 5), KEL (RH-KEL1).
  - phénotype érythrocytaire étendu, si nécessaire (transfusions itératives, protocoles de greffe) : détermination des antigènes JK, FY, MNS ;
  - résultat de RAI datant de moins de 72 heures avant la transfusion, ou datant de moins de 21 jours, sur indication formelle du prescripteur, et en l'absence d'antécédents transfusionnels ou d'autres épisodes immunisants (grossesse, greffe...) dans les 6 mois précédents.

Délivrance de la prescription

Après la prescription, les PSL seront délivrés par le site transfusionnel ou le dépôt sanguin au vu de :

- l'ordonnance signée du médecin ;
- les résultats des examens immunohématologiques, intégrés par voie informatique ou – à défaut – sur présentation des documents de groupage sanguin valides ;
- la RAI valide (< 72 heures sauf protocole 21 jours) ;
- la vérification d'un protocole transfusionnel particulier : CMV négatif, irradiation, autres transformations/préparations secondaires, allogreffe de CSH (cellules souches hématopoïétiques)...

La délivrance conforme comportera :

- les PSL placés dans un sac étanche et conditionnés pour le transport à la température ad hoc – conteneur validé pour la température ; un conteneur par ordonnance (= recommandé) en cas de délivrance multiple par service hospitalier ;
- le retour des documents transfusionnels ;
- la fiche de délivrance (FD) horodatée (date et heure de réception de l'ordonnance, date et heure de délivrance des produits), dont un double devra être retourné, complété, pour assurer la traçabilité (sauf en cas de traçabilité informatique).

Réalisation de l'acte transfusionnel

- Vérification à réception de la destination du « colis », de la conformité de la livraison (« vérification du colis ») puis de la conformité des produits livrés.
- Mise en place de la transfusion dans les meilleurs délais sans dépasser le délai de 6heures (suivant la réception du colis dans le service si les conditions de transport répondent aux bonnes pratiques). Cela justifie de fractionner les commandes en fonction des besoins du patient.
- S'assurer de la disponibilité des documents nécessaires à la traçabilité : prescription du PSL, fiche de délivrance, dossier transfusionnel, documents indispensables à la réalisation de l'acte transfusionnel (groupe, RAI...), documents antérieurs éventuels.
- Ouverture d'un dossier transfusionnel, selon procédure locale.
- Vérifications prétransfusionnelles au lit du malade (unité de lieu, de temps et d'action) : en deux étapes :
  - pour tous les PSL :
    - identification précise du patient, si possible par une question ouverte ;
    - contrôles ultimes de concordance ;
    - concordance avec l'identité du patient notée sur l'ordonnance, la FD et le document de groupage sanguin ;
    - concordance du groupe sanguin mentionné sur le document de groupage sanguin du malade avec celui mentionné sur l'étiquette du produit ;
    - concordance des données d'identification du produit notées sur l'étiquette avec celles de la FD, contrôle de la péremption du PSL.
  - pour les CGR : contrôle ultime de la compatibilité biologique ABO, selon les modalités d'utilisation du dispositif de contrôle ultime en usage dans l'établissement : prélèvement capillaire du patient et d'une goutte de la poche à transfuser ; vérification des concordances de réactivité : les globules rouges à transfuser ne doivent pas être agglutinés par un réactif n'agglutinant pas les globules rouges du receveur (en cas de doute si minime soit-il, ne pas transfuser, demander un avis).
- Pose de la transfusion sous la responsabilité d'un médecin identifié comme médecin transfuseur de proximité qui doit pouvoir se rendre immédiatement sur place, après la mesure des paramètres que sont la tension artérielle, le pouls et la température.
- Cas particulier de l'urgence vitale : le degré de l'urgence doit être mentionné sur l'ordonnance de prescription des PSL.
  - Urgence vitale immédiate : si absence de groupe, délivrance sans délai de CGR non isogroupe = O (sans anticorps) ; RH : -1, -2, -3, 4, 5 et KEL : -1 ou RH : 1 ; 2, -3, -4, 5 et KEL : -1 avant la connaissance des résultats des examens réglementaires. Dans cette situation, les résultats d'une RAI ne sont pas nécessaires. En revanche, avant la pose de la transfusion, il faut effectuer les prélèvements afin de réaliser les examens d'immunohématologie.
  - Urgence vitale : pas de RAI disponible, délivrance de CGR isogroupes ou compatibles dans un délai inférieur à 30 minutes, avec deux déterminations de groupe sanguin ABO RH-KEL1, avant la connaissance des résultats de la RAI.
  - Urgence « relative » : nécessité de groupe sanguin ABO RH-KEL1 et RAI conformes, délivrance de CGR isogroupes ou compatibles dans un délai de 2 à 3 heures.

APPLIQUER LES MESURES IMMÉDIATES EN CAS DE TRANSFUSION MAL TOLÉRÉE

En préalable, les gestes qui s'imposent après toute transfusion sont :

Surveillance du malade

- Suivi post-transfusionnel :
  - faire un contrôle de la numération formule sanguine (NFS) après transfusion de CGR ou de CP pour vérifier l'efficacité transfusionnelle ;
  - surveillance d'un accident différé (hémolytique ou infectieux).
- Surveiller activement toute survenue d'événement indésirable receveur (EIR) et/ou événement indésirable grand receveur (EIGR).
- Information le malade de la nature, et de la quantité des PSL reçus (et/ou des MDS).
- Inscription en clair dans le dossier transfusionnel du patient.
- Courrier au médecin du parcours de soins.
- Prescription post-transfusionnelle : les textes actuels imposent une RAI de contrôle entre 1 mois et 3 mois après la transfusion. À l'appréciation du médecin, un patient peut justifier d'un suivi sérologique. Dans tous les cas de positivité, le médecin ayant en charge le patient doit alerter sans délai le correspondant d'hémovigilance de l'établissement de soins afin d'établir une FEIR et d'initier l'enquête transfusionnelle.
- Recherche d'une allo-immunisation (RAI).
- Mise à jour des dossiers transfusionnels et d'hémovigilance en fonction des résultats biologiques pré- et post-transfusionnels (immunohématologiques, examens réalisés en cas d'EIR).
- Surveillance d'une iatrogénie à long terme : hémochromatose, maladie infectieuse transmissible.

Signalement

Pour chaque effet indésirable ou incident, signaler l'événement au correspondant d'hémovigilance de l'établissement de soins, qui remplira une FEIR, même si l'imputabilité est incertaine.

Signes d'intolérance

Les signes possibles traduisant la mauvaise tolérance d'une transfusion sont extrêmement variés : hyperthermie avec ou sans frissons, agitation, sensation de chaleur, douleurs lombaires ou thoraciques, hypotension voire collapsus, plus rarement hypertension, dyspnée, toux, expectoration, nausées ou vomissements, diarrhées, bouffées de chaleur, pâleur, sensation de prurit ou d'urticaire, saignements (en particulier aux points d'injection), tachycardie.

Observation d'un ou plusieurs de ces signes

Elle impose :

- *l'arrêt immédiat* de la transfusion et *le maintien* d'une voie d'abord pour la perfusion d'un soluté ;
- l'appel du médecin de proximité ;
- un examen clinique incluant la prise de la température, de la pression artérielle, la mesure de la fréquence cardiaque, l'auscultation, l'examen des urines ;
- la mise en place des mesures thérapeutiques immédiates (réanimation) ;
- l'envoi des poches (en cours de transfusion, déjà transfusées), des tubes de sang disponibles et des dispositifs de contrôle ultime effectués, selon la procédure locale, pour bilan d'effet indésirable ;
- la saisie de l'unité en cours de transfusion, des tubes de sang disponibles et des contrôles effectués ;
- la transmission des unités de sang au laboratoire de microbiologie de référence en cas de suspicion d'accident par contamination bactérienne, au laboratoire d'immuno-hématologie en cas de suspicion d'accident immunohémolytique (accompagnées de prélèvements du malade), en informant les correspondants d'hémovigilance de l'établissement de soins et de l'établissement de transfusion qui pourront coordonner ces actions et en diligenter d'autres en fonction des observations cliniques ;
- l'ensemble des observations fera l'objet d'une déclaration obligatoire dans les 48 heures au réseau d'hémovigilance (FEIR ou fiche d'incident grave [FIG]) saisie dans le logiciel national eFIT.

Points clés

- Tout patient susceptible d'être transfusé doit recevoir une information claire, objective en l'état de l'art (lequel évolue rapidement), de sorte qu'il puisse donner son consentement à la transfusion en étant suffisamment éclairé pour prendre sa décision.
- Bien que rares en comparaison des accidents nosocomiaux en général, les accidents sérieux ou graves liés à la transfusion sanguine sont de quatre ordres principaux : immunologiques, infectieux, de surcharge et métaboliques.
- Parmi les complications immunologiques, on rappelle l'exceptionnel et dramatique accident ABO ; également grave est la détresse respiratoire aiguë liée à la transfusion ou TRALI ; graves également sont certaines réactions allergiques/anaphylactiques ; la réaction de greffon versus hôte (GVH) transfusionnel est devenue rare. La plupart des autres réactions immunologiques sont liées à des allo-immunisations vis-à-vis d'antigènes le plus souvent présents sur les cellules du donneur et absents sur celles du receveur.
- Les complications infectieuses aiguës sont rarement virales et plus souvent bactériennes – surtout avec les CP – voire parasitaires. Les complications virales chroniques sont devenues exceptionnelles grâce aux mesures de sélection médicale des donneurs et de qualification biologique et génomique virale des dons pour les principaux virus : le risque résiduel est de 1 occurrence pour plusieurs millions de transfusions.
- Les accidents de surcharge volémiques sont possibles et à prévenir chez le sujet fragile.
- La surveillance active de la transfusion ou hémovigilance est organisée en France depuis 15 ans et obligatoire ; la déclaration de tout incident ou accident transfusionnel – relative aux dons/donneurs, aux processus de mise à disposition des

produits et aux receveurs, immédiats et à distance – est obligatoire et très organisée. La déclaration des incidents et des accidents est cotée par gravité et par imputabilité, qui sont croisées.

- Les indications de chacun des trois principaux PSL (CGR, CP, PFC) sont encadrées par des recommandations de l'autorité de régulation (Afssaps) et de comités d'experts professionnels. Elles font l'objet de consensus professionnels et suivent l'état de l'art en fonction de la recherche et d'essais cliniques internationaux. Certaines indications sont strictement encadrées (plasma thérapeutique).
- Les seuils ou cibles pour les transfusions cellulaires sont variables en fonction de l'âge et de la pathologie sous-jacente, mais aussi d'états cliniques (fièvre et consommation de plaquettes) ou de la possibilité d'interventions ; la transfusion peut être thérapeutique ou prophylactique.
- La prescription d'un PSL est également très encadrée par la législation en vigueur, de même que les examens biologiques immunohématologiques prétransfusionnels et les documents de délivrance et de traçabilité (obligatoire).
- Tout produit sanguin délivré l'est pour un patient donné dans une circonstance donnée ; il est tracé tout au long de son parcours, du don à la délivrance et au suivi chez le patient ; le respect des températures de conservation et de transport est contrôlé.
- Des règles de sécurité sont obligatoires pour la transfusion. L'accord du patient doit être recueilli après information sincère et véritable tracée, et après ouverture d'un dossier transfusionnel. Les produits doivent toujours être inspectés avant leur pose et une vérification ultime de concordance d'identité du patient, de conformité des documents et des produits doit être effectuée et tracée.
- Le groupage sanguin des patients et la RAI obligatoire de moins de 72 heures obéissent à des règles bien encadrées sur le plan réglementaire. Des dispositions de délivrance en urgence et en urgence vitale immédiate sont prévues et strictement encadrées.
- La transfusion est un acte médical surveillé par un médecin, en particulier pendant les 20 premières minutes. Tout signe d'intolérance doit être pris en considération et rapporté. La transfusion doit être arrêtée en cas d'intolérance, incident ou accident, mais la voie veineuse ne doit en aucun cas être déposée. Toutes les étapes de vérifications administratives, médicales, des produits, et biologiques doivent être refaites, et les échantillons ainsi que les produits incriminés doivent être traités selon les procédures en vigueur.

Pratique

Dossiers cliniques

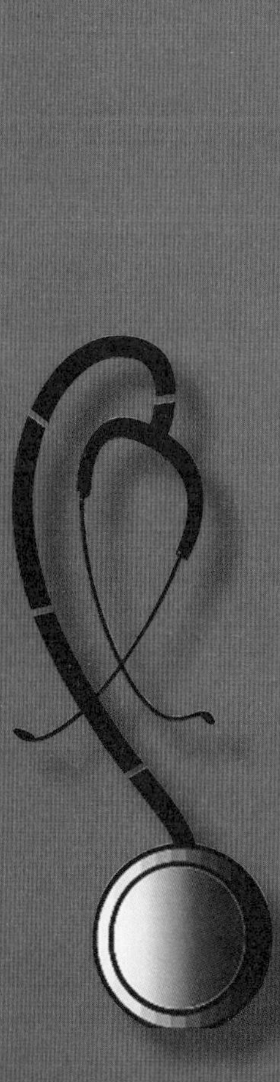

Questions

Cas clinique 1

Une femme algérienne de 23 ans vous consulte pour une asthénie d'apparition progressive depuis son dernier accouchement, il y a 4 mois, accompagnée d'une légère dyspnée d'effort. Elle allaite son bébé et a trois autres enfants, le premier âgé de 4 ans et des jumeaux (2 ans). Elle n'a pas d'antécédent médical pathologique. Elle n'a pas pris de médicament durant sa grossesse ni depuis. L'examen retrouve une pâleur cutanéomuqueuse. Il n'y pas d'ictère, ni d'adénopathie ou de splénomégalie. Elle n'a pas de syndrome hémorragique et n'a aucune symptomatologie digestive.

- Hématies : 3,5 T/L
- Hémoglobine : 71 g/L
- Hématocrite : 24 %
- VGM (volume globulaire moyen) : 68 fL
- CCMH (concentration corpusculaire moyenne en hémoglobine) : 28,6 %
- Plaquettes : 550 G/L
- Réticulocytes : 1 % = 35 G/L
- Leucocytes : 8,5 G/L
  - neutrophiles : 68 % = 5,8 G/L
  - éosinophiles : 2 % = 0,2 G/L
  - basophiles : 0 %
  - lymphocytes : 25 % = 2,1 G/L
  - monocytes : 5 % = 0,4 G/L
- VS (vitesse de sédimentation) : 35 mm à la 1re heure
- TP : 78 %
- TCK :
  - témoin : 30 s
  - malade : 32 s
- Fibrinogène : 3,4 g/L

Questions

A Vous évoquez une carence martiale. Pourquoi ?

B Quels sont les résultats attendus des examens d'exploration du métabolisme du fer s'ils sont demandés chez cette patiente (diminué, normal ou augmenté) ?

Fer sérique :

Ferritine sanguine :

Transferrine sanguine :

Capacité totale de fixation de la transferrine :

Coefficient de saturation de la transferrine :

C En pratique, quels sont les examens du métabolisme du fer que vous demandez chez cette patiente ?

D Les examens demandés confirment la carence martiale et le bilan étiologique l'origine gynécologique. Vous décidez de mettre en route un traitement martial. Donnez les caractéristiques précises de ce traitement.

E Un mois plus tard, vous revoyez cette patiente en consultation. Sa symptomatologie clinique a disparu. Au bout de 3 mois de traitement, vous demandez un hémogramme.

- Hématies : 5,7 T/L
- Hémoglobine : 121 g/L
- Hématocrite : 41 %
- VGM : 72 fL
- CCMH : 29 %
- Plaquettes : 350 G/L
- Leucocytes : 8,1 G/L

– neutrophiles : 66 % = 5,3 G/L
– éosinophiles : 2 % = 0,2 G/L
– basophiles : 1 % = 0,1 G/L
– lymphocytes : 26 % = 2,1 G/L
– monocytes : 5 % = 0,4 G/L

Le bilan martial est complètement normalisé. Décrivez et interprétez ces résultats.

F Quelle est votre hypothèse diagnostique et comment pouvez-vous la prouver ?

G Quelle est votre attitude vis-à-vis du traitement martial ?

Cas clinique 2

Mme M., 62 ans, est adressée pour anomalie de l'hémogramme. Cet examen a été demandé dans le cadre d'un bilan préopératoire pour hallux valgus. Elle présente pour seuls antécédents deux grossesses menées à terme. À l'examen clinique, vous retrouvez des adénopathies axillaires bilatérales d'environ 1,5 cm de diamètre. Il n'y a pas de splénomégalie ni d'hépatomégalie.

- Hématies : 5,38 T/L
- Hémoglobine : 157 g/L
- Hématocrite : 47 %
- VGM : 87 fL
- CCMH : 33 %
- Plaquettes : 220 G/L
- Réticulocytes : 1 % = 53,8 G/L
- Leucocytes : 30,0 G/L
  - neutrophiles : 20 % = 6 G/L
  - éosinophiles : 1 % = 0,3 G/L
  - basophiles : 0 %
  - lymphocytes : 77 % = 23,1 G/L
  - monocytes : 2 % = 0,6 G/L
- VS : 12 mm à la 1re heure
- TP : 78 %
- TCK :
  - T : 30 s
  - M : 32 s
- Fibrinogène : 3,4 g/L

Questions

A Interprétez l'hémogramme.

B Quelle est votre hypothèse diagnostique pour expliquer les anomalies de l'hémogramme ? Quel examen pratiquez-vous pour la confirmer ? Qu'en attendez-vous ?

C Si votre hypothèse diagnostique est confirmée, dans quel stade de la maladie doit-on classer cette hémopathie ?

D Si votre hypothèse diagnostique est confirmée, constitue-t-elle une contre-indication à l'intervention chirurgicale ?

E Votre hypothèse diagnostique est confirmée et il est décidé une abstention thérapeutique. Mme M. est régulièrement surveillée et 2 ans plus tard, elle se présente aux urgences avec une altération de l'état général, une fièvre à 38,5 °C, des sueurs nocturnes, associées à une évolution rapide de l'adénopathie axillaire droite qui mesure à présent 5 cm de grand axe.

- Hématies : 4,80 T/L
- Hémoglobine : 140 g/L
- Hématocrite : 43 %
- VGM : 90 fL
- CCMH : 33 %
- Plaquettes : 190 G/L
- Leucocytes : 15,0 G/L
  - neutrophiles : 7 % = 1,1 G/L
  - éosinophiles : 1 % = 0,1 G/L

– basophiles : 0 %
– lymphocytes : 90 % = 13,6 G/L
– monocytes : 2 % = 0,2 G/L

Quelle complication évoquez-vous ? Comment la confirmer ?

Cas clinique 3

Une femme de 70 ans consulte pour une asthénie croissante depuis 4 mois. Elle n'a aucun antécédent particulier en dehors d'infections urinaires à répétition dont la dernière, il y a 3 mois, a été traitée par sulfaméthoxazole-triméthoprime. L'examen clinique retrouve une pâleur cutanéomuqueuse isolée. Voici le bilan réalisé.

- Hématies : 3,5 T/L
- Hémoglobine : 95 g/L
- Hématocrite : 28 %
- VGM : 125 fL
- CCMH : 34 %
- Plaquettes : 140 G/L
- Leucocytes : 5,0 G/L
- Formule leucocytaire :
  – neutrophiles : 69 % = 3,6 G/L
  – éosinophiles : 1 % = 0,1 G/L
  – basophiles : 0 %
  – lymphocytes : 28 % = 1,4 G/L
  – monocytes : 2 % = 0,2 G/L
  – présence de polynucléaires hypersegmentés
- Réticulocytes : 1 % = 35 G/L
- VS : 9 mm à la 1re heure
- γGT : 18 UI/L (11–40)
- TSH : 1,3 mU/L (0,5–3,5)

Questions

A Décrivez les anomalies de ce bilan.

B Énumérez en les argumentant vos hypothèses diagnostiques (de la plus probable à la moins probable compte tenu du contexte clinique).

C Un myélogramme est rapidement réalisé. Que recherche-t-il prioritairement ?

D Le myélogramme affirme la pathologie non maligne la plus vraisemblable compte tenu du contexte clinique et biologique de cette patiente. Quels est (sont) l'(es) éventuel(s) examen(s) complémentaire(s) que vous préconisez ?

E Vous décidez de débuter un traitement sur les seuls résultats du myélogramme. Décrivez ce traitement. Comment vérifier son efficacité ?

Cas clinique 4

M. S., 63 ans, trois enfants, ancien plombier, se plaint de céphalées évoluant depuis quelques semaines avec apparition il y a quelques jours de troubles visuels. Vous notez à l'examen clinique une érythrose faciale et palmaire, ainsi qu'une splénomégalie débordant à deux travers de doigts au-dessous du rebord costal gauche. Vous décidez de faire pratiquer un hémogramme.

- Hématies : 7,2 T/L
- Hémoglobine : 195 g/L
- Hématocrite : 61 %
- VGM : 84 fL

- CCMH : 34,7 %
- Plaquettes : 589 G/L
- Leucocytes : 12,0 G/L
- Formule leucocytaire :
  - neutrophiles : 75 % = 9,0 G/L
  - éosinophiles : 2 % = 0,2 G/L
  - basophiles : 1 % = 0,1 G/L
  - lymphocytes : 19 % = 2,3 G/L
  - monocytes : 3 % = 0,3 G/L
- Réticulocytes : 1 % = 72 G/L
- VS : 0 mm à la 1re heure

Questions

A Citez les anomalies présentes sur ce bilan.

B Faut-il confirmer la polyglobulie vraie ?
Si oui, comment ?
Si non, pourquoi ?

C Que devez-vous rechercher à l'interrogatoire et à l'examen clinique pour orienter le diagnostic étiologique de cette polyglobulie ?

D Sachant que le patient avait eu des gaz du sang artériels (normaux) avant de vous consulter, quel est l'examen qui vous semble le plus utile pour rechercher une polyglobulie secondaire ? Que recherche-t-il ?

E Quels sont les éléments (dans l'énoncé) en faveur d'une polyglobulie primitive ?

F Quel examen sanguin doit être pratiqué en premier pour prouver une maladie de Vaquez ?

G Citez les autres examens qui peuvent être utiles pour prouver une maladie de Vaquez et les résultats attendus ?

H Le diagnostic de maladie de Vaquez est finalement posé chez ce patient. Quel est le risque immédiat encouru par M. S, et quelle est votre prise en charge immédiate ?

Cas clinique 5

Un homme de 72 ans, sans antécédent particulier, consulte pour une asthénie croissante et une dyspnée d'effort modérée évoluant depuis plusieurs mois. L'examen clinique retrouve une pâleur cutanéomuqueuse, des gingivorragies, quelques hématomes provoqués par des traumatismes peu importants. Il n'est pas retrouvé d'adénopathie ni de splénomégalie. Le patient est apyrétique. Il n'a pas de signes d'éthylisme, de trouble digestif ou neurologique. Il n'a pas de signe évocateur d'une pathologie thyroïdienne.

- Hématies : 2,7 T/L
- Hémoglobine : 95 g/L
- Hématocrite : 29 %
- VGM : 107 fL
- Réticulocytes : 1 % = 27 G/L
- Plaquettes : 40 G/L
- Leucocytes : 2,6 G/L
  - neutrophiles : 35 % = 0,9 G/L
  - éosinophiles : 1 % = 0,02 G/L
  - basophiles : 0 %
  - lymphocytes : 54 % = 1,4 G/L
  - monocytes : 10 % = 0,3 G/L
- VS : 20 mm à la 1re heure

Questions

A Interprétez les données de l'examen clinique.

B Interprétez les données de l'hémogramme.

C Quelles pathologies devez vous évoquer prioritairement chez ce patient ?

D Quel examens demandez-vous alors en première intention ? Vous obtenez par la suite les résultats du myélogramme qui a été pratiqué :

- os de dureté normale, moelle riche
- représentation quantitativement normale des différentes lignées médullaires
- présence d'une dyshématopoïèse avec micromégacaryocytes, et dysgranulopoïèse
- absence de cellules métastatiques
- frottis sanguin : présence de macroplaquettes, anisocytose, poïkilocytose, polynucléaires neutrophiles hypogranulaires et hyposegmentés

E Que pouvez-vous alors éliminer comme hypothèses diagnostiques, et sur quels arguments ?

F Quelle est alors votre hypothèse diagnostique principale, et sur quels arguments ?

G Quels examens complémentaires demandez-vous ?

Cas clinique 6

Mme S., âgée de 39 ans, consulte pour une dysphagie dans un contexte d'asthénie et de fièvre à 38,5 °C. L'examen clinique objective une angine érythémateuse isolée et une tension artérielle à 135/80 mmHg. Cette patiente est secrétaire depuis 15 ans. Elle a dans ses antécédents une insomnie chronique traitée par diazépam (Valium®) depuis 5 ans, et une hypertension artérielle traitée par furosémide (Lasilix®) depuis 3 ans. Son médecin prescrit un traitement par amoxicilline (Clamoxyl®). Cinq jours plus tard, devant l'absence d'amélioration clinique, Mme S. se présente aux urgences à 23 heures. Vous constatez à l'examen clinique une angine érythémateuse et des aphtes buccaux dans un contexte d'asthénie intense et de fièvre à 39,0 °C sans frissons, avec une tension artérielle à 125/75 mmHg. Elle vous apporte les résultats d'un hémogramme pratiqué dans la journée, dont son médecin traitant n'a pas encore eu connaissance.

- Hématies : 4,2 T/L
- Hémoglobine : 121 g/L
- Hématocrite : 36 %
- VGM : 86 fL
- CCMH : 34 %
- TCMH (teneur globulaire moyenne en hémoglobine) : 28 pg
- Plaquettes : 152 G/L
- Leucocytes : 3,8 G/L
- Formule leucocytaire :
  - neutrophiles : 1 % = 0,04 G/L
  - éosinophiles : 0 %
  - basophiles : 0 %
  - lymphocytes : 94 % = 3,6 G/L
  - monocytes : 5 % = 0,2 G/L

Questions

A Décrivez les anomalies de cet hémogramme.

B Quelle est votre conduite à tenir en urgence ?

C Quelle est votre première hypothèse diagnostique, en justifiant votre réponse ? Existe-t-il des examens paracliniques vous permettant de confirmer cette hypothèse ? Si oui, lesquels, en discutant leur intérêt ?

D Mme S. est hospitalisée. Quelques heures plus tard, un nouvel hémogramme et un myélogramme sont demandés. Interprétez leurs résultats.

- Hémogramme :
- Hématies : 4,2 T/L
- Hémoglobine : 121 g/L
- Hématocrite : 36 %
- VGM : 86 fL
- CCMH : 34 %
- TCMH : 28 pg
- Plaquettes : 65 G/L
- Leucocytes : 2,6 G/L
- Formule leucocytaire :
  - neutrophiles : 1 % = 0,03 G/L
  - éosinophiles : 0 %
  - basophiles : 0 %
  - lymphocytes : 98 % = 2,5 G/L
  - monocytes : 1 % = 0,03 G/L
- Myélogramme :
- Prélèvement riche
- Mégacaryocytes en nombre normal sans anomalies morphologiques
- Blastes : 50 %, granuleux, avec présence de corps d'Auer
- Érythroblastes : 30 %
- Granuleux : 5 %
- Lymphocytes : 8 %
- Monocytes : 5 %
- Plasmocytes : 2 %

E Quelle est votre hypothèse diagnostique, et quels sont les deux examens biologiques que vous demanderez pour la confirmer ?

F Quels sont les principes du schéma thérapeutique de la patiente dans les semaines à venir ?

Cas clinique 7

Une femme de 60 ans, commerçante, sans antécédent médical particulier, se plaint depuis 1 mois d'une asthénie et d'une dyspnée d'effort progressivement croissante. On ne retrouve ni adénopathie, ni splénomégalie. Il existe un subictère conjonctival. Le reste de l'examen clinique est normal (cardiologique, pulmonaire, neurologique, endocrinien, température). Vous demandez un hémogramme.

- Hématies : 2,0 T/L
- Hémoglobine : 85 g/L
- Hématocrite : 25 %
- VGM : 125 fL
- CCMH : 34 %
- Réticulocytes : 2 % = 40 G/L
- Plaquettes : 90 G/L
- Leucocytes : 3,6 G/L
  - neutrophiles : 40 % = 1,4 G/L
  - éosinophiles : 7 % = 0,2 G/L
  - basophiles : 1 % = 0,1 G/L
  - lymphocytes : 47 % = 1,7 G/L
  - monocytes : 5 % = 0,2 G/L

Questions

A Citez et caractérisez les anomalies présentes sur cet hémogramme.

B Citer les deux carences vitaminiques qui peuvent être responsables de ce tableau.

C Citer les autres étiologies possibles de son anémie.

D Parmi les maladies suivantes, une seule est compatible pour cette malade avec les données cliniques et biologiques dont vous disposez déjà. Laquelle ?

- Agglutinines froides sans hémolyse
- Anémie inflammatoire
- Splénomégalie myéloïde
- Leucémie lymphoïde chronique
- Maladie de Biermer
- Maladie de Minkowski-Chauffard

E Quels examens demandez-vous ? Citez-les dans l'ordre où vous les demandez et donnez les résultats que vous en attendez.

F Le diagnostic est confirmé. Donnez les caractéristiques principales du traitement.

G En l'absence de traitement, quelles sont les complications à redouter ?

Cas clinique 8

L'hémogramme d'une femme de 75 ans, en bon état général et avec un examen clinique normal, est le suivant.

- Hématies : 4 T/L
- Hémoglobine : 125 g/L
- Hématocrite : 39 %
- VGM : 97 fl
- CCMH : 32 %
- Plaquettes : 180 G/L
- Leucocytes : 26,0 G/L
  - neutrophiles : 13 % = 3,4 G/L
  - éosinophiles : 0 %
  - basophiles : 1 % = 0,3 G/L
  - lymphocytes : 84 % = 21,8 G/L
  - monocytes : 2 % = 0,5 G/L

Questions

A Interprétez l'hémogramme.

B Quel est le diagnostic le plus probable, et sur quels arguments ?

C Quel examen demandez-vous pour affirmer le diagnostic ? Quels résultats de cet examen sont attendus dans une forme typique ?

D Faut-il traiter cette patiente ? Justifiez votre réponse.

La patiente reste stable cliniquement et biologiquement pendant 2 ans. Elle revient vous consulter car elle décrit une asthénie, une dyspnée d'effort d'apparition brutale. L'examen clinique révèle une splénomégalie, une pâleur cutanéomuqueuse et un subictère. L'hémogramme est le suivant.

- Hématies : 2,7 T/L
- Hémoglobine : 80 g/L
- Hématocrite : 24 %
- VGM : 90 fl
- CCMH : 33 %
- Réticulocytes : 10 % = 270 G/L
- Plaquettes : 450 G/L
- Leucocytes : 30 G/L
  - neutrophiles : 10 % = 3,0 G/L
  - éosinophiles : 0 %
  - basophiles : 0 %
  - lymphocytes : 89 % = 26,7 G/L
  - monocytes : 1 % = 0,3 G/L

E Interprétez les données de l'examen clinique et de l'hémogramme.

F Quel diagnostic suspectez-vous ?

G Quel bilan biologique demandez-vous, en le hiérarchisant ?

Cas clinique 9

Une femme de 72 ans, ancienne institutrice, mariée (trois enfants), vous demande un bilan biologique car elle n'en a pas eu depuis 2 ans. Elle ne fume pas et n'a pas d'hypertension artérielle ou d'autre facteur de risque cardiovasculaire. Elle a été opérée il y a 2 ans de la vésicule biliaire sans complications. Son hémogramme était normal. Elle est apyrétique et son examen ne montre pas de syndrome hémorragique ou thrombotique. Il n'y a pas d'adénopathie périphérique ou de splénomégalie.

- Hématies : 4,5 T/l
- Hémoglobine : 125 g/l

- Hématocrite : 40 %
- VGM : 89 fL
- CCMH : 31 %
- Plaquettes : 800 G/L
- Leucocytes : 8 G/l
  - neutrophiles : 55 % = 4,4 G/L
  - éosinophiles : 1 % = 0,1 G/L
  - basophiles : 1 % = 0,1 G/L
  - lymphocytes : 35 % = 2,8 G/L
  - monocytes : 8 % = 0,6 G/L
- TP : 90 %
- TCK (t/M) : 33/32 s

Questions

A Citez les causes possibles de l'anomalie présente sur ce bilan.

B Quel bilan sanguin complémentaire prescrivez-vous ? Justifiez votre réponse.

C Quel est le diagnostic le plus vraisemblable et pourquoi ?

D Le bilan à la recherche d'une cause secondaire est négatif. Faut-il faire des examens hématologiques supplémentaires ? Si oui, lesquels ?

Cas clinique 10

Un homme de 42 ans, professeur de mathématiques, d'origine caucasienne, consulte pour une asthénie et une dyspnée d'effort progressivement croissantes depuis 8 jours. Il a été opéré d'une lithiase de la vésicule biliaire il y a 5 ans (sans complication). Il n'a pas de fièvre et à l'examen vous retrouvez un ictère modéré, cutané et muqueux et une splénomégalie (3 cm sous les côtes) isolée sans signe d'hypertension portale. Les urines sont foncées, les selles normalement colorées et le reste de l'examen est normal. Le patient signale deux épisodes identiques mais moins importants il y a 3 et 8 ans, spontanément résolutifs. Il ne prend pas de médicaments. Il a deux enfants (8 et 6 ans, en bonne santé). Ses parents sont originaires de Touraine. Son père a été splénectomisé à l'âge de 40 ans pour une raison inconnue du patient.

- Hématies : 3 T/L
- Hémoglobine : 100 g/L
- Hématocrite : 28 %
- VGM : 93 fL
- CCMH : 36 %
- Réticulocytes : 9 % = 270 G/L
- Plaquettes : 502 G/L
- VS : 38 mm à la 1re heure
- Leucocytes : 7,0 G/L
  - neutrophiles : 40 % = 2,8 G/L
  - éosinophiles : 1 % = 0,1 G/L
  - basophiles : 1 % = 0,1 G/L
  - lymphocytes : 50 % = 3,5 G/L
  - monocytes : 8 % = 0,5 G/L
  - érythroblastes : 3 %

Questions

A Décrivez les anomalies présentes sur ce bilan.

B Compte tenu de l'ensemble des informations dont vous disposez, quel est le mécanisme le plus vraisemblable de l'anomalie présente au niveau des hématies ?

C D'autres examens sanguins auraient pu être demandés pour rechercher ce mécanisme, indépendamment de la recherche étiologique. Lesquels ? Comment auraient-ils été modifiés ?

D Quelle est la maladie la plus vraisemblable compte tenu du contexte clinique et biologique dont vous disposez ? Citez les éléments (présents ou absents) en faveur de cette hypothèse diagnostique.

E Quels examens demandez-vous pour argumenter ce diagnostic et quels résultats en attendez-vous ?

F En cas de confirmation du diagnostic, quelles sont les mesures thérapeutiques envisageables ? Explicitez votre réponse.

Cas clinique 11

Un homme de 25 ans, sans antécédent médical important, consulte pour une asthénie modérée et une sensation de gêne postprandiale dans l'hypochondre gauche. Votre examen révèle une splénomégalie débordant le gril costal de 2 cm, ferme, indolore et sans signe d'hypertension portale. Il est apyrétique, n'a pas de foyer infectieux ou de porte d'entrée. Un hémogramme pratiqué il y a 2 ans, avant une prothèse de hanche, était normal.

- Hématies : 4,8 T/L
- Hémoglobine : 140 g/L
- Hématocrite : 43 %
- VGM : 90 fL
- CCMH : 33 %
- Plaquettes : 550 G/L
- VS : 8 mm à la 1re heure
- Leucocytes : 80,0 G/L
  - neutrophiles : 75 % = 60,0 G/L
  - éosinophiles : 0 %
  - basophiles : 0 %
  - lymphocytes : 3 % = 2,4 G/L
  - monocytes : 1 % = 0,8 G/L
  - promyélocytes : 5 % = 4,0 G/L
  - myélocytes : 7 % = 5,6 G/L
  - métamyélocytes : 9 % = 7,2 G/L

Questions

A Décrivez les anomalies présentes sur ce bilan.

B Quel diagnostic doit être évoqué en premier ? Justifiez votre réponse.

C Quels examens devront être pratiqués pour l'affirmer ? Quels sont les résultats attendus ?

Cas clinique 12

Un homme de 63 ans, sans antécédent médical particulier, présente une asthénie apparue depuis 3 mois, pâleur et sensation de ballonnement abdominal postprandial. L'examen objective une splénomégalie, atteignant l'ombilic, associée à une hépatomégalie modérée, sans signe infectieux ni signe d'hypertension portale. Il n'y pas d'adénopathie.

- Hématies : 3,7 T/L
- Hémoglobine : 99 g/L
- Hématocrite : 31 %
- VGM : 84 fL
- CCMH : 33 %
- Réticulocytes : 2 %
- Plaquettes : 800 G/l
- Leucocytes : 20,0 G/l
  - neutrophiles : 64 % = 12,8 G/L
  - éosinophiles : 0 %
  - basophiles : 0 %
  - lymphocytes : 15 % = 3,0 G/L
  - monocytes : 6 % = 1,2 G/L
  - promyélocytes : 1 % = 0,2 G/L
  - myélocytes : 6 % = 1,2 G/L
  - métamyélocytes : 8 % = 1,6 G/L
  - érythroblastes : 6 %
- Présence d'anneaux de Cabot, de corps de Jolly et d'hématies en larme sur le frottis sanguin

Questions

A Décrivez les anomalies présentes sur cet hémogramme.

B Citez les causes possibles de l'anomalie présente au niveau de la formule leucocytaire en les hiérarchisant en fonction des données connues chez ce patient.

C Faut-il demander d'autres examens pour affirmer le diagnostic ? Lesquels ?

Cas clinique 13

Benjamin, 18 ans, consulte son médecin traitant pour des épistaxis à répétition depuis 1 semaine. Une consultation spécialisée auprès d'un ORL est demandée. Trois jours plus tard, le jeune homme se présente à nouveau au cabinet pour un hématome volumineux de la cuisse, consécutif à une chute dans les escaliers. À l'examen, le médecin traitant note un hématome de la cuisse gauche mesurant plus de 10 cm. Au niveau des jambes, il existe un purpura diffus et des ecchymoses des deux avant-bras. Vous notez également des bulles hémorragiques sur la langue. Le reste de l'examen est normal. Un premier bilan biologique montre les résultats suivants.

- Hématies : 3 T/L
- Hémoglobine : 90 g/L
- Hématocrite : 28 %
- VGM : 93 fL
- CCMH : 34 %
- Réticulocytes : 9 % = 270 G/L
- Plaquettes : 9 G/L
- TQ : 35 %
- TCK :
  - patient : 110 s
  - témoin : 30 s
- Fibrinogène : 0,9 g/L
- Leucocytes : 3 G/L
  - neutrophiles : 50 % = 1,5 G/L

– éosinophiles : 2 % = 0,06 G/L
– basophiles : 0 %
– lymphocytes : 20 % = 0,6 G/L
– monocytes : 6 % = 0,18 G/L
– promyélocytes anormaux : 22 % = 0,66 G/L

Questions

A Indiquez les éléments de gravité de ce tableau hémorragique et votre hypothèse clinique sur leur étiologie. Quel(s) mécanisme(s) biologique(s) suspectez-vous et pourquoi ?

B Quelle est votre hypothèse diagnostique principale ? Quels examens vous permettront d'affirmer définitivement le diagnostic ? Explicitez les résultats attendus avec quelques bases de physiopathologie.

C Indiquez le bilan biologique et paraclinique complémentaire nécessaire à la prise en charge.

D Quelle est la prise en charge en première intention ?

Cas clinique 14

Vous recevez un homme de 19 ans, adressé par son médecin traitant pour des lombalgies persistantes. Il a eu un accident de scooter il y a 2 mois avec bilan radiologique négatif aux urgences (simples contusions au niveau du bassin et du rachis lombaire). Les douleurs ont réapparu au niveau lombaire, dorsal, et du bassin, sans nouveau traumatisme, et le réveillent parfois la nuit ; elles cèdent partiellement sous antalgiques et AINS. Il n'a pas d'autre antécédent hormis une cryptorchidie droite opérée dans l'enfance. À l'interrogatoire, il rapporte également une sensation bizarre en se rasant le côté gauche du visage, comme si « la peau était endormie ».

À l'examen, il est en bon état général, apyrétique. L'examen rhumatologique et neurologique est normal. Vous notez une splénomégalie, et une hépatomégalie à 2 cm, un ganglion axillaire bilatéral de 1,5 cm et une tumeur testiculaire droite de 4 cm.

Les radiographies simples du rachis total et du bassin sont normales. Le bilan biologique est le suivant.

- Hématies : 4,4 T/L
- Hémoglobine : 133 g/L
- Hématocrite : 41 %
- VGM : 93 fL
- CCMH : 33 %
- Plaquettes : 110 G/L
- Na : 138 mm/L ; K : 3,7 mm/L ; urée : 5 mm/L ; créatinine : 95 µm/L ; Ca : 2,4 mm/l
- VS : 75 mm à la 1re heure ; CRP : 60 mg/L ; électrophorèse des protides normales
- ASAT : 55 UI/L ; ALAT : 70 UI/L ; PAL : 200 UI/L ; γGT : 105 UI/L ; bilirubine libre : 3 µmL ; bilirubine conjuguée : 12 µmL
- Leucocytes : 3,2 G/L
  – neutrophiles : 50 % = 1,6 G/L
  – éosinophiles : 0 %
  – basophiles : 0 %
  – lymphocytes atypiques : 45 % = 1,44 G/L
  – monocytes : 5 % = 0,16 G/L

Questions

A Quel diagnostic hématologique évoquez-vous ? Comment expliquez-vous les symptômes du patient ?

B Discutez les diagnostics différentiels du tableau clinique et du tableau biologique.

C Quels examens réalisez-vous pour le diagnostic positif ?

D Quels examens importants ne faut-il pas oublier dans la prise en charge préthérapeutique ?

E Quels sont les grandes lignes du traitement de cette hémopathie ?

Cas clinique 15

M. R., 40 ans, fume régulièrement depuis l'âge de 16 ans (un paquet par jour en moyenne). Il se plaint depuis quelques semaines d'asthénie, d'une toux non productive notamment en position étendue. À l'examen clinique, on note une adénopathie sus-claviculaire droite de 4 cm de diamètre et une turgescence des veines jugulaires. Une radio pulmonaire puis un scanner thoracique montrent des adénopathies médiastinales volumineuses (5 cm/4 cm pour la plus grosse, dans le hile droit, 2 cm pour les autres), paratrachéales et hilaires bilatérales. Un lymphome malin est évoqué sur cet aspect.

Questions

A Quels diagnostics peut-on envisager devant ce tableau médiastinal ? Discutez les arguments en faveur d'un lymphome, et ceux qui peuvent faire évoquer ou écarter une autre étiologie. Dans les lymphomes, quels sont les grands types à envisager ?

B Il s'agit d'un lymphome non hodgkinien (LNH) à grandes cellules B. Indiquez avec précision la procédure (clinique et biologique) qui vous permet de parvenir au diagnostic.

C Indiquez le bilan d'extension et le bilan biologique et paraclinique pertinents pour la prise en charge de ce patient.

D Indiquez les facteurs pronostiques (cliniques et biologiques) importants dans ce type de lymphome.

E Une chimiothérapie de type R-CHOP est débutée, sous formes de cures tous les 14 jours, en hôpital de jour. Dix jours après la deuxième cure, le patient appelle son médecin traitant du fait d'une fièvre à 39 °C. Quelle anomalie biologique recherchez-vous en urgence ? Si cela est confirmé, quelle est la conduite à tenir ?

Cas clinique 16

Mme D., 62 ans, sans antécédents particuliers, a noté depuis quelques mois des adénopathies cervicales bilatérales, de 2 à 3 cm de diamètre, qui ne la gênent pas et n'apparaissent pas évoluer rapidement. Elle ne se sent pas malade. À l'examen, vous notez également des adénopathies axillaires bilatérales et inguinales, de la même taille. Vous évoquez un diagnostic de lymphome malin.

Questions

A Sur les arguments cliniques, quel grand type de lymphome évoquez-vous ?

B Quelle va être votre démarche lors de cette première consultation (prescription d'examens biologiques : donnez-en la liste ; procédure diagnostique : décrivez la démarche et les résultats attendus).

C Il s'agit bien d'un lymphome folliculaire à petites cellules. Décrivez le bilan d'extension paraclinique.

D Citez les grands principes de traitement de ce type de lymphome.

E En général, citez les modalités évolutives de ce type de lymphome.

Cas clinique 17

Une femme de 30 ans est hospitalisée pour essoufflement depuis 48 heures pour des efforts minimes. Elle revient d'un voyage en avion en provenance de Tahiti 2 jours plus tôt. Un angioscanner thoracique est réalisé en urgence et met en évidence une embolie pulmonaire droite. La patiente pèse 55 kg et n'a pas d'antécédents personnels ni familiaux notables.

Questions

A Quelles sont les modalités de mise en route du traitement anticoagulant ? Justifiez votre choix.

B Quelle est la surveillance biologique ?

C Quelles sont les modalités de relais par antivitamine K (AVK) ?

D Quels conseils pratiques donnez-vous à la patiente ?

E Quelle est la durée du traitement ?

Cas clinique 18

Une femme de 45 ans est traitée par une AVK au long cours après la pose, 4 ans auparavant, d'une valve mécanique en position mitrale. La patiente prend quotidiennement un comprimé de Previscan® (fluindione) [soit 20 mg/j]. Elle a pendant 2 jours tous les symptômes d'une gastroentérite aiguë : fièvre, diarrhée et vomissements. Elle absorbe, sans avis médical, de l'aspirine et des antiseptiques intestinaux. Le lendemain, elle vous consulte car elle souffre de gingivorragies.

Questions

A Quelle est l'origine la plus probable de ces gingivorragies ? Quel examen biologique va confirmer le diagnostic ?

B L'INR est à 8. Quelle est la zone thérapeutique attendue chez cette patiente ? Quelle est votre attitude thérapeutique ?

C Quels sont les facteurs ayant provoqué cette situation hémorragique ?

D Quelle est la prise en charge spécifique au surdosage en AVK de cette patiente ?

Cas clinique 19

Une femme de 17 ans vous est adressée pour le bilan d'une thrombose de la veine iliaque primitive gauche survenue 7 mois auparavant. Elle a été traitée pendant 6 mois par une antivitamine K (Fluindione®). L'échographie doppler veineux des membres inférieurs réalisée à la fin de ce traitement a montré une disparition complète du thrombus. À l'interrogatoire, vous apprenez qu'elle a eu une amygdalectomie à l'âge de 6 ans et qu'elle a un asthme allergique, traité à la demande par bronchodilatateur (salbutamol). Sa grand-mère maternelle est décédée d'un cancer du sein à l'âge de 61 ans. Il n'y a pas d'autres antécédents familiaux notables. Elle n'a pas de traitement médicamenteux, mais précise qu'elle avait une contraception orale estroprogestative (association d'éthinylestradiol et de gestodène) depuis 3 mois avant sa phlébite.

Lors de la consultation, la patiente se plaint d'asthénie et d'éruptions maculeuses érythémateuses apparaissant après exposition solaire sur les zones découvertes. Ces lésions persistent environ 2 semaines avant de disparaître spontanément. À l'examen clinique, vous retrouvez quelques varicosités du membre inférieur gauche sans œdème et sans dermite ocre. L'auscultation pulmonaire et cardiaque est normale. L'abdomen est souple et indolore. Il n'y a pas d'hépatomégalie, pas de splénomégalie, et les aires ganglionnaires sont libres. L'examen des téguments ne retrouve pas de lésions particulières.

Questions

A Devant ce tableau clinique, pensez-vous qu'il soit justifié de rechercher des facteurs biologiques de risque *constitutionnels* de thrombose ? Justifiez votre réponse. Si oui, précisez les analyses prescrites.

B Devant ce tableau clinique, pensez-vous qu'il soit justifié de rechercher des facteurs biologiques de risque *acquis* de maladie thromboembolique veineuse ? Justifiez votre réponse. Si oui, précisez les analyses prescrites.

C Quel élément, dans cette observation, doit être considéré comme ayant sans doute favorisé la survenue de cette thrombose veineuse profonde ? Que conseillez-vous à la patiente concernant ce problème spécifique ?

D Le bilan biologique effectué montre la présence d'un anticoagulant circulant, confirmé sur un deuxième prélèvement. Il n'y a pas de déficit en facteurs de la coagulation. Quels éléments cliniques et biologiques vous font évoquer une maladie auto-immune sous-jacente. Quel diagnostic évoquez-vous et quelles analyses biologiques prescrivez-vous pour le confirmer ?

E L'ensemble de ce bilan biologique complémentaire est normal ; seul l'anticoagulant circulant préalablement mis en évidence est confirmé 3 mois plus tard. Au vu de ce tableau clinique et biologique, quel est votre diagnostic ? Justifiez votre réponse.

F Pensez-vous qu'un traitement anticoagulant au long cours soit justifié dans ce contexte ? Si oui, lequel et avec quel objectif ?

G Un an plus tard, cette patiente revient vous voir car elle désire débuter une grossesse. Quels sont les risques spécifiques encourus ? Comment les prévenir ?

Cas clinique 20

Un homme de 83 ans est admis aux urgences pour altération de l'état général avec perte de poids de 9 kg en 2 mois et asthénie. Dans ses antécédents, on retrouve un diabète de type 2 traité par insuline, une cholécystectomie 2 ans auparavant avec embolie pulmonaire diagnostiquée 1 mois plus tard, et traitée pendant 3 mois par AVK. À noter également : la mise en place d'une prothèse totale de hanche gauche, il y a 1 an, sans complication médicale particulière. Le patient reconnaît une consommation tabagique évaluée à 40 paquets-année et une consommation évaluée à 1 litre de vin par jour. Dans sa famille, la mère est décédée à 60 ans d'une embolie pulmonaire en postopératoire et le père est mort à 75 ans d'un infarctus du myocarde. Le patient a deux filles et quatre petits-enfants qui n'ont pas de problème de santé notable.

À l'arrivée aux urgences, la température du patient est de 37,2 °C, la pression artérielle de 125/75 mmHg, la fréquence cardiaque de 83 battements/min, la fréquence respiratoire de 13 cycles/min. À l'examen clinique, vous retrouvez une volumineuse adénopathie jugulocarotidienne mesurant 3 cm de diamètre, indolore, non adhérente aux plans profonds. Les autres aires ganglionnaires sont libres. L'abdomen est pléthorique, ce qui ne vous permet pas de rechercher une hépatomégalie et une splénomégalie dans de bonnes conditions. L'auscultation cardiaque et pulmonaire est normale. Vous remarquez des ecchymoses au niveau des deux avant-bras et un hématome sur une cuisse sans cause déclenchante retrouvée.

Ce patient est hospitalisé dans un service de médecine et vous souhaitez faire une biopsie- exérèse de l'adénopathie suspecte. Vous prescrivez un hémogramme, un temps de Quick (TP) et un TCA dont voici les résultats.

- Hémoglobine : 105 g/L
- VGM : 103 fL
- TCMH : 29 pg
- Plaquettes : 123 G/L
- Leucocytes : 9 G/L
  - neutrophiles : 6,2 G/L
  - éosinophiles : 0,4 G/L
  - basophiles : 0 G/L
  - lymphocytes : 1,8 G/L
  - monocytes : 0,6 G/L)
- Réticulocytes : 25 G/L
- TP : 85 %
- TCA : patient 88 s/30 s témoin
- Fibrinogène : 2,4 g/L

Questions

A Interprétez l'hémogramme chez ce patient. Quel(s) mécanisme(s) physiopathologique(s) peu(ven)t expliquer les anomalies retrouvées ?

B Pouvez-vous effectuer cette biopsie ? Justifiez votre réponse. Si non, quelles analyses complémentaires prescrivez-vous pour évaluer le risque hémorragique ?

C Quels sont les éléments de cette observation en faveur d'un trouble *acquis* de l'hémostase ?

D Quelles sont les deux pathologies de l'hémostase acquises que vous évoquez devant ce tableau clinique et biologique ?

E Quelle(s) pathologie(s) sous-jacente(s) pouvant s'accompagner de troubles acquis de l'hémostase suspectez-vous chez ce patient ? Hiérarchisez et justifiez votre réponse.

F Vous maintenez l'indication d'une biopsie-exérèse ganglionnaire. Les examens biologiques vous confirment que ce patient présente la pathologie acquise de la coagulation qui est la plus fréquente à cet âge. Quels sont les deux traitements hémostatiques utilisables dans cette situation ?

G Cette pathologie de l'hémostase peut survenir chez un patient jeune. Dans quelles circonstances ?

Cas clinique 21

Dans le cadre d'une intervention chirurgicale cardiaque avec circulation extracorporelle, madame X. (63 ans) a reçu, en postopératoire et sur 5 jours, 12 produits sanguins labiles, 6 culots globulaires déleucocytés, 4 plasmas frais congelés déleucocytés, et 2 concentrés de plaquettes d'aphérèse déleucocytés (les plaquettes étant resuspendues en 33 % de plasma et 66 % de liquide de suspension plaquettaire). Constatant une thrombopénie persistante, qui n'existait pas avant l'intervention, sur un état fébrile non pneumopathique (la radio des poumons est quasi normale), le praticien prescrit un nouveau concentré de plaquettes déleucocyté. Un concentré d'aphérèse compatible ABO, déleucocyté, également réduit pour les deux tiers en plasma, est délivré et posé. Deux heures après la fin de la transfusion, la patiente présente une détresse respiratoire aiguë avec une désaturation importante de l'oxygène (PaO_2/FIO_2 à 180 mmHg, mais PVC et PAPO normales et BNP normales). À la radiologie pulmonaire, l'ombre cardiaque ne paraît pas augmentée de volume et il n'y a pas d'épanchement ni de signe de pneumopathie : en revanche, les poumons apparaissent radiologiquement « en champ de coton », de façon bilatérale.

Questions

A Quelles hypothèses diagnostiques posez-vous, lesquelles écartez-vous ?

B Quelle est votre attitude immédiate ?

C Comment pourriez-vous poser un diagnostic de certitude par rapport à l'acte transfusionnel ?

Cas clinique 22

Lors de l'examen d'un nouveau-né en postaccouchement eutocique immédiat, vous observez des pétéchies. La numération plaquettaire en urgence confirme une thrombopénie majeure à 20 G/L, isolée, sans autre anomalie de l'hémogramme. L'enfant ne présente pas de signe d'appel neurologique et l'imagerie ne met pas en évidence de signe évoquant un hématome, cérébral en particulier. L'enfant n'est pas fébrile. La mère, primipare, se porte bien et ne présente aucun signe en faveur d'un processus infectieux. Son hémogramme, réalisé quelques heures avant l'accouchement, est normal.

Questions

A Quelle est l'hypothèse étiologique la plus vraisemblable ?

B Un traitement transfusionnel plaquettaire a été décidé. Quelle spécificité a été requise lors de la commande des concentrés plaquettaires ?

C Après une transfusion (d'un concentré de plaquettes déleucocyté, ABO compatible selon les règles de compatibilité mère-enfant, réduit en volume et irradié, lequel concentré de plaquettes est un mélange de plaquettes issues de sang total), complétée par le traitement protocolaire médical habituel (une injection d'immunoglobulines intraveineuses et une injection de corticoïdes), la numération se normalise aux alentours de 80 G/l pendant 5 jours, puis le nombre de plaquettes double chaque jour de j6 à j8. Comment expliquez-vous les différentes étapes du traitement et comment justifiez-vous le choix de cette thérapeutique ?

D Quelle explication physiopathologique apportez-vous ?

E Quelle exploration avez-vous effectuée chez la maman et quelle sera l'attitude conseil pour d'éventuelles grossesses ultérieures ?

Cas clinique 23

Madame L. (64 ans) est diagnostiquée avec une leucémie lymphoïde chronique. Elle présente une anémie à 70 G/L, un taux de réticulocytes bas et une thrombopénie à 30 G/L. Dans ses antécédents, on note :

- six grossesses de deux unions différentes ;
- une hémorragie de la délivrance à la sixième grossesse ayant nécessité une transfusion massive en urgence vitale immédiate ;
- un diagnostic d'insuffisance coronarienne posé 5 ans auparavant, instable malgré le traitement institué.

Madame L. est de corpulence normale (1,55 m ; 55 kg). Elle est testée positive pour la recherche d'agglutinines irrégulières (RAI), mais elle présente aussi un test de Coombs faiblement positif et on met en évidence – outre une allo-immunisation antiantigènes érythrocytaires complexe – des autoanticorps de nature IgM actifs à 37 °C.

Madame L. ne présente aucun signe d'hémorragie et n'est pas fébrile. Après qu'elle a été transfusée à quatre reprises, on ne constate qu'une très faible remontée de son taux d'hémoglobine (85 g/L).

Questions

A Comment pouvez-vous expliquer son anémie persistante ?

B Quelle(s) hypothèse(s) raisonnable(s) pourriez-vous émettre pour expliquer sa thrombopénie ?

C Quelle attitude thérapeutique immédiate devez-vous avoir vis-à-vis de l'anémie, dans le contexte particulier de cette patiente (antécédents et maladie actuelle) ?

D Quelle attitude préconisez-vous au regard de la thrombopénie actuelle ? Quelle serait votre attitude en cas d'aggravation de la thrombopénie, ou de l'état clinique, et quels éléments considéreriez-vous représenter un danger au regard d'un risque hémorragique ?

Cas clinique 24

Monsieur J., 25 ans, est diagnostiqué avec une maladie de Hodgkin. Parmi les signes de gravité, il présente une anémie à 75 g/L et une thrombopénie à 25 G/L. Le praticien chargé de ce patient lui explique la nécessité de recevoir une transfusion de culots érythrocytaires et la possibilité dans les semaines à venir de recevoir également des transfusions plaquettaires et plasmatiques. Monsieur J., pour des motifs religieux, refuse catégoriquement cette transfusion. Il met de plus en avant un risque viral important (virus de l'immunodéficience humaine [VIH], virus de l'hépatite C [VHC], etc.) à l'appui de sa décision de refus.

Questions

A La loi dite Kouchner du 4 mars 2002 vous permet-elle de passer outre la décision de votre patient ?

B Vous respectez sa décision, mais avez à cœur de lui apporter des informations sincères et véritables, actualisées, sur le risque viral VIH et VHC. Quel ordre de grandeur de « risque » résiduel pour ces virus lui présentez-vous (en 2011) ?

C La famille de monsieur J., très inquiète au sujet de l'attitude du patient vis-à-vis de toute transfusion, vous interroge sur les principaux risques transfusionnels graves actuels, de toutes natures. Quelles informations lui donnez-vous ?

Cas clinique 25

Madame R. (75 ans) doit recevoir une prothèse totale de hanche. Lors de la consultation, vous avez évoqué avec elle la fréquence d'un risque hémorragique et la possibilité d'une transfusion sanguine. Madame R. est inquiétée par cette option mais se souvient de la possibilité de programmes d'autotransfusions. À l'occasion du bilan, vous remarquez que l'hémoglobine de madame R. est de 85 g/L ; néanmoins, cette anémie semble être d'installation ancienne et bien tolérée. L'électrocardiogramme et l'examen ne mettent pas en évidence d'insuffisance cardiaque ni coronarienne. L'intervention chirurgicale n'est pas urgente et peut être différée de 6 mois. Le comité d'hémovigilance et de sécurité transfusionnelle de votre établissement n'est pas favorable aux programmes d'autotransfusion (et l'Établissement français du sang correspondant ne n'encourage pas).

Questions

A Quelles sont les options que vous exposez à madame R. pour lever cette anémie en pré- ou peropératoire ?

B L'exploration va révéler une carence martiale d'origine alimentaire. Vous êtes amené à nouveau à exposer les options thérapeutiques pour lever l'anémie en pré- ou peropératoire.

Réponses

Cas clinique 1

Item 297, 316, 222

A

– Femme jeune, anémie progressive, anémie isolée (sans autre signe hématologique)

– Contexte : grossesse récente, grossesses rapprochées, grossesse gémellaire, pas de traitement martial

– Anémie microcytaire hypochrome

– Leucocytes et formule leucocytaire normaux

– Pas de signe inflammatoire (VS non significative au cours d'une anémie)

B

– Fer sérique : diminué

– Ferritine sanguine : diminuée

– Transferrine sanguine : augmentée

– Capacité totale de fixation de la transferrine : augmentée

– Coefficient de saturation de la transferrine : diminuée

C Réponse bonne si : fer + ferritine, ou ferritine seule, ou fer + transferrine et CSS.

D Per os, 200 mg de fer métal par jour, au moment des repas (mieux supporté) ou en dehors des repas (mieux absorbé), en précisant à la patiente la coloration noire des selles et les troubles digestifs possibles, pendant 3 mois minimum avec contrôle de l'hémogramme + ferritine à la fin du traitement. Arrêt du traitement seulement si ces paramètres sont normaux.

E Pas d'anémie, pseudopolyglobulie microcytaire et hypochrome. Le reste de la numération formule sanguine (NFS) est normal, de même que le bilan martial.

F

– Thalassémie hétérozygote (masquée par la carence martiale)

– Enquête familiale (parents, enfants)

– Électrophorèse de l'hémoglobine

G Arrêt.

Cas clinique 2

Item 297, 316, 163

A Hyperleucocytose avec hyperlymphocytose ; pas d'anémie ni de thrombopénie.

B

– Syndrome lymphoprolifératif

– Leucémie lymphoïde chronique en premier lieu

– Immunophénotypage des lymphocytes sanguins

– Score de Matutes à 4 ou 5

C Stade A.

D Non.

E

– Syndrome de Richter/transformation en lymphome à grandes cellules/agressif

– Biopsie ganglionnaire axillaire droite.

Cas clinique 3

Item 297, 316

A

– Anémie macrocytaire normochrome arégénérative

– Thrombopénie très modérée

– Polynucléaires : anomalie morphologique

B

– Déficit en folates : âge, grossesses, médicament

– Déficit en B_{12} : mais pas de signe clinique, de gastrectomie…

– Myélodysplasie (MDS) mais âge et polynucléaires hypersegmentés plus en faveur d'une mégaloblastose

– Pathologie thyroïdienne : pas de signe clinique et dosage TSH

– éthylisme : pas de signes cliniques

– agglutinine froide : pas de signe d'hémolyse, CCMH normale

– régénération : peu vraisemblable ici : contexte, réticulocytes

C La mégaloblastose médullaire (tout en éliminant la MDS).

D Doser avant tout traitement les folates sanguins (et vitamine B_{12}).

E

– Arrêt du traitement par sulfaméthoxazole-triméthoprime

– Acide folique : 2 comprimés à 5 mg par jour par pendant 1 mois minimum

– Contrôle : hémogramme avec réticulocytes augmentant vers le 6e jour avant l'hémoglobine puis hémogramme à l'arrêt du traitement avec dosage des folates sanguins.

Cas clinique 4

Item 165

A

– Augmentation des hématies, de l'hémoglobine et de l'hématocrite

– Hyperleucocytose, polynucléose neutrophile

– Hyperplaquettose

– VS basse

B Non, car Ht > 60 % = toujours une polyglobulie vraie.

C Recherche de polyglobulie secondaire :

– hypoxie chronique :

– un séjour en altitude prolongé et récent

– des antécédents pulmonaires (insuffisance pulmonaire chronique, bronchite chronique, exposition tabagique), une dyspnée, une cyanose

– des antécédents cardiaques (malformations congénitales), une dyspnée, une cyanose, un souffle cardiaque

– tumeur :

– des antécédents hépatiques (hépatites virales B ou C, alcool, cirrhose), une hépatomégalie, un ictère, orientant vers une tumeur hépatique

– une masse palpable au niveau abdominal, un contact lombaire, orientant vers une tumeur du rein

– des céphalées avec vomissements en jet (HTIC), des troubles de l'équilibre (ataxie), des tremblements de repos, des troubles de la coordination orientant vers un hémangiome du cervelet

– recherche de polyglobulie primitive :

– un prurit à l'eau

– le patient présente déjà une splénomégalie, en faveur d'un SMP

D Une échographie abdominale à la recherche d'une tumeur (hépatique, rénale) et pour mesurer précisément la rate.

E

– La splénomégalie

– L'hyperleucocytose à polynucléaires neutrophiles

– La thrombocytose

F Recherche en biologie moléculaire de la mutation de JAK2 V617F sur prélèvement sanguin.

G

– Dosage sérique de l'érythropoïétine (EPO) [en principe bas]

– Cultures de progéniteurs hématopoïétiques (pousse spontanée)

– Biopsie ostéomédullaire (hyperplasie des lignées myéloïdes)

H

– Risque thrombotique important

– Saignées thérapeutiques (en urgence)

– Antiagrégants plaquettaires

Cas clinique 5

Item 297, 161

A

– Altération de l'état général : asthénie, amaigrissement

– Syndrome anémique : pâleur cutanéomuqueuse, dyspnée d'effort

– Syndrome hémorragique : gingivorragies, hématomes

– Absence de syndrome tumoral et infectieux

B Pancytopénie avec anémie macrocytaire normochrome arégénérative + thrombopénie + leuconeutropénie.

C

– Origine médullaire/centrale, car taux de réticulocytes bas

– Mégaloblastose (déficit en vitamine B_{12} ou folates) et MDS

D

– Groupe ABO-Rh RAI

– Bilan de coagulation TP, TCK, Fg

– Frottis sanguin

– Myélogramme

– Dosages de vitamine B_{12} et folates sanguins

E

– Envahissement médullaire

– métastatique : absence de placard métastatique

– leucémique : < 20 % de leucoblastes

– lymphomateux : représentation quantitativement normale des différentes lignées

– Aplasie : moelle riche

– Carence en vitamines B_{12} ou folates : absence de mégaloblastose, polynucléaires hyposegmentés

– Myélofibrose : moelle riche, os de dureté normale

F

– Syndrome myélodysplasique primitif

– Pancytopénie, moelle riche, dyshématopoïèse

G

– Coloration de Perls

– Caryotype pour le calcul du score IPSS (International Prognosis Scoring System)

– Dosages sanguins de l'EPO et de la ferritine

Cas clinique 6

Item 143, 162, 339

A

– Leucopénie

– Neutropénie

– Agranulocytose

– Normalité des autres lignées

B

– Hospitalisation en urgence et isolement

– Rechercher des signes de choc

– Pose d'au moins une voie veineuse de bon calibre

– Prélèvements d'hémocultures, ECBU, de gorge

– Radiographie pulmonaire

– Ionogramme sanguin, urée, créatinine, bilan hépatique, bilan d'hémostase (recherche de coagulation intravasculaire disséminée [CIVD])

– Puis antibiothérapie à l'aveugle synergique à réadapter éventuellement ultérieurement : bithérapie par C3G et aminosides associés à des perfusions d'électrolytes de 21/24 h

C

– Agranulocytose aiguë médicamenteuse (neutrophiles < 500/mm³, médicaments, angine/aphtes, absence d'efficacité des antibiotiques)

– Le premier examen à demander est le myélogramme pour différencier agranulocytose aiguë et leucémie aiguë ; les autres examens sont peu performants :

  – recherche d'autoanticorps (contre les leucocytes) : résultats tardifs, souvent négatifs

  – cultures clonogéniques (CFU-GM) en présence du sérum du malade (test d'inhibition) :

  – résultats tardifs, souvent négatifs

D

– À l'hémogramme : neutropénie avec agranulocytose et thrombopénie

– Au myélogramme : disparition de la lignée granuleuse, envahissement médullaire par des leucoblastes myéloïdes (promyélocytes), leucémie aiguë

E

– Leucémie aiguë promyélocytaire (LAM3)

– Recherche de la translocation t(15;17) au caryotype des cellules médullaires

– Recherche du transcrit PML-RARα par RT-PCR sur les cellules médullaires

F

– Traitement symptomatique de la CIVD

– Acide tout-trans rétinoïque + chimiothérapie : aracytine et dauxorubicine (anthracycline)

Cas clinique 7

Item 297

A

– Anémie macrocytaire normochrome arégénérative

– Thrombopénie

– Leucopénie, neutropénie

– Pancytopénie

B

– Vitamine B_{12}

– Folates

C

– Éthylisme

– Myélodysplasie (MDS)

– Hypothyroïdie

– ± hémopathies malignes

D Maladie de Biermer.

E

– Groupage sanguin ABO RH1 + RAI + phénotypage RH-KEL1

– Dosages B_{12} (bas) et folates sériques (normaux)

– Myélogramme (mégaloblastose)

– Recherche d'anticorps anti-FI

– Fibroscopie gastrique (atrophie, recherche de K)

– Gastrinémie (augmentée)

– Recherche d'anticorps antimuqueuse gastrique

F Vitamine B_{12} intramusculaire à vie :

– 10 injections de 1000 µg chacune (une tous les deux jours)

– 1 injection tous les 3 mois environ

G

– Anémie

– Infections, hémorragies

– Troubles digestifs, glossite

– Troubles neurologiques ++

– Cancer gastrique (y compris après traitement)

Cas clinique 8

Item 163, 297

A

– Hyperleucocytose avec hyperlymphocytose

– Hématies et plaquettes normales

B

– Leucémie lymphoïde chronique

– Argument clinique :

  – terrain : âge

  – examen clinique normal

– Argument biologique :

  – hyperleucocytose avec hyperlymphocytose sans anomalie morphologique

C

– Immunophénotypage des lymphocytes sanguins

– Prolifération clonale de lymphocytes B, clonal, chaînes légères faibles, CD5+

D Pas de traitement car stade A de la classification de Binet :

– < 3 aires ganglionnaires

– hémoglobine > 100 g/l

– plaquettes > 100 G/l

E

– Syndrome hémolytique car association :

  – d'un syndrome anémique (asthénie, dyspnée d'effort, pâleur cutanéomuqueuse)

  – d'un subictère

  – d'une splénomégalie

– Anémie normocytaire normochrome régénérative

– Hyperleucocytose avec hyperlymphocytose

F Une anémie hémolytique auto-immune chez une patiente suivie pour une leucémie lymphoïde chronique (LLC).

G

– Frottis sanguin : recherche d'anomalies érythrocytaires devant toute hémolyse

– Affirmer l'hémolyse : LDH, haptoglobine, bilirubine totale et libre,

– Affirmer l'AHAI (anémie hémolytique auto-immune) : test de Coombs direct et indirect

– Bilan préthérapeutique :

  – créatinine, urée

  – groupe A, B, O, rhésus RAI

Cas clinique 9

Item 316

A Hyperplaquettose isolée – plusieurs étiologies possibles :

– inflammation (infection, cancer)

– carence martiale peu vraisemblable car hémoglobine et VGM normaux

– asplénie

– régénération

– syndrome myéloprolifératif

B

– VS, CRP, fibrinogène (inflammation ?)

– Fer, ferritine (carence martiale)

– Transaminases, γGT, bilirubine, phosphatases alcalines (foie)

– Réticulocytes (régénération ?)

C

– Thrombocytémie essentielle

– Pas de signes infectieux, inflammatoire

– (Thrombocytose secondaire)

– Pas de myélémie ou de polyglobulie (leucémie myéloïde chronique [LMC], Vaquez)

– Pas d'anémie ou d'anomalies érythrocytaires (fibrose)

D Oui : recherche de la mutation JAK2 sur les cellules sanguines, puis éventuellement :

– recherche de remaniement bcr-abl en biologie moléculaire sur les cellules sanguines

– cultures de progéniteurs hématopoïétiques

– myélogramme (caryotype) et BOM

Cas clinique 10

Item 297

A

– Anémie normochrome normocytaire régénérative

– Érythroblastose sanguine

– Hyperplaquettose

– VS augmentée

B Hémolyse.

C

– Fer sérique : augmenté

– Bilirubine libre : augmentée

– LDH : augmentée

– Haptoglobine : diminuée

D

– Maladie de Minkowski-Chauffard

– Hémolyse sans cause secondaire évidente

– VGM normal

– Origine géographique

– Antécédents personnels (crises antérieures, lithiase biliaire)

– Antécédents familiaux (splénectomie)

E

– Recherche de sphérocytes : positive

– Résistance des hématies aux solutions hypotoniques : diminuée

– Autohémolyse des hématies diminuée

– Le meilleur examen est l'Ektacytométrie (faite dans très peu de laboratoires)

– Test de Coombs direct : négatif

– Enzymes érythrocytaires et électrophorèse d'hémoglobine normaux

– Bilan sanguin chez le père : sphérocytose, réticulocytes augmentés

– Bilan sanguin chez les éventuels frères ou sœurs : dépistage de la maladie

F

– Transfusion de GR : si anémie plus importante

– (HD<70 g/L) ou signes d'intolérance

– Acide folique pour favoriser l'érythropoïèse

– Splénectomie si crises répétées

Cas clinique 11

Item 316

A

– Hyperleucocytose

– Polynucléose neutrophile

– Myélémie

– Hyperplaquettose

B

– Leucémie myéloïde chronique (LMC) car splénomégalie isolée + myélémie

– Pas de signe en faveur d'une myélémie secondaire (infection, médicament…)

– Pas d'anémie (qui pourrait évoquer une myélofibrose primitive)

C

– Recherche dans le sang de la protéine de fusion Bcr/Abl

– Caryotype des cellules médullaires : chromosome de Philadelphie

Cas clinique 12

Item 332

A

– Anémie normocytaire normochrome arégénérative

– Anomalies érythrocytaires morphologiques

– Hyperleucocytose

– Myélémie

– Érythroblastose sanguine

– Hyperplaquettose

B Parmi les étiologies de myélémie, il n'y a pas d'argument en faveur d'une régénération médullaire (clinique, réticulocytes bas), d'une infection grave ou de métastases d'un cancer. Un syndrome myéloprolifératif doit être évoqué, et plus particulièrement une LMC ou une myélofibrose primitive : la taille de la rate, l'anémie et les anomalies érythrocytaires sont très en faveur d'une myélofibrose primitive (splénomégalie myéloïde).

C

– Myélogramme (pauvre) et surtout biopsie ostéomédullaire, seul examen qui affirme et quantifie la myélofibrose

– Recherche de la mutation V617F de JAK2 sur les cellules sanguines (50 % des cas)

– Recherche négative de la protéine de fusion Bcr/Abl (élimine la LMC)

Cas clinique 13

Item 162

A

- Purpura extensif, bulles hémorragiques, hématome
- Caractère récent, d'aggravation rapide
- Anomalie de l'hémostase primaire (thrombopénie, hémorragies des muqueuses)
- Trouble de coagulation plasmatique (hématome profond)
- CIVD

B

- Leucémie aiguë myéloïde
- De type LAM 3 = promyélocytaire
- Myélogramme :
  - blastose au moins 20 %
  - myéloblastes, promyélocytes anormaux avec corps d'Auer
  - blocage de maturation des blastes au stade de promyélocytes
  - cytochimie : myéloperoxydase+, estérase–
- Immunophénotypage
- Analyse cytogénétique : translocation t(15;17)
- Biologie moléculaire :
  - transcrit de fusion PML-RARα détectable par technique PCR
  - réarrangement entre le gène *PML* (*promyelocytic leukemia*) et le gène *RAR* (récepteur à l'acide rétinoïque)

C

- Dosages différentiels de facteurs de coagulation
- D-Dimères, PDF, complexes solubles
- Antithrombine
- Groupe sanguin, deux déterminations, RAI
- Sérologies virales : virus Epstein-Barr (EBV), cytomégalovirus (CMV), HSV
- Sérologies prétransfusionnelles : VIH, VHB, VHC
- Ionogramme sanguin, créatininémie
- Bilan hépatique complet : transaminases, PAL, γGT
- Uricémie, LDH
- Électrocardiogramme (ECG), échographie cardiaque
- Radio pulmonaire

D

- Urgence thérapeutique
- Traitement symptomatique de la CIVD avec :
  - transfusions de concentrés plaquettaires
  - transfusions de plasma frais congelé
  - transfusion de fibrinogène si i< 0,5 g/l
- Hyperdiurèse
- Rasburicase (urate-oxydase)
- CECOS
- Début du traitement étiologique avec :
  - acide tout-transrétinoïque (ATRA) per os
  - chimiothérapie en urgence

Cas clinique 14

Item 162

A Leucémie aiguë lymphoblastique devant :

- cliniquement :
  - douleurs osseuses traînantes atraumatiques
  - anesthésie de la houppe du menton traduisant une atteinte du V3 gauche par envahissement méningé
  - localisation testiculaire probable
  - syndrome tumoral avec hépatosplénomégalie et adénopathies
- syndrome inflammatoire biologique
- syndrome d'insuffisance médullaire modéré
- et très probable blastose périphérique (lymphocytes atypiques)

B

- Cancer du testicule au stade métastatique :
  - homme jeune
  - antécédents de cryptorchidie
  - adénopathies
  - mais présence d'hépatosplénomégalie et de cellules lymphoïdes « atypiques »
- Mononucléose
  - sujet jeune
  - lymphocytes « atypiques » (stimulés ?)
  - adénopathies et splénomégalie
  - mais tumeur testiculaire, signes neurologiques
- Lymphome malin avec envahissement sanguin

C

- Myélogramme avec :
  - analyse cytologique : coloration MGG
  - étude cytochimique
  - immunophénotypage
  - étude cytogénétique avec caryotype médullaire
  - étude en biologie moléculaire
- Ponction lombaire pour rechercher une blastose méningée

D

- Hospitalisation rapide en service spécialisé
- Voie veineuse centrale, au mieux tunnelisée
- Échographie cardiaque (toxicité des anthracyclines)
- CECOS (cryoconservation de sperme car risque de stérilité)
- Typage HLA de la fratrie en vue d'une allogreffe de moelle osseuse
- Entretien avec le patient (plan cancer)

E

- Polychimiothérapie avec notamment corticothérapie
- Chimiothérapie d'induction dans le but d'obtenir la rémission complète
- Puis traitement de consolidation et d'entretien
- Allogreffe de cellules souches hématopoïétiques si critères de mauvais pronostic

Cas clinique 15

Item 291

A

- Lymphome : adénopathies médiastinales + sus-claviculaire, compressives, asymétriques
- Caractère évolutif rapide
- Cancer bronchopulmonaire : antécédents de tabagisme
- Étiologie bénigne (sarcoïdose, tuberculose) : improbable car caractère compressif et asymétrique
- Type du lymphome : hodgkinien ou non hodgkinien (grandes cellules ou lymphoblastique)

B

- Biopsie (chirurgicale) de l'adénopathie sus-claviculaire
- Examen histologique et immunohistologique

C

- Examen clinique complet, poids, taille
- Scanner abdominal et pelvien (thoracique déjà fait)
- PET-scan
- Biopsie de moelle
- Ponction lombaire
- Biologie : hémogramme ; groupe sanguin-phénotype ; bilan d'hémostase
- Sérologies virales (VIH, EBV, hépatites, CMV)
- Ionogramme, bilan hépatique, LDH
- Proposition de CECOS
- ECG, échographie cardiaque

D Index pronostique international (IPI) : âge, PS, stade d'extension, nombre de sites extraganglionnaires atteints, LDH.

E

- Neutropénie (« aplasie »)
- Mise sous antibiothérapie probabiliste (à large spectre)
  - à domicile en l'absence de signes de sepsis sévère
  - ou après hospitalisation si signes de gravité

Cas clinique 16

Item 291

A Lymphome non hodgkinien, de bas grade (indolent).

B

- Hémogramme (recherche de cellules lymphomateuses, d'anémie ou de thrombopénie)
- Bilan d'hémostase, groupe sanguin phénotype (préopératoire et thérapeutique)
- LDH (marqueur d'agressivité).
- Biopsie ganglionnaire avec examen histologique, immunohistologique, cytogénétique et moléculaire : LNH B, à petites cellules, recherche de t(14:18) et de réarrangement bcl-2-IgH.

C

- Scanner TAP
- PET-scan (même si c'est un folliculaire)
- Biopsie de moelle

D

– Si faible masse tumorale : surveillance

– Si forte masse ou progression : polychimiothérapie incluant du rituximab

E

– Évolution lente

– Rémission après traitement mais récidives fréquentes, de moins en moins chimiosensibles

– Transformation possible en lymphome de haut grade

Cas clinique 17

Item 175

A

– Confirmer l'absence d'insuffisance rénale probable chez cette femme sans antécédents particuliers

– Indication d'un traitement curatif : EP

– Pas d'indication d'un traitement fibrinolytique ou chirurgical

– Pas de risque hémorragique particulier ni d'anticipation d'un geste invasif immédiat

– Choix d'une molécule ayant l'autorisation de mise sur le marché (AMM) injectable par voie sous-cutanée en 1 injection par 24 h

– On débute immédiatement le traitement, par exemple par Arixtra® 7,5 mg/j en sous-cutané

B Aucune.

C

– Dès j1, commencer la warfarine à 5 mg/j (1 cp de Coumadine® 5 mg)

– Surveillance de l'INR à j3 :

  – si INR < 1,5 : augmenter de 2 mg la prise quotidienne et contrôler 72 h après

  – si 1,5 < INR < 2 : continuer à la même dose et faire un contrôle 72 h après

  – si INR > 2 : diminuer la dose de 1 mg et contrôler 48 h après

– Poursuivre l'Arixtra® jusqu'à ce que deux INR successifs soient dans la zone thérapeutique, entre 2 et 3

D

– Carnet de surveillance d'AVK

– Pas d'automédication, pas d'aspirine, pas d'AINS

– Seul médicament autorisé : paracétamol sans dépasser 2 g par jour car risque d'interférence

– Régime alimentaire équilibré

– Si saignement digestif, hémoptysies : appel direct d'un centre d'urgence type SAMU centre 15

– Si saignement inhabituel (épistaxis, gingivorragie, hématurie, gynécologique...), consulter immédiatement son médecin traitant

– Pas d'injections intramusculaires

E Six mois habituellement.

Cas clinique 18

Item 182

A

– Gingivorragies secondaires à (ou favorisées par) un surdosage en AVK

– Prescrire en urgence un INR, lequel devrait confirmer l'hypothèse du surdosage et en préciser la sévérité

B

– Compte tenu de l'indication : prévention de la thrombose sur une valve mécanique en position mitrale, l'INR cible est de 3

– Dans cette observation, le surdosage est manifeste, exposant la patiente à un risque hémorragique élevé

– Attitude thérapeutique : compte tenu du caractère modéré des manifestations hémorragiques face à un risque thrombotique important :

  – saut d'une prise de Previscan®

  – contrôle de l'INR le lendemain

  – discuter avec son cardiologue l'indication d'un traitement par vitamine K per os (1 à 2 mg)

  – reprise de l'AVK dès que l'INR atteint la zone thérapeutique, mais avec réduction de dose de 25 %

  – reprendre l'éducation thérapeutique de la patiente (pas d'automédication)

C

– Chercher en priorité une modification des prises médicamenteuses associées : introduction d'un médicament potentialisant les AVK, arrêt d'un traitement inhibant les AVK ou modification de dose de l'un des médicaments en cours

– Changement de régime alimentaire, diarrhées et vomissements pouvant entraîner une baisse des apports exogènes et de l'absorption de vitamine K

– Prise d'antiseptiques intestinaux modifiant la synthèse endogène de la vitamine K par la flore intestinale

– Bien prendre en compte que la prise d'aspirine avec retentissement sur l'hémostase primaire potentialise le risque hémorragique lié aux AVK

– Trois mois plus tard, à la suite d'un traitement d'une mycose par Miconazole®, la patiente a une hémorragie cérébrale et l'INR est mesuré à 15

D Il s'agit d'une hémorragie grave engageant le pronostic vital :

– prise en charge hospitalière

– restaurer une hémostase normale :

– arrêt des AVK

– arrêt du Miconazole®

– administrer en urgence du PPSB (25 UI/kg soit 1 ml/kg ou en fonction de l'INR, si rapidement disponible) et de la vitamine K (5 à 10 mg)

– correction de l'hypovolémie et transfusion si besoin

Cas clinique 19

Item 339

A Oui, car thrombose veineuse profonde proximale, a priori spontanée, et âge inférieur à 60 ans.

– Dosages de l'antithrombine, de la protéine C et de la protéine S

– Recherche du polymorphisme V Leiden et du polymorphisme G20210A du facteur II

B Oui, car thrombose veineuse profonde proximale spontanée : NFS, recherche d'anticorps anticardiolipides, d'anticorps anti-β2 GP1 et d'anticorps anticoagulants de type lupique (antiprothrombinase)

C

– Contraception estroprogestative (surtout 3e génération)

– Contre-indication définitive aux estroprogestatifs

– Possibilité de contraception par progestatif pur micro- ou macrodosé, DIU ou contraception mécanique

D

– Asthénie, photosensibilité, et présence d'anticoagulant circulant de type lupique

– Lupus érythémateux disséminé

– Anticorps antinoyaux, anticorps anti-ADN natif, anti-SSa, anti-Sm, anticorps antiantigènes nucléaires solubles

E Syndrome des anticorps antiphospholipides car association de signes cliniques (thrombose veineuse profonde) et de signes biologiques (présence d'anticorps antiphospholipides persistant à 3 mois d'intervalle).

F Oui, traitement par AVK avec un INR cible entre 2 et 3 : traitement au long cours.

G

– Risque de pathologie vasculaire placentaire (fausse couche précoce, prééclampsie, retard de croissance intra-utérin, mort fœtale) et/ou de thrombose veineuse

– Aspirine à dose antiagrégante + HBPM à doses curatives (enoxaparine) toute la grossesse et post-partum

Cas clinique 20

Item 339

A

– Anémie normochrome macrocytaire arégénérative, thrombopénie

– Éthylisme, carence en folates, MDS

B Non, car allongement isolé du TCA pouvant indiquer un risque hémorragique potentiel.

– Recherche d'anticoagulant circulant

– Dosage du facteur VIII

– Recherche d'un anti-facteur VIII

– Dosage du facteur Willebrand si pas d'anti-facteur VIII

– Recherche d'un anti-Willebrand si taux déficitaire de facteur Willebrand

– Évaluation de la fonction plaquettaire

C

– Âge du patient

– Présence d'ecchymoses spontanées des avant-bras

– Pas d'antécédents hémorragiques personnels (prothèse totale de hanche et cholécystectomie sans problème hémorragique a priori)

– Pas d'antécédents hémorragiques familiaux

– Contexte de néoplasie probable

D

– Hémophilie acquise

– Maladie de Willebrand acquise

E

– Syndrome lymphoprolifératif (lymphome, myélome, Waldenström) : sujet âgé, altération de l'état général, adénopathie avec numération et formule leucocytaires normales

– Cancer solide (notamment ORL ou pulmonaire)

– (NB : si syndrome myéloprolifératif = 0 à la question)

F

– Facteur VII activé humain recombinant (Novoseven®)

– Complexe prothrombinique partiellement activé (Feiba®)

G

– Post-partum

– Maladie auto-immune

Cas clinique 21

Chapitre 21

A

– L'association d'une détresse respiratoire aiguë et d'une transfusion dans 6 heures est fortement évocatrice d'un TRALI (*transfusion-related acute lung injury*).

– Cette hypothèse diagnostique est étayée par la gazométrie sanguine.

– La radiologie de même que les examens de laboratoire ne sont pas en faveur d'une pathologie (œdème) de surcharge ni d'une origine cardiogénique de cette détresse respiratoire.

– Néanmoins, on vérifie immédiatement qu'il ne s'agit pas d'une incompatibilité ABO en contrôlant l'identité du patient, ses documents transfusionnels, la fiche de délivrance du produit en accord avec l'ordonnance, et l'étiquette apposée sur le produit. La délivrance d'un produit plaquettaire ABO compatible est en effet recommandée mais peut ne pas être respectée, il n'y a qu'une très faible expression d'antigènes A ou B sur les plaquettes sanguines, mais le plasma résiduel peut contenir des anticorps anti-A ou anti-B.

– Un second diagnostic d'élimination est l'accident infectieux aigu, en particulier bactérien (exceptionnellement parasitaire), car il s'agit d'un concentré plaquettaire dont la température de conservation est de 22 °C, compatible avec une pousse bactérienne ou la production de toxines bactériennes. On vérifie aussi l'intégrité du produit.

B

– Arrêt immédiat de la transfusion *mais* conservation de la voie veineuse +++ *(0 à la question si omis)*.

– Mesures symptomatiques de réanimation médicale.

– Vérification des documents transfusionnels et de l'intégrité du produit *(0 à la question si omis)*.

– Prélèvements sanguins pour examens immunohématologiques de vérification, pour examens bactériologiques de contrôle, pour examens gazométriques et biochimiques d'élimination, et enfin pour examens immunologiques de confirmation.

C

– Par la mise en évidence d'un conflit antigène/anticorps avec la présence – le plus souvent dans le produit (exceptionnellement chez le patient, TRALI inversé) – d'anticorps anti-HLA I, plus rarement II, ou anti-HNA.

– Par la mise en évidence en parallèle de l'expression par les leucocytes (anti-HLA I et/ou anti-HNA) ou les monocytes/macrophages du receveur de l'antigène cible de l'anticorps.

Cas clinique 22

Chapitre 21

A L'hypothèse la plus vraisemblable est celle d'une allo-immunisation fœtomaternelle *(maternofœtale accepté)* au cours de laquelle la mère produit des anticorps dirigés contre les antigènes plaquettaires HLA (*Human Leukocyte Antigen*) classe et surtout HPA (*Human Platelet Antigen*) du nouveau-né, hérités du patrimoine paternel. Il s'agit d'une urgence pédiatrique.

B

Le nouveau-né a reçu une transfusion de concentrés de plaquettes soit d'un donneur compatible HLA ou HPA si l'identification a pu être faite en urgence, soit au hasard (*random*), auquel cas ce serait de préférence un mélange (*pool*) destiné à accroître la diversité antigénique et diminuer le risque de conflit.

Ces plaquettes auront été réduites en volume, été CMV (cytomégalovirus) négatives, et surtout irradiées *(0 si irradiation omise)*.

Dans quelques cas, il s'agit des plaquettes de la mère, qui auront alors été également lavées pour éliminer les anticorps et irradiées pour éviter une GVH (réaction greffon versus hôte) transfusionnelle.

Le nouveau-né a reçu également des IVIG (immunoglobulines polyvalentes intraveineuses) et des corticoïdes selon le protocole thérapeutique en vigueur.

C

La transfusion plaquettaire permet d'éviter le risque hémorragique, en particulier cérébral *(le risque d'hémorragie cérébrale doit être mentionné).*

Les corticoïdes accélèrent la production par les mégacaryocytes de plaquettes par le nouveau-né.

Les IVIG entrent en conflit avec (bloquent) les sites de liaison anticorps pathologiques/antigènes cibles.

L'objectif est de permettre l'élimination des anticorps maternels qui détruisent les plaquettes du nouveau-né, et de permettre la production de plaquettes par le nouveau-né lui-même.

D Le fœtus hérite d'un haplotype maternel et d'un haplotype paternel pour les antigènes HLA et les antigènes HPA. Les antigènes HPA en particulier sont des antigènes publics, pour la plupart d'entre eux ; ainsi, si la mère possède le génotype/phénotype privé alors que le père possède et transmet le génotype/phénotype public, la mère peut s'immuniser contre l'antigène produit ; ses anticorps IgG vont traverser la barrière placentaire et aller se fixer sur leurs cibles trouvées sur les plaquettes du nouveau-né, les détruisant.

E

Le phénotype plaquettaire puis, le cas échéant, le génotype maternel sera exploré (HPA, HLA).

On recherchera la présence d'alloanticorps contre la spécificité recherchée.

On proposera de confirmer l'hypothèse en génotypant le nouveau-né et le géniteur pour les gènes correspondants.

On proposera à la mère une surveillance active pendant la grossesse suivante (prévention des accidents hémorragiques du fœtus) afin d'établir un circuit de sécurité pour l'accouchement (césarienne, réservation et préparation d'un concentré de plaquettes compatible).

L'allo-immunisation fœtomaternelle peut se produire dès la première grossesse.

Cas clinique 23

Chapitre 21

A L'hypothèse vraisemblable est la destruction des hématies transfusées par des alloanticorps hémolytiques présents et/ou réactivés *(prévoir des points pour la réactivation)* chez la patiente, empêchant la remontée d'environ 1 g/dl d'hémoglobine par transfusion d'un culot globulaire (ou érythrocytaire) ; ces alloanticorps sont vraisemblablement post-transfusionnels (antécédents de transfusion), mais on ne peut exclure le rôle des multiples grossesses de la patiente (alloanticorps postgravidiques) ; les autoanticorps, non exceptionnels dans ce type d'hémopathie, aggravent par un mécanisme proche cette destruction globulaire.

B

– Les mêmes hypothèses sont posées pour les plaquettes, probables cibles d'allo- et/ou autoanticorps contre des antigènes HLA (*Human Leukocyte Antigen*) et/ou plaquettaires, d'origine post-transfusionnelle et/ou postgravidique.

– Il existe aussi une composante centrale en faveur de cette thrombopénie, liée à la leucémie lymphoïde chronique, puisque la thrombopénie préexiste à la transfusion.

C

– La patiente a un angor instable ; l'anémie (< 10 g/dl) est un facteur de danger dans ce contexte.

– La transfusion en concentré de globules rouges doit être poursuivie en compatibilisant (cross-matchant) au laboratoire les culots globulaires par rapport aux anticorps plasmatiques (la compatibilité requiert un test de Coombs indirect).

– L'épuration plasmatique – qui peut être mise en œuvre en cas d'immunisation complexe – ne sera ici pas préconisée dans ce contexte d'angor instable *(pas de points).*

– L'injection d'immunoglobulines polyvalentes intraveineuses peut favoriser le frein de la production des allo- et autoanticorps pathologiques.

– Des traitements à base de corticoïdes ou d'autres traitements (anti-CD20/rituximab) sont aussi possibles.

D Une attitude comparable serait à avoir pour la transfusion de plaquettes compatibilisées ou cross-matchées, dès lors que la patiente présenterait une thrombopénie hors fièvre ou hors contexte de geste invasif inférieure à 15 G/l (± 5 en fonction des écoles), ou moins si fièvre, si signes de microhémorragie/hémorragie, si planification de gestes invasifs.

Cas clinique 24

Chapitre 21

A

– Le patient étant majeur, non « dépendant » et ayant clairement exprimé son point de vue, sa décision doit impérativement être respectée, en dépit de la perception de non-assistance à personne en danger perçue par l'équipe soignante.

– Ce refus devra néanmoins être parfaitement tracé devant témoins ; une information sincère de nature à éclairer les conséquences de la décision du patient doit lui avoir été fournie et apparaître dans le dossier médical et transfusionnel du patient.

– **NB.** Il faudra notamment indiquer au patient que la probabilité de devoir le transfuser ira sans doute en s'accentuant avec l'instauration de la chimiothérapie, en particulier intensive, pouvant amener à une adaptation du traitement proposé devant ce refus transfusionnel, avec une possible perte de chance qu'il faudra expliquer et tracer (en effet, les cytopénies décrites sont liées à l'évolutivité de la maladie et ne nécessitent d'ailleurs pas obligatoirement le recours aux transfusions chez cet homme de 25 ans ; il pourra en être autrement au cours et décours du traitement) *[pas de point]*.

B Le risque de contracter par transfusion sanguine une infection par le VIH est de l'ordre de 1 cas sur 2 à 3 (plusieurs) millions de transfusions en 2011, grâce à toute une série de mesures d'éviction des donneurs à risque et d'analyses biologiques avec recherche du génome viral obligatoire sur chaque don. Le risque de contracter une infection par le VHC est de l'ordre de 1 cas sur 7 à 8 (plusieurs) millions de transfusions, avec le même niveau de critères de sélection que pour le VIH.

C

– Les risques transfusionnels graves actuels sont environ 1000 fois moins fréquents que les autres risques nosocomiaux grâce à une politique d'hémovigilance très active depuis 15 ans en France.

– Les risques résiduels viraux sont inférieurs à 1 sur 1 million ; les risques microbiens principaux sont les risques bactériens essentiellement avec les concentrés plaquettaires, et éventuellement parasitaires.

– Il persiste des risques immunologiques aigus comme le rarissime accident ABO, de nature essentiellement organisationnelle, le TRALI (*transfusion-related acute lung injury*), l'allergie grave/anaphylaxie : environ un décès par an en France pour chacune de ces causes, ce qui est très rare.

– Il existe aussi des risques de surcharge aigus comme l'OAP (œdème pulmonaire aigu) ou le TACO (*transfusion-associated circulatory overload*), ou chroniques avec l'hémochromatose.

– Les risques immunologiques moins graves mais pouvant le devenir en cas de transfusions multiples sont les allo-immunisations pouvant amener à des impasses transfusionnelles.

– Le principal risque transfusionnel est actuellement considéré comme le retard à la transfusion.

Cas clinique 25

Chapitre 21

A

– Il faut d'abord (au préalable) faire le diagnostic étiologique de cette anémie, le problème de prothèse de hanche passant au second plan.

– Sauf urgence, on ne transfuse pas sans diagnostic étiologique *(pas de point)*.

B

– L'intervention n'étant pas urgente, un programme de traitement conventionnel de l'anémie par le fer, accompagné de recommandations diététiques et d'explications pour obtenir la compliance au traitement martial *(des points à prévoir pour cette partie de l'ordonnance)*, est fortement recommandé. La patiente abordera l'intervention chirurgicale avec une hémoglobine plus élevée, ce qui diminuera d'autant le recours aux produits transfusionnels allogéniques.

– Une information sincère et véritable en l'état de l'art doit être exposée à la patiente sur le faible risque de la transfusion sanguine allogénique, pas plus grand et probablement moindre que celui de la transfusion autologue programmée ; le recours à une transfusion est vraisemblable pour ce type d'intervention : une épargne sanguine avec récupération et retransfusion per- et post-opératoire peut être proposée, ce qui limitera le recours aux produits allogéniques ou homologues.

– Le recours à un programme de transfusion autologue programmé doit être présenté comme une option, mais non dénuée de risque et de faible intérêt *(pas de point)*.

Pratique

QCM

Questions

Qcm 1

Parmi les propositions suivantes, laquelle (lesquelles) est (sont) exacte(s) ?

A Une agranulocytose se définit à l'hémogramme comme un chiffre de polynucléaires neutrophiles inférieur à 0,5 G/L

B Le déclenchement d'une agranulocytose aiguë médicamenteuse immunoallergique implique la prise du médicament responsable à une posologie excessive

C Devant une agranulocytose aiguë médicamenteuse immunoallergique, l'affirmation de la responsabilité d'un médicament est établie sur les données de l'interrogatoire du malade et de son entourage

D À l'arrêt du médicament responsable d'un épisode d'agranulocytose aiguë médicamenteuse immunoallergique, le temps nécessaire à la restauration d'un chiffre de polynucléaires neutrophiles normal est de l'ordre de 1 mois

Qcm 2

Parmi les propositions suivantes, laquelle (lesquelles) est (sont) exacte(s) ?

A En matière d'aplasie médullaire médicamenteuse constituée, une pancytopénie est constante

B L'évolution d'une aplasie médullaire médicamenteuse accidentelle (non liée à une chimiothérapie antimitotique) se fait spontanément vers la résolution à l'arrêt du médicament responsable

C L'apparition d'une hyperthermie chez un malade présentant une agranulocytose médicamenteuse est synonyme d'infection bactérienne

D Chez un malade agranulocytaire fébrile, la composition de l'antibiothérapie de première intention se fonde sur les résultats des hémocultures

Qcm 3

Lors d'une infection inaugurale à bacille à Gram négatif chez un malade présentant une agranulocytose médicamenteuse :

A Des ulcérations de la muqueuse digestive constituent d'ordinaire la porte d'entrée de la bactériémie

B L'agranulocytose rend compte de l'absence habituelle de foyer infectieux local

C L'hospitalisation doit être envisagée si la fièvre persiste plus de 24 heures sous antipyrétiques

D Le risque est celui de survenue d'un choc septique

E Parmi les divers bacilles à Gram négatif, *Escherichia coli* est le plus redoutable en pareil cas

Qcm 4

Un syndrome myélodysplasique peut être secondaire à :

A Une hépatite C

B Un traitement par agent alkylant

C Un traitement par méthotrexate

D Une radiothérapie

E Un syndrome de Fanconi

Qcm 5

Un syndrome myélodysplasique se révèle le plus fréquemment par :

A Une anémie microcytaire

B Une anémie normocytaire

C Une anémie macrocytaire

D Une thrombopénie

E Une lymphopénie

Qcm 6

Un syndrome myélodysplasique doit être évoqué si, chez un patient anémique, on retrouve sur le frottis sanguin :

A De grands mononucléaires hyperbaphophiles

B Des polynucléaires neutrophiles dégranulés

C Des polynucléaires neutrophiles hypersegmentés

D Des lymphoblastes

E Des cellules de Sézary

Qcm 7

Le(s) signe(s) clinique(s) suivant(s) est (sont) fréquemment retrouvé(s) lors de la découverte d'un syndrome myélodysplasique :

- **A** Syndrome anémique
- **B** Ictère
- **C** Polyadénopathies
- **D** Splénomégalie
- **E** Douleurs osseuses

Qcm 8

Le myélogramme, au moment du diagnostic de syndrome myélodysplasique, objective le plus souvent :

- **A** Une cellularité pauvre
- **B** Des anomalies morphologiques touchant une ou plusieurs lignées
- **C** Des mégaloblastes
- **D** Un pourcentage de blastes variable
- **E** Une absence de mégacaryocyte

Qcm 9

Le caryotype médullaire d'un syndrome myélodysplasique :

- **A** Est anormal dans 50 % des cas
- **B** Montre plus souvent des délétions que des translocations
- **C** Montre presque toujours un chromosome de Philadelphie
- **D** Est plus utile que la fluorescence in situ après hybridation (FISH)
- **E** Est nécessaire à la classification pronostique de la maladie

Qcm 10

L'examen qui permet de savoir si un syndrome myélodysplasique (SMD) correspond à une anémie sidéroblastique est :

- **A** Le caryotype médullaire
- **B** L'immunophénotypage des cellules médullaires
- **C** Le dosage du lysozyme sanguin
- **D** Le dosage du fer sérique
- **E** La coloration de Perls du frottis médullaire

Qcm 11

Les leucémies aiguës lymphoblastiques :

- **A** Sont diagnostiquées principalement chez l'adulte
- **B** Sont diagnostiquées principalement chez l'enfant
- **C** Représentent 80 % des leucémies aiguës de l'enfant

Qcm 12

La symptomatologie clinique des leucémies aiguës est dominée par :

- **A** Les signes d'insuffisance médullaire
- **B** Les signes d'infiltration tumorale
- **C** Les signes d'insuffisance médullaire *et* d'infiltration tumorale

Qcm 13

Une coagulation intravasculaire disséminée (CIVD) est observée dans la majorité des :

- **A** Leucémies aiguës lymphoblastiques
- **B** Leucémies aiguës promyélocytaires
- **C** Leucémies aiguës monoblastiques

Qcm 14

Au diagnostic d'une leucémie aiguë, une polyadénopathie est principalement observée dans les :

- **A** Leucémies aiguës promyélocytaires
- **B** Leucémies aiguës lymphoblastiques
- **C** Leucémies aiguës monoblastiques

Qcm 15

Particulièrement chez l'adolescent, l'existence d'une asthénie profonde avec polyadénopathie et angine fébrile évoque d'emblée le diagnostic de leucémie aiguë lymphoblastique :

- **A** Oui
- **B** Non

Qcm 16

Les éléments suivants sont indispensables pour le diagnostic et/ou le pronostic d'une leucémie aiguë :

- **A** L'hémogramme
- **B** Le myélogramme
- **C** La biopsie ostéomédullaire
- **D** Le caryotype constitutionnel
- **E** Le caryotype tumoral

Qcm 17

Les principaux facteurs de mauvais pronostic d'une leucémie aiguë sont :

- **A** L'âge (surtout après 60 ans)
- **B** L'existence de comorbidités

C Une grande hyperleucocytose
D L'obtention d'une rémission complète au traitement initial
E L'existence d'un caryotype défavorable

Qcm 18

L'allogreffe est l'un des traitements des leucémies aiguës de mauvais pronostic ; elle consiste en :

A L'utilisation de cellules souches hématopoïétiques prélevées chez le patient en phase de rémission
B L'utilisation de cellules souches hématopoïétiques prélevées chez le patient au diagnostic de la maladie
C L'utilisation de cellules souches hématopoïétiques prélevées chez un donneur HLA compatible

Qcm 19

Le traitement des leucémies aiguës permet aujourd'hui :

A D'obtenir des rémissions complètes et des guérisons chez les trois quarts des enfants
B D'obtenir des rémissions complètes et des guérisons chez les trois quarts des sujets âgés
C D'obtenir des rémissions complètes et des guérisons dans les trois quarts des leucémies aiguës promyélocytaires

Qcm 20

Le risque évolutif le plus fréquent de la leucémie lymphoïde chronique est :

A La transformation en leucémie aiguë
B Les infections bactériennes
C L'apparition d'une méningite leucémique
D Les compressions par des adénopathies profondes
E Les thromboses vasculaires

Qcm 21

Indiquez les complications hématologiques pouvant survenir en cours d'évolution d'une leucémie lymphoïde chronique :

A Purpura thrombopénique auto-immun
B Anémie hémolytique auto-immune
C Transformation en leucémie aiguë lymphoblastique
D Apparition d'un lymphome non hodgkinien à grandes cellules
E Apparition d'une maladie de Hodgkin

Qcm 22

Indiquez la proposition inexacte parmi les suivantes concernant la leucémie lymphoïde chronique :

A Elle consiste habituellement en une prolifération polyclonale B
B Il s'agit de la plus fréquente des leucémies
C Elle est parfois associée à une anémie ou à une thrombopénie auto-immune
D Elle est parfois associée à une hypogammaglobulinémie
E Elle est parfois associée à une immunoglobulinémie monoclonale IgM

Qcm 23

Au cours d'une LLC habituelle, l'hyperlymphocytose sanguine est constituée majoritairement :

A De lymphocytes morphologiquement normaux
B De lymphocytes villeux
C De prolymphocytes
D De lymphoblastes
E De lymphocytes hyperbasophiles

Qcm 24

Le stade C des leucémies lymphoïdes chroniques (LLC) de la classification de J.-L. Binet est défini par :

A Une hyperlymphocytose supérieure à 50 G/L
B La présence de plus de trois aires ganglionnaires augmentées
C La présence d'une splénomégalie
D Une hémoglobine inférieure à 100 g/L et/ou une thrombopénie inférieure à 100 G/L
E Une leucoblastose sanguine

Qcm 25

Une femme de 70 ans est porteuse d'une LLC connue depuis 2 ans, stable et non traitée : elle ne présentait ni adénopathie périphérique ni splénomégalie et l'hémogramme était stable, avec des leucocytes à 20 G/L dont 80 % de lymphocytes, sans anémie ni thrombopénie (stade A).

Depuis quelques jours, elle présente une sensation de malaise général et une pâleur. L'examen retrouve un subictère et une splénomégalie. Elle est apyrétique.

- Hématies : 2,1 T/L
- Hémoglobine : 65 g/L
- Hématocrite : 20 %
- Volume globulaire moyen (VGM) : 95 fL
- Concentration corpusculaire moyenne en hémoglobine (CCMH) : 33 %
- Réticulocytes : 9 %
- Plaquettes : 350 G/L
- Leucocytes : 25 G/L
  - polynucléaires : 18 %
  - éosinophiles : 0 %
  - basophiles : 0 %
  - lymphocytes : 80 %
  - monocytes : 2 %

Compte tenu des éléments dont vous disposez, la complication à évoquer prioritairement est :

A Une hémorragie aiguë
B Une anémie hémolytique auto-immune
C Une transformation en leucémie aiguë
D Un envahissement médullaire par poussée évolutive de sa LLC
E Une carence en érythropoïétine (EPO)

Qcm 26

Dans le lymphome de Hodgkin, on considère qu'un malade a une atteinte de stade III lorsque :

A L'hyperéosinophilie est majeure
B Il existe dans les ganglions de nombreuses cellules de Sternberg avec déplétion lymphocytaire
C On constate une sclérose nodulaire
D Le phénotype des cellules tumorales est T
E Il existe une atteinte ganglionnaire de part et d'autre du diaphragme

Qcm 27

Au cours d'un lymphome, les tableaux ou types suivants constituent des urgences :

A Stade III de la classification d'Ann Arbor
B Syndrome cave supérieur
C Compression médullaire
D Lymphome folliculaire
E Masse abdominale rapidement progressive

Qcm 28

Les lymphomes non hodgkiniens folliculaires :

A Atteignent avec prédilection l'enfant
B Sont des lymphomes de haute malignité
C S'accompagnent fréquemment d'une localisation médullaire
D Sont des proliférations lymphoïdes B
E Guérissent sous chimiothérapie dans plus de la moitié des cas

Qcm 29

Une polyglobulie vraie peut avoir comme étiologie :

A Un cancer du rein
B Un fibrome utérin
C Des brûlures étendues
D Une thalassémie hétérozygote
E Un hémangioblastome du cervelet

Qcm 30

Au cours d'une polyglobulie, les signes suivants sont en faveur d'une maladie de Vaquez :

A Prurit à l'eau
B Érythrose faciale
C Thrombopénie
D Polynucléose neutrophile
E Splénomégalie

Qcm 31

Parmi les examens suivants, le plus utile pour aider le diagnostic de maladie de Vaquez :

A Le myélogramme
B La recherche de la mutation JAK2 sur les cellules sanguines
C L'immunophénotypage des cellules médullaires
D Le caryotype
E Les cultures de progéniteurs hématopoïétiques

Qcm 32

Pour dépister une polyglobulie secondaire à une tumeur, le premier examen à demander est :

A La lymphographie pédieuse
B La radiographie pulmonaire

C Le myélogramme
D L'échographie abdominale
E Les cultures de progéniteurs hématopoïétiques

Qcm 33

Le critère majeur de l'efficacité du traitement d'une maladie de Vaquez est :

A La normalisation du nombre de globules rouges à l'hémogramme
B La normalisation du nombre des plaquettes sanguines
C La disparition de la splénomégalie
D La disparition du prurit à l'eau
E Un hématocrite inférieur à 48 %

Qcm 34

Une maladie de Vaquez a deux principales complications à long terme, la transformation en leucémie aiguë et :

A La paraplégie par compression médullaire
B La myélofibrose
C L'insuffisance rénale
D La transformation en lymphome malin
E L'hypercalcémie

Qcm 35

Les polyglobulies vraies secondaires ont en commun les caractéristiques suivantes, sauf une. Laquelle ?

A L'hypersécrétion d'EPO
B La transformation possible en leucémie aiguë
C La disparition de la polyglobulie après traitement curatif de la cause
D L'érythrose cutanée et en particulier faciale
E L'augmentation parallèle des hématies, de l'hémoglobine et de l'hématocrite

Qcm 36

Dans une maladie de Vaquez, il est habituel d'observer une augmentation des paramètres biologiques suivants, sauf un. Lequel ?

A. Plaquettes sanguines
B. Hématocrite
C. Leucocytes sanguins
D. Uricémie
E. Vitesse de sédimentation des hématies (VS)

Qcm 37

Une polyglobulie vraie est définie par :

A Une augmentation de la masse sanguine totale
B Une augmentation de l'hémoglobine à l'hémogramme
C Une augmentation de l'hématocrite à l'hémogramme
D Une augmentation de la masse globulaire totale
E Une augmentation des hématies à l'hémogramme

Qcm 38

La recherche de la mutation JAK2 sur les polynucléaires ou les plaquettes sanguines est positive dans plus de 25 % des cas de :

A Maladies de Vaquez
B Polyglobulies par cancer du rein
C Thrombocytémie essentielle (TE)
D Myélofibrose primitive (splénomégalie myéloïde)
E Leucémie myéloïde chronique (LMC)

Qcm 39

Le myélome multiple :

A Se complique souvent d'une hémolytique auto-immune (20 % des cas)
B Se complique souvent d'une hypocalcémie
C Est la seule cause d'immunoglobuline monoclonale de type IgG
D Se complique souvent d'infections bactériennes favorisées par le déficit en immunoglobulines normales
E Ne se complique d'insuffisance rénale que dans les myélomes à chaînes légères

Qcm 40

Au cours d'un myélome multiple, il n'est pas rare de rencontrer :

A une ostéolyse
B une insuffisance rénale
C une protéinurie
D une thrombocytose
E une hypocalcémie

Qcm 41

Les constatations suivantes sont habituelles chez un patient porteur d'une MGUS (gammapathie monoclonale de signification indéterminée) :

A État général conservé
B Âge supérieur à 70 ans
C Vitesse de sédimentation à 30 mm à la 1re heure
D Plasmocytose médullaire à 20 %
E Composant monoclonal de type IgG

Qcm 42

Les MGUS (gammapathies monoclonales de signification indéterminée) nécessitent une surveillance régulière. Celle-ci repose sur la pratique régulière des examens suivants :

A Hémogramme
B Myélogramme
C Créatinine sérique
D Électrophorèse des protides sériques
E Radiographies osseuses

Qcm 43

Une « fausse anémie » par hémodilution est habituelle au cours de :

A La grossesse
B Les déshydratations par diarrhée importante
C maladie de Waldenström
D Les carences martiales
E Les déficits en vitamine B_{12}

Qcm 44

Une anémie macrocytaire doit faire rechercher :

A Une carence en folates
B Une carence martiale
C Un syndrome myélodysplasique
D Une cirrhose éthylique
E Une insuffisance thyroïdienne

Qcm 45

Une anémie normocytaire doit faire rechercher :

A Une hémodilution
B Une insuffisance rénale
C Un syndrome myélodysplasique
D Une carence en vitamine B_{12}
E Un syndrome inflammatoire

Qcm 46

Les causes suivantes d'anémie sont liées à un mécanisme central :

A Insuffisance rénale
B Carence en vitamine B_{12}
C Carence martiale
D Syndrome myélodysplasique
E Leucémie aiguë

Qcm 47

Avant de demander un myélogramme au cours d'une anémie normocytaire arégénératrice, il faut rechercher :

A Une hypergammaglobulinémie
B Une insuffisance rénale
C Une inflammation
D Une carence en fer
E Une insuffisance cardiaque

Qcm 48

Les pathologies suivantes sont à l'origine de pancytopénies :

A Insuffisance rénale
B Carence en vitamine B_{12}
C Carence martiale
D Syndrome myélodysplasique
E Leucémie aiguë

Qcm 49

Lors d'une carence martiale non traitée, on retrouve :

A Une microcytose des hématies
B Une hyperchromie des hématies
C Une hyper-réticulocytose sanguine
D Un fer sérique augmenté
E Une ferritine plasmatique diminuée

Qcm 50

Lors d'une maladie de Biermer non traitée, on retrouve :

A Une microcytose des hématies
B Une hypochromie des hématies
C Une hyper-réticulocytose sanguine
D Un anticorps anti-facteur intrinsèque
E Une atrophie gastrique

Qcm 51

Lors d'une anémie hémolytique mécanique, il est habituel de retrouver sur le frottis sanguin :

A Des sphérocytes
B Des hématies en faucille
C Une hypo-réticulocytose sanguine
D Des schizocytes
E Des hématies hypochromes

Qcm 52

Des réticulocytes sanguins supérieurs à 150 G/l se retrouvent lors :

A D'une carence martiale en cours de traitement
B D'une maladie de Biermer non traitée
C D'une anémie hémolytique auto-immune (AHAI)
D D'une aplasie médullaire
E D'une maladie de Minkowski-Chauffard en poussée

Qcm 53

Les paramètres suivants sont utiles pour distinguer une anémie par carence martiale d'une anémie inflammatoire :

A Volume globulaire moyen
B Dosage de la ferritine sanguine
C Vitesse de sédimentation des hématies
D Numération des plaquettes sanguines
E Dosage du fibrinogène sanguin

Qcm 54

Au cours d'une anémie par carence martiale non traitée, on retrouve :

A Une hypochromie
B Une diminution du coefficient de saturation de la sidérophiline
C Une augmentation des réticulocytes
D Une hyperbilirubinémie libre
E Une augmentation de la transferrine

Qcm 55

Une anémie microcytaire avec fer sérique élevé doit faire discuter :

A Une carence martiale non traitée
B Une carence martiale traitée par du fer
C Un syndrome thalassémique
D Une anémie inflammatoire
E Un saturnisme

Qcm 56

Citez le critère qui doit être atteint pour l'arrêt d'un traitement martial :

A Normalisation de l'hémoglobine sanguine
B Normalisation de la concentration corpusculaire moyenne en hémoglobine
C Normalisation du volume globulaire moyen
D Normalisation du fer sérique
E Normalisation de la ferritine sanguine

Qcm 57

Les situations suivantes inhibent l'absorption du fer :

A Consommation de thé
B Consommation de café
C Prise de vitamine C
D Ingestion d'argile
E Consommation de vin

Qcm 58

La prescription de fer per os peut induire les effets suivants :

A Nausées
B Constipation
C Diarrhée
D Ictère
E Selles noires

Qcm 59

Une anémie microcytaire avec fer sérique élevé peut être liée à :

A Un saturnisme
B Une thalassémie
C Une carence martiale en cours de traitement
D Une carence en vitamine B_6
E Un syndrome myélodysplasique

Qcm 60

Une microcytose sans anémie est compatible avec :

A Une carence en folates
B Un éthylisme chronique

C Une thalassémie hétérozygote
D Un anticorps anti-facteur intrinsèque
E Une drépanocytose hétérozygote

Qcm 61

Lors d'une anémie par carence martiale, on retrouve une diminution :

A Du fer sérique
B De la ferritine sanguine
C De la transferrine
D De la capacité totale de fixation de la sidérophiline
E Du coefficient de saturation de la transferrine

Qcm 62

Une anémie par carence martiale peut révéler :

A Un fibrome utérin
B Un cancer du côlon
C Une maladie de Rendu-Osler
D Une maladie de Willebrand
E Un ulcère duodénal

Qcm 63

L'hémogramme (homme de 45 ans) ci-dessous traduit :

A Des résultats normaux
B Une anémie normocytaire
C Une hyperlymphocytose
D Une hypermonocytose
E Une neutropénie

- Hématies : 4,5 T/L
- Hémoglobine : 133 g/L
- Hématocrite : 43 %
- VGM : 95 fL
- CCMH : 34 %
- Plaquettes : 230 G/L
- Leucocytes : 8 G/L
- Polynucléaires neutrophiles : 40 %
- Polynucléaires éosinophiles : 5 %
- Polynucléaires basophiles : 2 %
- Lymphocytes : 10 %
- Monocytes : 35 %

Qcm 64

Quelques heures après une brûlure grave et étendue, l'hémogramme montrera (en l'absence de traitement) :

A Un nombre d'hématies normal
B Un hématocrite augmenté
C Une hémoglobine diminuée
D Un VGM normal
E Une teneur globulaire moyenne en hémoglobine (TGMH) diminuée

Qcm 65

Les cellules suivantes sont retrouvées de façon physiologique dans le sang des adultes normaux :

A Polynucléaires éosinophiles
B Plasmocytes
C Myélocytes
D Mégacaryocytes
E Monocytes

Qcm 66

Les circonstances suivantes mobilisent les polynucléaires neutrophiles de la moelle osseuse vers le sang ou mobilisent les polynucléaires neutrophiles sanguins du secteur marginal vers le secteur circulant :

A Exercice physique
B Digestion
C Injection d'adrénaline
D Prise de corticoïdes
E Présence de toxines bactériennes

Qcm 67

Dans le résultat de l'hémogramme d'un adulte normal :

A Les polynucléaires neutrophiles sont inférieurs à 1,8 G/L
B On ne fait pas de distinction entre les lymphocytes B et les lymphocytes T
C La lymphocytose est inférieure à 4 G/L
D Les lymphoblastes représentent entre 5 et 15 % des leucocytes
E Les plasmocytes représentent entre 5 et 15 % des leucocytes

Qcm 68

Une anémie macrocytaire doit faire rechercher :

A Une carence en folates
B Une carence martiale
C Un syndrome myélodysplasique

D Une cirrhose éthylique

E Une insuffisance rénale

Qcm 69

Une anémie normocytaire doit faire rechercher :

A Une hémodilution

B Une insuffisance rénale

C Un syndrome myélodysplasique

D Une carence en vitamine B_{12}

E Un syndrome inflammatoire

Qcm 70

Il est habituel de retrouver une polynucléose neutrophile au cours :

A D'une appendicite aiguë

B D'un tabagisme

C D'une infection virale

D D'un traitement corticoïde

E D'une septicémie

Qcm 71

Lors d'une myélémie, on retrouve dans le sang :

A Des plasmocytes

B Des métamyélocytes

C Des myélocytes

D Des promyélocytes

E Des mégacaryocytes

Qcm 72

Une hyperéosinophilie sanguine est définie par des polynucléaires éosinophiles sanguins supérieurs à :

A 5 % des cellules de la formule leucocytaire

B 20 % des cellules de la formule leucocytaire

C 0,5 G/l

D 1,5 G/l

E 5 G/l

Qcm 73

Au cours d'un syndrome mononucléosique, il est habituel d'observer :

A Une hyperlymphocytose supérieure à 4 G/L

B Une thrombocytose supérieure à 500 G/L

C Une thrombopénie inférieure à 50 G/L

D Une anémie microcytaire avec VGM inférieur à 70 fl

E Une anémie macrocytaire avec VGM supérieur à 105 fL

Qcm 74

Les deux causes les plus fréquentes des syndromes mononucléosiques sont :

A L'infection à virus Epstein-Barr (EBV)

B L'infection à cytomégalovirus (CMV)

C La primo-infection par *Toxoplasma gondii*

D La primo-infection par le VIH

E Une réaction allergique médicamenteuse

Qcm 75

Au cours d'un syndrome mononucléosique, la principale caractéristique des cellules immunostimulées est :

A De contenir des corps d'Auer

B De s'accompagner d'une dégranulation des polynucléaires neutrophiles

C La présence d'ombres de Gumprecht

D D'être toutes nucléolées

E D'être très hétérogènes en taille et en basophilie cytoplasmique

QCM 76

La primo-infection EBV provoque une mononucléose infectieuse symptomatique chez :

A Moins de 1 % de la population générale

B 1 à 9 % de la population générale

C 10 à 30 % de la population générale

D 30 à 50 % de la population générale

E Plus de 60 % de la population générale

Qcm 77

Les complications hématologiques suivantes sont rares mais possibles au cours de la MNI :

A Anémie hémolytique auto-immune (AHAI)

B Polyglobulie

C Thrombopénie auto-immune

D Transformation en leucémie aiguë myéloblastique

E Transformation en leucémie lymphoïde chronique (LLC)

Qcm 78

Le pourcentage de la population générale qui est porteuse du virus CMV est :

A Moins de 1 % de la population générale

B 1 à 9 % de la population générale

C 10 à 49 % de la population générale

D Au moins 50 % de la population générale

E L'ensemble de la population

Qcm 79

Au cours d'un syndrome mononucléosique, les deux étiologies dans lesquelles la présence d'adénopathies et d'une angine ou d'une rhinopharyngite est la plus fréquente sont :

A L'infection à EBV (MNI)

B L'infection à CMV

C La toxoplasmose

D La primo-infection VIH

E La leptospirose ictérohémorragique

Qcm 80

Au cours d'une MNI, les cellules immunostimulées correspondent à :

A Une population monoclonale T dirigée contre l'agent infectieux

B Une population monoclonale T dirigée contre les lymphocytes B infectés par le virus EBV

C Une population polyclonale T dirigée contre les lymphocytes B infectés par l'EBV

D Une population monoclonale B

E Une population polyclonale B

Qcm 81

Une atteinte oculaire est observable :

A Chez le nouveau-né lors d'une toxoplasmose congénitale

B Chez la femme enceinte infectée par le toxoplasme

C Après infection par le toxoplasme chez un immunodéprimé

D Après infection CMV chez un immunodéprimé

E Au cours de la mononucléose infectieuse (infection à EBV)

Qcm 82

Dans sa forme habituelle, l'évolution d'une mononucléose infectieuse est marquée par :

A Une guérison spontanée

B Une guérison après antibiothérapie à large spectre

C Une guérison après chimiothérapie

D Une transformation en lymphome hodgkinien dans environ 5 % des cas

E Un risque élevé de rechute

Réponses

Qcm 1

Item 143

Vrai : A, C.

Qcm 2

Item 143

Vrai : A, C.

Qcm 3

Item 143

Vrai : A, B, D.

Qcm 4

Item 161

Vrai : B, D, E.

Qcm 5

Item 161

Vrai : C.

Qcm 6

Item 161

Vrai : B.

Qcm 7

Item 161

Vrai : A.

Qcm 8

Item 161

Vrai : B, D.

Qcm 9

Item 161

Vrai : A, B, D, E.

Qcm 10

Item 161

Réponse : E.

Qcm 11

Item 162

Vrai : B, C.

Qcm 12

Item 162

Vrai : C.

Qcm 13

Item 162

Vrai : B.

Qcm 14

Item 162

Vrai : B.

Qcm 15

Item 162

Vrai : B (penser à la MNI).

Qcm 16

Item 162

Vrai : A, B, E.

Qcm 17

Item 162

Vrai : A, B, C, E.

Qcm 18

Item 162

Vrai : C.

Qcm 19
Item 162

Vrai : A, C.

Qcm 20
Item 163

Vrai : B.

Qcm 21
Item 163

Vrai : A, B, D.

Qcm 22
Item 163

Vrai : A.

Qcm 23
Item 163

Vrai : A.

Qcm 24
Item 163

Vrai : D.

Qcm 25
Item 163

Vrai : B.

Qcm 26
Item 164

Vrai : E.

Qcm 27
Item 164

Vrai : B, C, E.

Qcm 28
Item 164

Vrai : C, D.

Qcm 29
Item 165

Vrai : A, B, E.

Qcm 30
Item 165

Vrai : A, D, E.

Qcm 31
Item 165

Vrai : B.

Qcm 32
Item 165

Vrai : D.

Qcm 33
Item 165

Vrai : E.

Qcm 34
Item 165

Vrai : B.

Qcm 35
Item 165

Vrai : B.

Qcm 36
Item 165

Vrai : E.

Qcm 37
Item 165

Vrai : D.

Qcm 38
Item 165

Vrai : A, C, D.

Qcm 39

Item 166

Vrai : D.

Qcm 40

Item 166

Vrai : A, B, C.

Qcm 41

Item 166

Vrai : A, B, C, E.

Qcm 42

Item 166

Vrai : A, C, D.

Qcm 43

Item 297

Vrai : A, C.

Qcm 44

Item 297

Vrai : A, C, D, E.

Qcm 45

Item 297

Vrai : A, B, C, E.

Qcm 46

Item 297

Vrai : A, B, C, D, E.

Qcm 47

Item 297

Vrai : A, B, C, E.

Qcm 48

Item 297

Vrai : B, D, E.

Qcm 49

Item 297

Vrai : A, E.

Qcm 50

Item 297

Vrai : D, E.

Qcm 51

Item 297

Vrai : D.

Qcm 52

Item 297

Vrai : A, C, E.

Qcm 53

Item 297

Vrai : B, E.

Qcm 54

Item 297

Vrai : A, B, E.

Qcm 55

Item 297

Vrai : B, C, E.

Qcm 56

Item 297

Vrai : E.

Qcm 57

Item 297

Vrai : A, B, D.

Qcm 58

Item 297

Vrai : A, B, C, E.

Qcm 59

Item 297

Vrai : A, B, C, D, E.

Qcm 60

Item 297

Vrai : C.

Qcm 61

Item 297

Vrai : A, B, E.

Qcm 62

Item 297

Vrai : A, B, C, D, E.

Qcm 63

Item 316

Vrai : A.

Qcm 64

Item 316

Vrai : B, D.

Qcm 65

Item 316

Vrai : A, E.

Qcm 66

Item 316

Vrai : A, B, C, D, E.

Qcm 67

Item 316

Vrai : A, B, C.

Qcm 68

Item 316

Vrai : A, C, D.

Qcm 69

Item 316

Vrai : A, B, C, E.

Qcm 70

Item 316

Vrai : A, B, D, E.

Qcm 71

Item 316

Vrai : B, C, D.

Qcm 72

Item 316

Vrai : C.

Qcm 73

Item 334

Vrai : A.

Qcm 74

Item 334

Vrai : A, B.

Qcm 75

Item 334

Vrai : E.

Qcm 76

Item 334

Vrai : A.

Qcm 77

Item 334

Vrai : A, C.

Qcm 78

Item 334

Vrai : D.

Qcm 79

Item 334

Vrai : A, D.

Qcm 80

Item 334

Vrai : C.

Qcm 81

Item 334

Vrai : A, C, D.

Qcm 82

Item 334

Vrai : A.

Pratique

QROC

Questions

QROC 1

En dehors des chimiothérapies, citez deux facteurs étiologiques potentiellement responsables de syndromes myélodysplasiques.

QROC 2

À partir de quel pourcentage de blastes médullaires différencie-t-on une leucémie aiguë d'un syndrome myélodysplasique ?

QROC 3

Un syndrome myélodysplasique particulier touche principalement les femmes de plus de 60 ans, associe une anémie macrocytaire et une nette hyperplaquettose avec des mégacaryocytes géants au myélogramme. Citez son nom.

QROC 4

Le score pronostique IPSS (International Prognosis Scoring System) utilisé dans les syndromes myélodysplasiques utilise trois facteurs, dont les résultats du caryotype et le pourcentage de blastes médullaires. Citez le troisième.

QROC 5

L'anémie des syndromes myélodysplasiques est principalement traitée par les transfusions érythrocytaires. Citez une autre thérapeutique de l'anémie.

QROC 6

Les complications évolutives des syndromes myélodysplasiques sont principalement au nombre de trois : les complications des cytopénies et l'hémochromatose post-transfusionnelle sont deux d'entre elles. Citez la troisième.

QROC 7

À côté de l'examen clinique et de la radiographie pulmonaire, quel examen simple doit être pratiqué pour rechercher une cause anoxique de polyglobulie vraie ?

QROC 8

Chez un patient traité au long cours par de l'Hydréa® (hydroxyurée), l'un des paramètres de l'hémogramme est augmenté, permettant de façon indirecte de vérifier la compliance au traitement. Lequel ?

QROC 9

En présence d'une polyglobulie vraie, deux signes cliniques sont en faveur d'une maladie de Vaquez : prurit à l'eau et…

QROC 10

Quel traitement permet de réduire immédiatement le risque vasculaire chez un patient porteur d'une maladie de Vaquez ?

QROC 11

Une augmentation parallèle des hématies, de l'hémoglobine et de l'hématocrite traduit en général une polyglobulie vraie. Quel est l'autre mécanisme qui peut donner ces anomalies sans polyglobulie vraie ?

QROC 12

Quel est le risque immédiat chez un patient porteur d'une polyglobulie vraie ?

QROC 13

Une polyglobulie vraie secondaire tumorale peut être due à une tumeur du foie, du cervelet, de l'utérus. Il manque à cette liste un organe dont une tumeur est fréquemment à l'origine d'une polyglobulie. Lequel ?

QROC 14

Deux substances utilisées en dopage de sportifs induisent un risque de polyglobulie. L'une est constituée par les androgènes. Quel est le nom de l'autre ?

QROC 15

Un homme de 25 ans, sans antécédent médical, a eu un hémogramme lors d'un bilan préopératoire pour ablations dentaires. Les hématies sont à 6,2 T/L, le volume globulaire moyen (VGM) à 70 fL, l'hématocrite et l'hémoglobine normaux. Les leucocytes, la formule leucocytaire et les plaquettes sanguines sont normaux. Quel diagnostic doit être évoqué en premier ?

QROC 16

Citez les deux complications à redouter à long terme chez un patient atteint de maladie de Vaquez.

QROC 17

Citez le seul examen qui permette de faire le diagnostic d'aplasie médullaire.

QROC 18

Citez le seul examen qui permette de faire le diagnostic de myélofibrose.

QROC 19

Caractérisez (par trois mots) l'anémie présente sur cet hémogramme pratiqué chez un homme de 42 ans.

- Hématies : 2,0 × T/L
  - Hémoglobine : 85 G/L
  - Hématocrite : 25 %
  - VGM : 123 fL
  - CCMH : 34 %
- Réticulocytes : 10 %

QROC 20

Comment est le volume globulaire moyen d'un patient porteur d'une anémie par thalassémie homozygote ?

QROC 21

Comment est le volume globulaire moyen d'un patient porteur d'une anémie hémolytique par maladie de Minkowski-Chauffard (microsphérocytose congénitale) ?

QROC 22

Caractérisez (par trois mots) l'anémie présente sur cet hémogramme pratiqué chez un homme de 75 ans.

- Hématies : 4,6 × T/L
  - Hémoglobine : 85 g/L
  - Hématocrite : 30 %
  - VGM : 65 fL
  - TGMH : 19
  - CCMH : 28 %
- Réticulocytes : 1 %

QROC 23

Citez les deux principaux mécanismes des anémies regénératives (en dehors des regénérations médullaires après chimiothérapie).

QROC 24

Citez deux étiologies d'anémie hémolytique de type anémie hémolytique auto-immune (AHAI) à autoanticorps chaud.

QROC 25

Les anémies hémolytiques corpusculaires sont héréditaires, sauf une. Laquelle ?

QROC 26

Quelle est la proportion de fer ingéré qui est absorbée (en pourcentage) ?

QROC 27

Citez l'anémie hémolytique congénitale qui s'accompagne d'une microcytose des hématies.

QROC 28

Caractérisez (par trois mots) l'anémie présente sur cet hémogramme pratiqué chez une femme de 30 ans.

- Hématies : 4,6 × T/L
  - Hémoglobine : 85 g/L
  - Hématocrite : 30 %
  - VGM : 65 fL
  - CCMH : 28 %
- Réticulocytes : 46 %

QROC 29

Comment est la teneur corpusculaire moyenne en hémoglobine chez un patient porteur d'une anémie par carence martiale non traitée ?

QROC 30

Chez un homme de 70 ans sous antivitamines K au long cours, vous découvrez une anémie microcytaire lors du bilan d'une asthénie. Son INR était à 3,5 pour une valeur souhaitée entre 2 et 3. Vous diminuez son traitement d'antivitamines K et vous lui donnez un traitement par fer per os pour 3 mois. Faut-il prévoir autre chose ?

QROC 31

Citez trois étiologies d'anémie microcytaire avec fer sérique élevé.

QROC 32

Quels sont les deux mécanismes à discuter lors de la découverte d'une anémie microcytaire hyposidérémique ?

QROC 33

Citez l'endroit où se trouve la majorité du fer de l'organisme.

QROC 34

Un homme et une femme porteurs d'une pseudopolyglobulie par β-thalassémie font un enfant. Quel est le risque théorique (en pourcentage) pour que cet enfant présente une thalassémie majeure ?

QROC 35

Quelle est la dose quotidienne de fer métal à prescrire par jour lors du traitement d'une anémie par carence martiale ?

QROC 36

Citez la circonstance physiologique la plus fréquente au cours de laquelle on retrouve une fausse anémie par hémodilution.

QROC 37

Caractérisez (par trois mots) l'anémie présente sur cet hémogramme pratiqué chez une femme de 65 ans.

- Hématies : 2,0 T/L
- Hémoglobine : 85 g/L
- Hématocrite : 25 %
- VGM : 123 fL
- Concentration corpusculaire moyenne en hémoglobine (CCMH) : 34 %
- Réticulocytes : 10 %

QROC 38

Caractérisez les deux anomalies présentes sur cet hémogramme pratiqué chez une femme de 70 ans.

- Hématies : 4 T/L
- Hémoglobine : 125 g/L
- Hématocrite : 39 %
- VGM : 97 fL
- CCMH : 33 %
- Plaquettes : 250 G/L
- Leucocytes : 20 G/L
  - neutrophiles : 10 %
  - éosinophiles : 1 %
  - basophiles : 0 %
  - lymphocytes : 85 %
  - monocytes : 4 %

QROC 39

Caractérisez les deux anomalies présentes sur cet hémogramme pratiqué chez une femme de 70 ans.

- Hématies : 4 T/L
- Hémoglobine : 125 g/L
- Hématocrite : 39 %
- VGM : 97 fL
- CCMH : 33 %
- Plaquettes : 250 G/L
- Leucocytes : 2 G/L
  - neutrophiles : 5 %
  - éosinophiles : 1 %
  - basophiles : 0 %
  - lymphocytes : 84 %
  - monocytes : 10 %

QROC 40

Comment est le VGM d'un patient porteur d'une anémie par carence martiale non traitée ?

QROC 41

Caractérisez (par trois mots) l'anémie présente sur cet hémogramme pratiqué chez une femme de 25 ans.

- Hématies : 4,6 T/L
- Hémoglobine : 85 g/L
- Hématocrite : 30 %
- VGM : 65 fL
- Teneur globulaire moyenne en hémoglobine (TGMH) : 19
- Concentration corpusculaire moyenne en hémoglobine (CCMH) : 28 %
- Réticulocytes : 1 %

QROC 42

Citez les trois anomalies présentes sur cet hémogramme pratiqué chez une femme de 70 ans.

- Hématies : 4 T/L
- Hémoglobine : 125 g/L
- Hématocrite : 39 %
- VGM : 97 fL
- CCMH : 33 %
- Plaquettes : 250 G/L
- Leucocytes : 20 G/L
  - neutrophiles : 50 %
  - éosinophiles : 0 %
  - basophiles : 0 %
  - lymphocytes : 15 %
  - monocytes : 2 %
  - promyélocytes : 5 %
  - myélocytes : 13 %
  - métamyélocytes : 15 %

QROC 43

Citez les deux mécanismes qui peuvent mener à la découverte d'une augmentation de l'hémoglobine sur un résultat d'hémogramme.

QROC 44

À partir de quel nombre de réticulocytes sanguins une anémie est-elle régénérative (en G/L) ?

QROC 45

Au-dessous de quelle valeur d'hémoglobine (en G/L) définit-on une anémie :

- chez la femme (adulte jeune non enceinte) ?
- chez l'homme (adulte jeune) ?

QROC 46

Citez l'étiologie la plus fréquente d'une hyperlymphocytose chez l'adulte.

Réponses

QROC 1

Item 161

Toxiques (benzène, tabac), irradiations, hémopathies acquises (aplasies, HPN [hémoglobinurie paroxystique nocturne]), maladies constitutionnelles (Fanconi, Down, Kostmann).

QROC 2

Item 161

À partir de 20 %.

QROC 3

Item 161

Le syndrome 5q-.

QROC 4

Item 161

Le nombre de cytopénies.

QROC 5

Item 161

Érythropoïétine (EPO), immunomodulateurs (imides)…

QROC 6

Item 161

La transformation en leucémie aiguë.

QROC 7

Item 165

Les gaz du sang artériel.

QROC 8

Item 165

Le volume globulaire moyen (VGM).

QROC 9

Item 165

Splénomégalie.

QROC 10

Item 165

La saignée.

QROC 11

Item 165

L'hémoconcentration.

QROC 12

Item 165

La thrombose.

QROC 13

Item 165

Le rein.

QROC 14

Item 165

L'érythropoïétine (EPO).

QROC 15

Item 165

La thalassémie hétérozygote.

QROC 16

Item 165

Transformations : leucémie aiguë ou myélofibrose.

QROC 17

Item 297

La biopsie ostéomédullaire (BOM).

QROC 18

Item 297

La biopsie ostéomédullaire (BOM).

QROC 19

Item 297

Macrocytaire, normochrome, régénérative.

QROC 20

Item 297

Diminué.

QROC 21

Item 297

Normal.

QROC 22

Item 297

Microcytaire, hypochrome, arégénérative.

QROC 23

Item 297

Hémorragie aiguë, hémolyse.

QROC 24

Item 297

Hémopathies lymphoïdes, lupus, kyste ovarien, infection virale, médicament (α-méthyldopa).

QROC 25

Item 297

L'hémoglobinurie paroxystique nocturne (HPN).

QROC 26

Item 297

10 %.

QROC 27

Item 297

Thalassémie.

QROC 28

Item 297

Microcytaire, hypochrome, arégénérative.

QROC 29

Item 297

Diminuée.

QROC 30

Item 297

Oui, des explorations endoscopiques digestives.

QROC 31

Item 297

Saturnisme, thalassémie, déficit en vitamine B_6, syndrome myélodysplasique, carence martiale traitée.

QROC 32

Item 297

Carence martiale et inflammation.

QROC 33

Item 297

Dans l'hémoglobine.

QROC 34

Item 297

25 %.

QROC 35

Item 297

200 mg.

QROC 36

Item 316

La grossesse.

QROC 37

Item 316

Macrocytaire, normochrome, régénérative.

QROC 38

Item 316

Hyperleucocytose, hyperlymphocytose.

QROC 39

Item 316

Leucopénie, agranulocytose.

QROC 40

Item 316

Diminué.

QROC 41

Item 316

Microcytaire, hypochrome, arégénérative.

QROC 42

Item 316

Hyperleucocytose, polynucléose neutrophile, myélémie.

QROC 43

Item 316

Polyglobulie, hémoconcentration.

QROC 44

Item 316

À partir de 150 G/l.

QROC 45

Item 316

Femme : 120 g/l, homme : 130 G/l.

QROC 46

Item 316

La LLC (leucémie lymphoïde chronique).

Index

C

G

H

I

J

K

L

M

N

471223 - (II) - (3) - CSB 90 - THOMSON

ELSEVIER MASSON SAS
62, rue Camille-Desmoulins
92442 Issy-les-Moulineaux Cedex
Dépôt Légal : Juillet 2012

Achevé d'imprimer sur les presses de
Printer Trento

Imprimé en Italie